神经内分泌肿瘤MDT
经典病例解析

主编　曹　丹　卢　进　柯能文

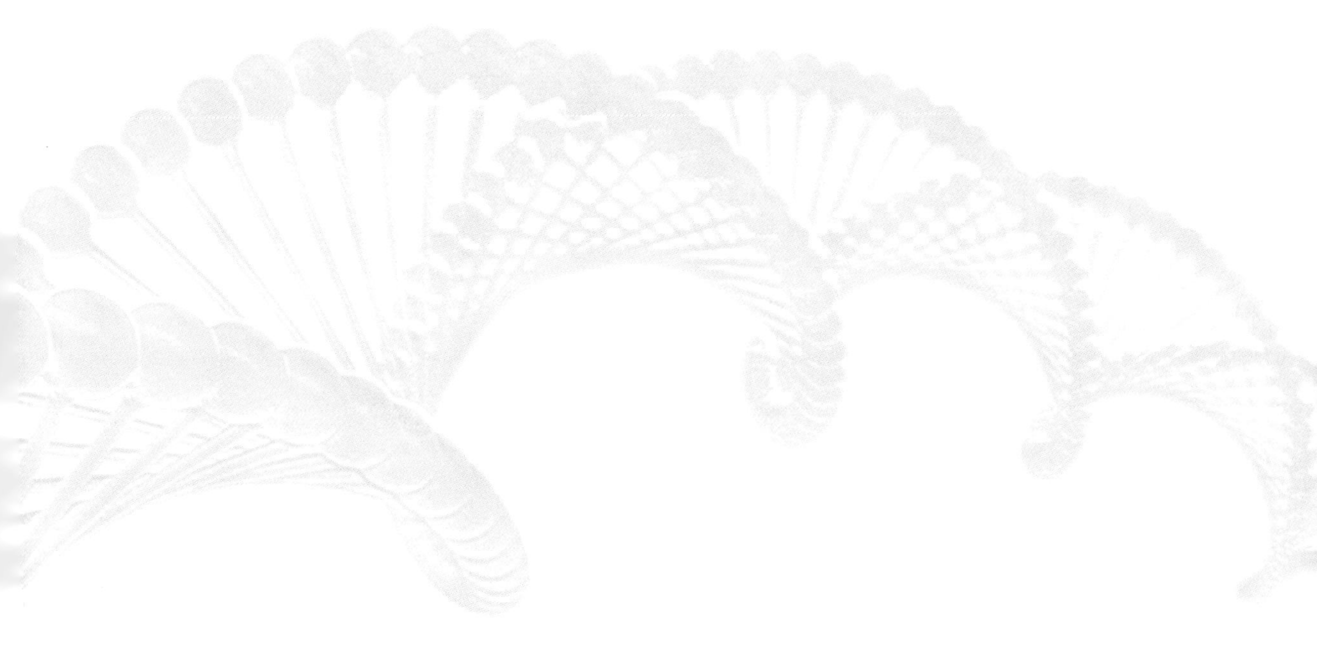

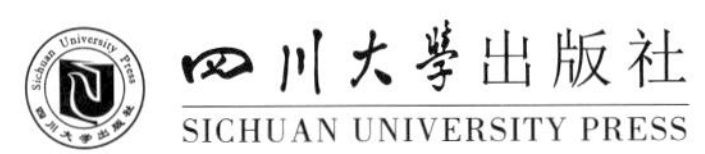
四川大學出版社
SICHUAN UNIVERSITY PRESS

图书在版编目（CIP）数据

神经内分泌肿瘤 MDT 经典病例解析 / 曹丹，卢进，柯能文主编. — 成都 : 四川大学出版社，2023.11

ISBN 978-7-5690-6480-3

Ⅰ. ①神… Ⅱ. ①曹… ②卢… ③柯… Ⅲ. ①神经分泌系统－肿瘤－病案 Ⅳ. ① R736

中国国家版本馆 CIP 数据核字（2023）第 226290 号

书　　名：神经内分泌肿瘤 MDT 经典病例解析
　　　　　Shenjing Neifenmi Zhongliu MDT Jingdian Bingli Jiexi

主　　编：曹　丹　卢　进　柯能文

选题策划：周　艳

责任编辑：周　艳

责任校对：倪德君

装帧设计：墨创文化

责任印制：王　炜

出版发行：四川大学出版社有限责任公司

地址：成都市一环路南一段 24 号（610065）

电话：（028）85408311（发行部）、85400276（总编室）

电子邮箱：scupress@vip.163.com

网址：https://press.scu.edu.cn

印前制作：四川胜翔数码印务设计有限公司

印刷装订：成都金阳印务有限责任公司

成品尺寸：185mm×260mm

印　　张：19

字　　数：375 千字

扫码获取数字资源

版　　次：2024 年 1 月 第 1 版

印　　次：2024 年 1 月 第 1 次印刷

定　　价：228.00 元

本社图书如有印装质量问题，请联系发行部调换

四川大学出版社
微信公众号

编委会

主　编　曹　丹　卢　进　柯能文

秘　书　李晓芬　常　晨

编　者　（按姓氏首字母排序）

安振梅　四川大学华西医院
曹　丹　四川大学华西医院
常　晨　四川大学华西临床医学院
陈　烨　四川大学华西医院
成　科　四川大学华西医院
范　娟　西南医科大学附属医院
胡前程　四川大学华西医院
江　丹　四川大学华西医院
柯能文　四川大学华西医院
兰海涛　四川省人民医院
李　波　西南医科大学附属医院
李　江　昆明医科大学第一附属医院
李睿真　四川大学华西临床医学院
李小英　四川大学华西临床医学院
李晓芬　四川大学华西医院
李艳莹　四川大学华西医院
刘雪梅　遵义医科大学附属医院
刘永发　西南医科大学附属医院

刘与之　四川大学华西医院
卢　进　四川省肿瘤医院
鲁生念　遵义医科大学附属医院
罗雨豪　西南医科大学附属医院
吕婉睿　眉山市人民医院
潘　凤　陆军军医大学第一附属医院
彭一晟　西南医科大学附属医院
任澍杰　四川大学华西临床医学院
苏鸣岗　四川大学华西医院
苏　薇　遵义医科大学附属医院
谭惠文　四川大学华西医院
谭清泉　四川大学华西临床医学院
田浩明　四川大学华西医院
庹必光　遵义医科大学附属医院
王　幸　四川大学华西医院
王　竹　四川大学华西医院
吴胤瑛　西安交通大学第一附属医院
向吉锋　重庆市人民医院
谢　琳　云南省肿瘤医院/昆明医科大学第三附属医院
杨贺淇　四川大学华西临床医学院
杨宇倩　西安交通大学医学部
要文青　四川大学华西医院
姚　渝　四川大学华西医院
余叶蓉　四川大学华西医院
张　沛　四川大学华西临床医学院
周　毅　四川省肿瘤医院
朱　洪　四川大学华西医院

序 言

FOREWORD

神经内分泌肿瘤是一种罕见的疾病，其临床表现和生物学行为具有多样性，致使临床诊断和治疗复杂且具有挑战性。多年来，临床医生一直在努力探索和研究，以提高对神经内分泌肿瘤的认识，精准做出临床诊断，并进行有效治疗和科学管理。

有鉴于此，曹丹教授、卢进教授和柯能文教授主编了《神经内分泌肿瘤MDT经典病例解析》一书，该书编者均为目前活跃在临床一线、从事神经内分泌肿瘤临床诊疗工作并具有较高学术造诣的中青年专家。他们将自己临床实践中诊治的典型、复杂、罕见的临床病例呈现给大家，并将诊治中所获得的经验与大家分享，这对提高临床医生，特别是年轻医生对神经内分泌肿瘤的认识和诊治水平有极大的帮助。

我有幸提前了解本书的内容，深感这是从事神经内分泌肿瘤诊治工作的临床医生难得的学习材料。本书为读者呈现一系列神经内分泌肿瘤的经典病例，涵盖了不同器官的病变及多样性的临床表现。通过这些经典病例，可以深入了解神经内分泌肿瘤不同的发病特征、临床表现，以及基于最新、最佳临床证据的个体化诊治方法。本书并不仅仅是一本简单的病例集合，更是编者实施神经内分泌肿瘤临床个体化实践经验和反思的荟萃，是对此领域医学进步历程的见证，以及对患者和医生之间关系的探寻。

值本书出版之际，我向本书的编者表示祝贺，并向所有的病例诊治参与者和提供者表示感谢。正是因为他们的奉献和努力，我们才能够分享这些珍贵的经验。同时我也向医学工作者，特别是致力于神经内分泌肿瘤诊疗的中青年医生和医学生推荐这本书，希望这些病例诊断和治疗的介绍，能帮助大家理清决策过程中的逻辑思路，从中获得启发。

前 言

PREFACE

神经内分泌肿瘤是一类起源于肽能神经元干细胞，具有神经内分泌标志物，可产生生物活性胺和/或多肽激素的恶性肿瘤。神经内分泌肿瘤虽较为罕见，约占所有恶性肿瘤的1%~2%，但近年来其发病率呈逐年上升趋势，并越来越受到临床医生的关注。

由于神经内分泌肿瘤原发部位多种多样，病理学分类复杂，时空异质性强，目前其发病机制仍然不明，在临床诊疗中存在许多尚待探索的领域。多学科综合治疗（MDT）模式可同时汇集肿瘤内科、肿瘤外科、核医学科、介入科、影像科、病理科、消化内科等学科的意见，从而更好地为患者制订个体化的治疗方案。

为进一步推广神经内分泌肿瘤MDT模式的治疗理念，提高国内神经内分泌肿瘤的诊疗水平，在四川大学华西医院神经内分泌肿瘤MDT团队的倡议下，云贵川渝陕等地多家大型医院的神经内分泌肿瘤MDT团队成员共同编写了本书，书中汇集了大量经典病例，每个病例介绍均有详细的诊断、治疗、病例解析和专家点评等，图文并茂，深入浅出。

“他山之石，可以攻玉。”本书凝聚了广大神经内分泌肿瘤领域多位中青年专家的心血，衷心希望能为各级临床医生答疑解惑并带来实质性的帮助。

四川大学华西医院

2023年3月

目录

CONTENTS

第一章　经典病例解析／001

第二章 诊疗新进展／265

第一章

经典病例解析

第一节
胰腺神经内分泌肿瘤

一、功能性胰腺神经内分泌肿瘤

（一）恶性胰岛素瘤1例

1. 病史摘要

患者男性，45岁。

主诉：反复晕厥、全身大汗6年，再发1月。

现病史：患者6年前（2015年2月）无明显诱因出现夜间晕厥、意识不清，伴四肢抽搐、全身大汗，无口吐白沫，无双眼凝视，无大小便失禁及偏瘫，被家人发现后送至当地医院就诊，被诊断为“低血糖”，予对症治疗后患者上述症状逐渐好转，未进一步诊治。后患者多次于夜间出现上述症状，约1~2次/月，多于凌晨1点至3点发生，家属均予以“糖水”口服，症状均能缓解。2018年患者频繁出现夜间晕厥、全身大汗，约3~4次/月，遂于福建某医院就诊，住院期间出现低血糖发作，测得随机血糖为1.91mmol/L，胰岛素32.67μU/mL，C肽1.460nmol/L，考虑诊断：“低血糖症：胰岛素瘤？”后于北京某医院就诊，完善相关检查后诊断为“胰岛细胞瘤”，2019年10月行“胰体尾+脾切除术”，术后病理提示胰岛素瘤（G2，1~2核分裂/10HPF），肿瘤大小约1.5cm×1.5cm。术后患者症状缓解，未再出现上述症状。1月前（2021年2月）患者再次出现夜间阵发性晕厥伴意识不清、全身大汗，测得随机血糖为2.4mmol/L，家属予“糖水”口服后症状缓解。为进一步诊治前往四川大学华西医院。

既往史、个人史、家族史无特殊。

2. 体格检查

ECOG评分0分，浅表淋巴结未扪及肿大，皮肤、巩膜未见黄染。腹部平坦，上腹部见一长约8cm横行手术瘢痕，全腹软，无压痛及反跳痛，未触及明显肿块。

3. 辅助检查

【病理检查】2019年10月北京某医院免疫组化：CgA（+）、胃泌素（–）、胰高血糖素（–）、胰岛素（+）、Ki67（+，3%）、生长抑素（–）、Syn（+）、P53（–）、ATRX（+）、AE1/AE3（+）。诊断为胰岛素瘤（G2，1~2核分裂/10HPF）。

【实验室检查】血常规：无特殊；肝肾功能：无特殊；肿瘤标志物：CEA、CA199、CA125、AFP、NSE均正常。口服葡萄糖耐量试验（OGTT）+胰岛素释放试验：空腹血糖5.52mmol/L，餐后1小时血糖13.35mmol/L，餐后2小时血糖13.87mmol/L，餐后3小时血糖8.85mmol/L；空腹胰岛素13.8μU/mL，餐后1小时胰岛素62.1μU/mL，餐后2小时胰岛素46.5μU/mL，餐后3小时胰岛素20.9μU/mL。

【影像学检查】2021年2月15日行全腹部增强CT检查，如图1所示：胰体尾及脾缺如，残余胰腺未见异常密度及强化病灶；腹盆腔及腹膜后未见异常增大淋巴结；肝多发结节状、斑片状低密度影，边缘模糊，增强后轻度强化，最大者位于右后上段，约2.5cm × 1.5cm，考虑转移瘤可能性大。

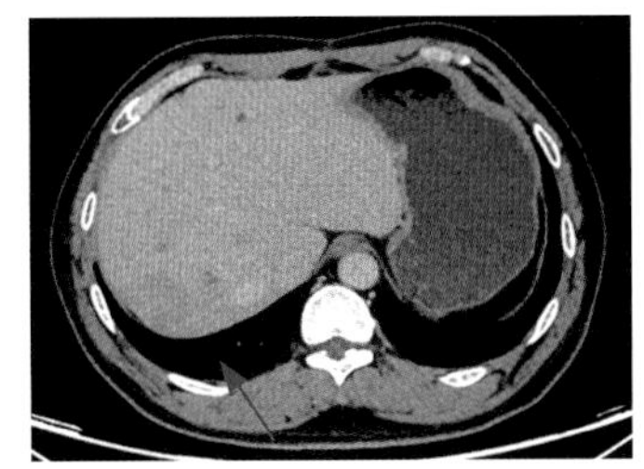
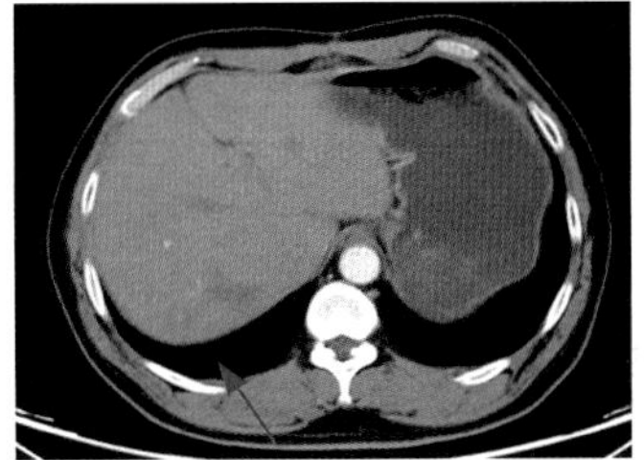

图1　2021年2月15日全腹部增强CT检查结果

4. 诊断

主诊断：胰岛素瘤（pT1N0M0，Ⅰ期）术后肝转移（Ⅳ期）。

5. 诊治经过

2021年2月第一次MDT讨论意见：患者目前存在低血糖发作症状，CT检查提示肝转移病灶局限于右肝，潜在可切除，建议完善^{68}Ga–DOTATATE PET/CT排除肝外其他转移病灶后，行外科手术探查评估根治性切除和减瘤术的可行性，最终根据术后病理结果制订后续治疗方案。

2021年3月完善^{68}Ga–DOTATATE PET/CT检查，如图2所示：肝多发低密度

影，部分呈SSTR表达增高（^{68}Ga–DOTATATE：SUV_{max} 10.20），性质不除外胰岛细胞瘤伴肝转移。外科评估肝病灶集中在右肝，与患者充分沟通后于2021年3月行剖腹探查+左肝肿瘤切除活检术。术中见：腹腔粘连，左肝表面可见大小约1.0cm × 1.5cm结节，术中彩超提示肝左、右侧布满大小不等的结节，遂未行手术切除。为明确肿瘤性质及分级，行肿瘤切除活检术，术中冰冻肝包块提示倾向神经内分泌肿瘤。术后病理：免疫组化，PCK（+）、Syn（+）、CgA（+）、CD56（+）、胰岛素（+）、Ki67（+，2%），支持为胰岛素瘤肝转移。

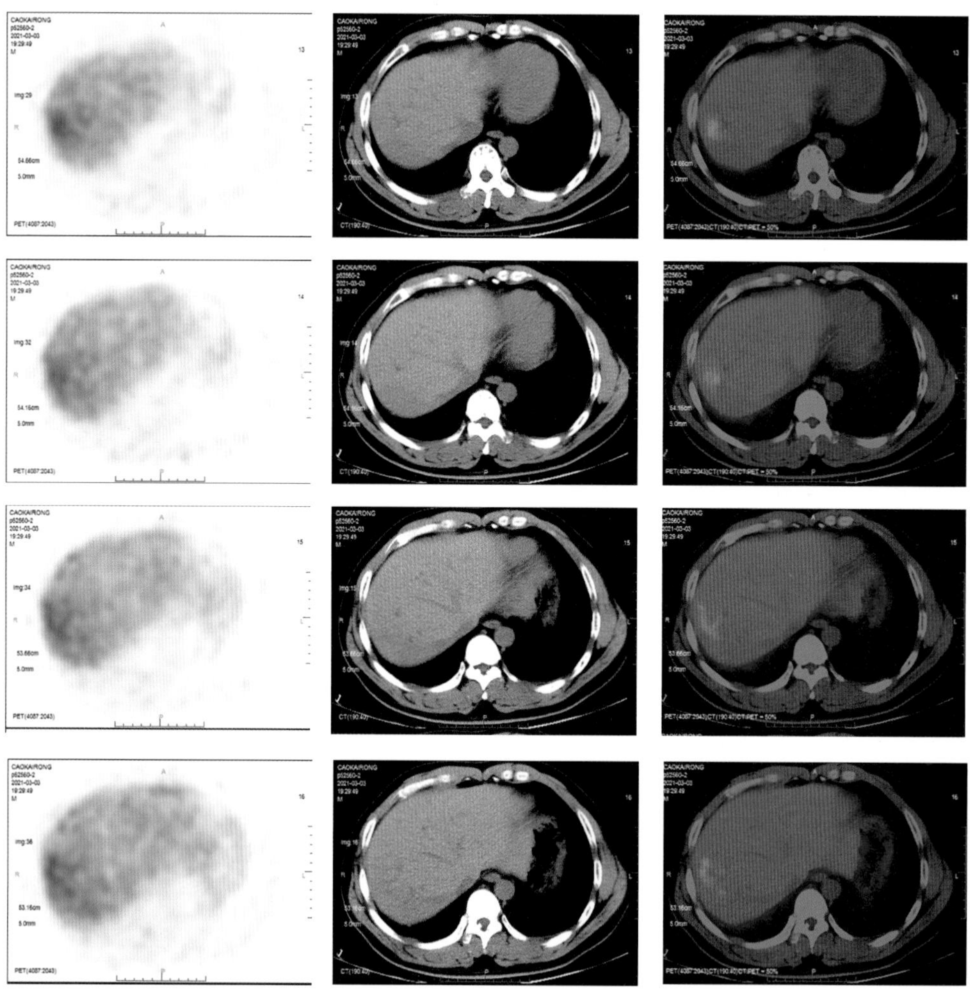

图2　2021年3月^{68}Ga–DOTATATE PET/CT检查结果

2021年3月第二次MDT讨论意见：目前患者胰岛素瘤肝转移诊断明确，Ⅲ型弥漫型肝转移病灶，外科无法根治性切除，鉴于患者低血糖症状发作仅约1~2次/月，且CT显示肿瘤无明显富血供表现，介入治疗效果不佳，可予以长效生长抑素类似物、依维莫司、二氮嗪等药物治疗控制低血糖发作症状，但患者拒绝进一步治疗。2022年7月复查全腹部增强CT，如图3所示，肝转移病灶大小及范围较前未见明显变化。患者低血糖症状发作仍约1~2次/月，Ⅲ型弥漫型肝转移病灶进展缓慢，继续于门诊随访观察。

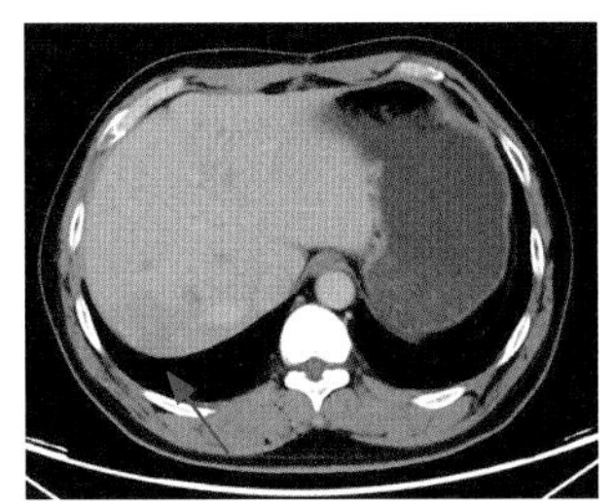
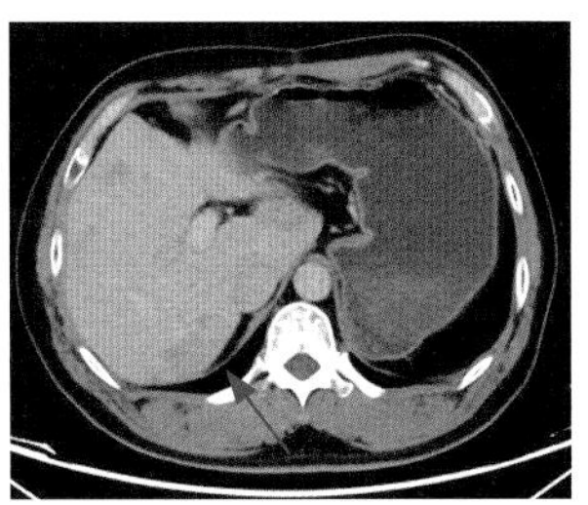

图3 2022年7月全腹部增强CT检查结果

6. 病例解析

胰岛素瘤通常表现出典型的“Whipple三联征”。若患者表现为发作性低血糖症状（如昏迷等）、发作时血糖低于2.8mmol/L、口服或静脉补充葡萄糖后症状可立即消失，应高度怀疑为胰岛素瘤，并行进一步检查以明确诊断。外科手术切除是胰岛素瘤治疗的首选方法。胰岛素瘤大多为良性，恶性占比不到10%。研究报道5%~12%的胰岛素瘤会发生局部或远处转移，而外科切除术后复发者不到3%。本例患者胰体尾肿瘤切除后16月再次出现低血糖症状，进一步检查及活检后证实为胰岛素瘤肝转移。目前对于胰岛素瘤肝转移的治疗主要在于两个方面：一方面是肿瘤的处理，另一方面是低血糖的控制。肿瘤的处理包括手术治疗、介入治疗和药物治疗。减瘤手术有利于控制激素分泌，能否延长生存期仍存在争议。介入治疗是治疗胰岛素瘤肝转移的重要措施，TAE/TACE 对肝转移病灶的治疗有效率大于50%。由于胰岛素瘤大部分不表达SSTR，因此使用生长抑素类似物治疗的客观缓解率低于10%，疾病控制率仅为35%~40%。另外，NCCN指南也对局部进展或远处转移的胰腺神经内分泌肿瘤在疾病进展时推荐化疗，主要的方案为替莫唑胺+卡培他滨。目前对低血糖症状的控制除饮食疗法之外，药物治疗主要为二氮嗪及依维莫司，不仅能够缓解低血糖症状，部分研究报道其对肿瘤控制也有一定效果。

此例患者肝弥漫性多发转移病灶，减瘤手术获益不大，且低血糖症状发作仅约1~2次/月，患者拒绝相关药物治疗，暂时予以随访观察。

7. 专家点评

90%以上的胰岛素瘤为良性，发生远处转移及复发者不到10%。目前对恶性胰岛素瘤尚无明确定义，但普遍认为有以下标准：存在淋巴结转移或远处转移；病理分级为G3；侵犯邻近血管或器官。对于良性胰岛素瘤，外科切除后预后良好。近期来自欧洲的大样本临床研究证明良性胰岛素瘤切除后患者几乎可达到普通人的预期寿命。恶性胰岛素瘤的治疗应为包括药物治疗、介入治疗和手术治疗在内的综合治疗。

由于胰岛素瘤非常罕见，通过临床病理特征判断其良恶性非常困难。部分回顾性研究发现恶性胰岛素瘤中更容易出现以下特征：肿瘤直径>2.5cm，临床病史短于6月，低血糖前的禁食时间少于8小时，较高的空腹胰岛素和C肽水平等。近年来随着临床观察研究的不断深入和功能性胰腺神经内分泌肿瘤分子机制的探索，有观点认为恶性胰岛素瘤可能起源于非功能性胰腺神经内分泌肿瘤。在回顾性研究中30%~60%的恶性胰岛素瘤患者有非功能性胰腺神经内分泌肿瘤病史。此外，在对非功能性胰腺神经内分泌肿瘤的转录组和表观遗传特点分析中发现，非功能性胰腺神经内分泌肿瘤可大致分为类α样非功能性胰腺神经内分泌肿瘤和类β样非功能性胰腺神经内分泌肿瘤。类α样非功能性胰腺神经内分泌肿瘤通常存在*MEN1*、*ATRX*、*DAXX*基因突变，胰岛α细胞特定基因*ARX*（+），且易发生转移，预后较差。类β样非功能性胰腺神经内分泌肿瘤则无相应基因突变，胰岛β细胞特定基因*PDX1*（+），不易发生转移，预后较好。有趣的是，近期对良恶性胰岛素瘤的ARX和PDX1进行免疫组化分析发现，恶性胰岛素瘤表现出ARX（+）、PDX1（–），但是良性胰岛素瘤则ARX（–）、PDX1（+）。这些研究提示，恶性胰岛素瘤的基因特点可能更类似α样非功能性胰腺神经内分泌肿瘤。当然，这些观察尚须在基因层面进一步证实。

参考文献

[1] Hirshberg B, Cochran C, Skarulis M C, et al. Malignant insulinoma: spectrum of unusual clinical features[J]. Cancer, 2005, 104(2): 264−272.

[2] Yu J, Ping F, Zhang H, et al. Clinical management of malignant insulinoma: a single institution's experience over three decades[J]. BMC Endocrine Disorders, 2018, 18(1): 92.

[3] Musunuru S, Chen H, Rajpal S, et al. Metastatic neuroendocrine hepatic tumors: resection improves survival[J]. Archives of Surgery, 2006, 141(10): 1000−1004.

[4] Gupta S, Johnson M M, Murthy R, et al. Hepatic arterial embolization and chemoembolization for the treatment of patients with metastatic neuroendocrine tumors: variables affecting response rates and survival[J]. Cancer, 2005, 104(8):

1590-1602.

[5] Kulke M H, Bergsland E K, Yao J C. Glycemic control in patients with insulinoma treated with everolimus[J]. The New England Journal of Medicine, 2009, 360(2): 195-197.

（王幸　谭清泉）

（二）胰高血糖素瘤1例

1. 病史摘要

患者男性，46岁。

主诉：全身游走性红斑13月余，确诊胰高血糖素瘤2月余。

现病史：13月余前（2018年4月）患者头部及躯干皮肤反复出现红斑，无破溃、瘙痒，外院完善全腹部增强CT检查示：肝左内叶见两个结节状略低密度影，较大的约3.3cm×2.7cm，增强扫描动脉期见明显强化，考虑：富血供占位，血管瘤可能。后患者全身红斑、丘疹逐渐增多，伴瘙痒。外院按"皮炎、湿疹、股藓"等治疗，皮疹好转，但仍反复发生。入院前2月余（2019年3月）患者于外院行"腰背部"皮肤活检示：送检皮肤组织表皮棘层松解，大疱形成，真皮浅层血管周围慢性炎细胞浸润，符合大疱性病变，考虑寻常性天疱疮。空腹血糖6.91mmol/L。尿常规：尿糖（+）。上腹部增强CT检查示：胰尾占位，考虑恶性肿瘤性病变可能性大，伴肝多个转移瘤可能。2019年4月1日行腹腔镜下胰体尾切除术+脾切除术+左肝切除术+右肝肿瘤切除术+胆囊切除术+门静脉修补术。术后病理：<胰体尾+脾>神经内分泌肿瘤（NET，G2）。<肝>"结节A"和"结节B"均查见肿瘤转移，符合神经内分泌肿瘤（NET，G3）。术后1周内患者皮肤皮损好转，遗留色素沉着。术后10天患者面部、双下肢再次出现红斑，逐渐加重、增多，伴瘙痒、局部皮肤破溃。为进一步诊治，患者前往四川大学华西医院就诊。

既往史、个人史、家族史无特殊。

2. 体格检查

ECOG评分0分，浅表淋巴结未扪及肿大，面部、双下肢红斑，伴局部皮肤破溃，如图1所示。全腹软，无压痛及反跳痛，未触及明显肿块，可见手术瘢痕。

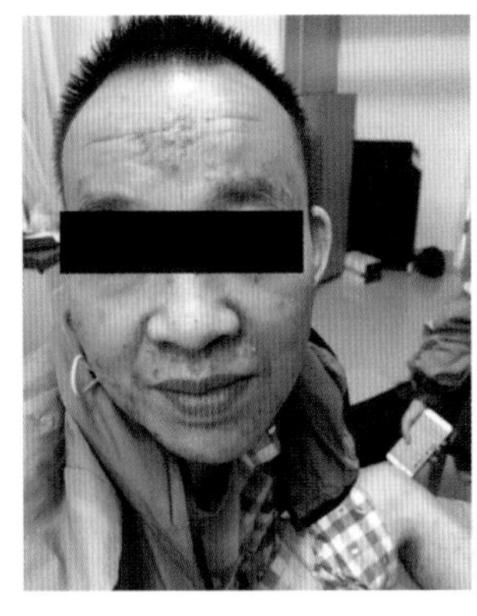
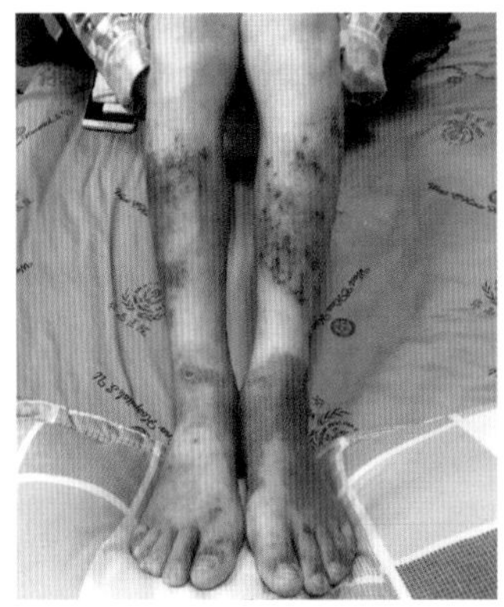
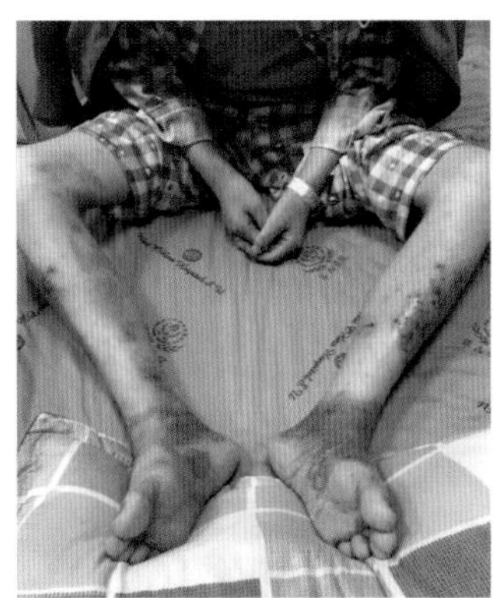

图1　2019年4月11日皮肤改变

3. 辅助检查

【病理检查】<胰体尾+脾>神经内分泌肿瘤（NET，G2）。累及胰腺被膜外脂肪组织，脾未见肿瘤累及，胰腺断端未见肿瘤累及。免疫组化：PCK（+）、EMA（少数+）、CgA（+）、Syn（+）、CD56（+）、Vim（+）、CK7（–）、CK20（–）、CDX2（–）、TTF–1（–）、胰高血糖素（+）、胰岛素（–）、胃泌素（–）、生长抑素（–）、SATB–2（–）、SSTR2（+）、Ki67（+，5%~10%）。（肝）“结节A”和“结节B”均查见肿瘤转移，游离结节为肿瘤组织，肝内肿瘤转移病灶Ki67标记最强区域阳性率为25%~30%（约占肿瘤成分的50%），余肿瘤区域Ki67阳性率约10%。符合神经内分泌肿瘤（NET，G3）。

【实验室检查】血常规：无特殊；肝肾功能：无特殊；肿瘤标志物：CA125 62.98U/mL（↑），余阴性。OGTT：空腹血糖6.51mmol/L（↑），餐后1小时血糖14.81mmol/L（↑），餐后2小时血糖11.82mmol/L（↑），餐后3小时血糖7.19mmol/L（↑）。

【影像学检查】2019年3月行上腹部增强CT检查，如图2所示：胰尾占位，考虑恶性肿瘤性病变可能性大，伴肝多个转移瘤可能。

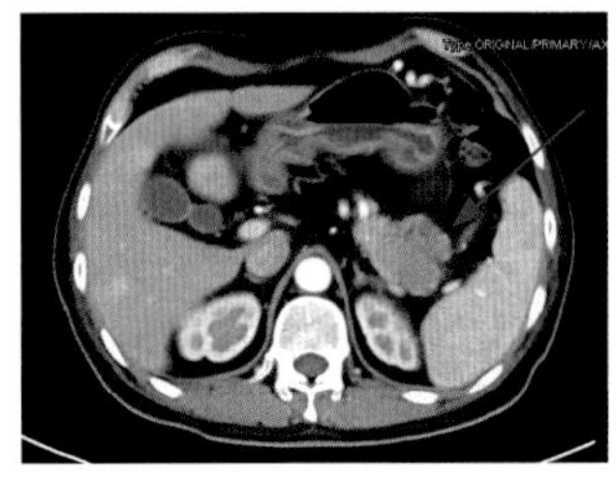
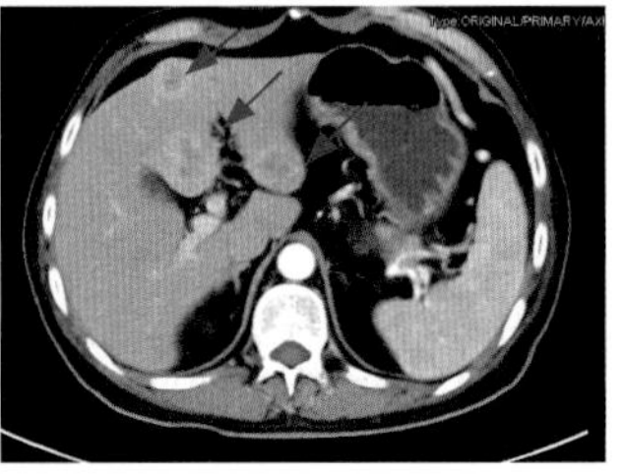

图2　2019年3月上腹部增强CT检查结果（可见胰腺及肝病灶）

【核医学检查】未行。

4. 诊断

主诊断：胰体尾神经内分泌肿瘤（胰高血糖素瘤）（Ki67 5%~10%，G2）伴肝转移（Ki67 25%~30%，G3）（Ⅳ期）术后肝多发转移。

5. 诊治经过

2019年5月MDT讨论意见：诊断明确。治疗：建议采用醋酸奥曲肽微球联合卡培他滨+替莫唑胺方案化疗。于2019年5月至2020年6月行11周期醋酸奥曲肽微球40mg臀部肌肉深部注射（每28天1次）治疗，联合卡培他滨1000mg，一天2次，第1天至第14天口服，以及替莫唑胺200mg，一天1次，第10天至第14天口服（每28天为1周期）化疗。用药1周期后全身皮损明显缓解，如图3所示。化疗期间最佳疗效评价为SD。2020年4月16日行TACE治疗1次。2020年6月复查CT提示疾病进展，如图4所示，换用醋酸奥曲肽微球联合舒尼替尼37.5mg，一天1次的二线治疗。因口腔溃疡，舒尼替尼从37.5mg降至25.0mg，疗效评价为SD，因副作用大停药。患者面部皮疹反复。三线口服索凡替尼200mg治疗1周，因食欲下降停药。醋酸兰瑞肽缓释注射液治疗1次，皮疹加重，后改为醋酸奥曲肽微球，全身多处皮疹消退。患者最终因疾病进展死亡，总生存期（*OS*）为31月。

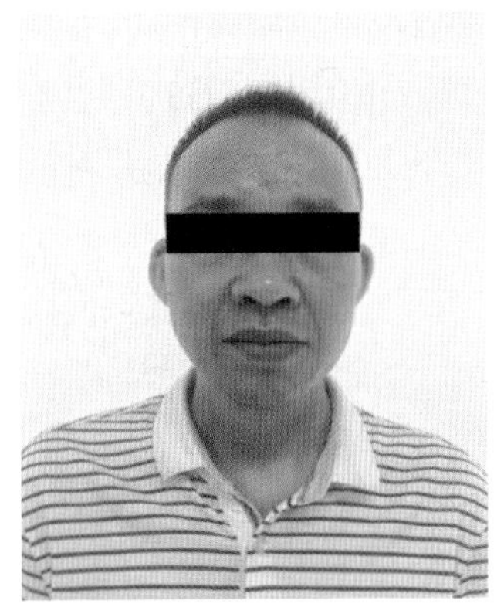 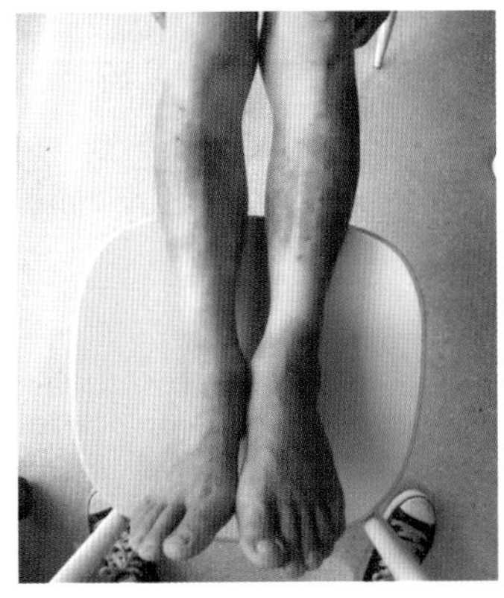 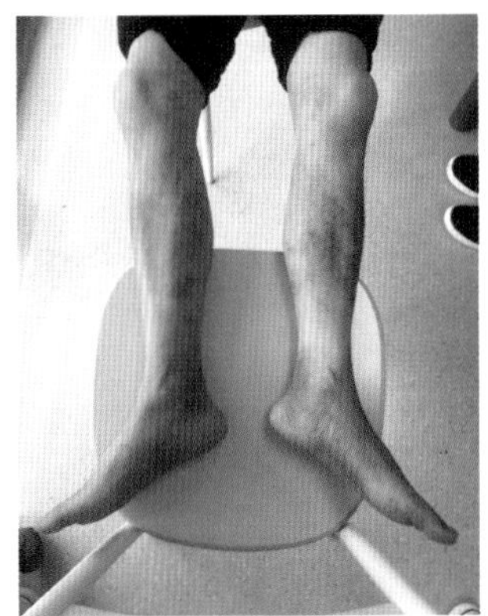

图3　2019年6月皮肤改变

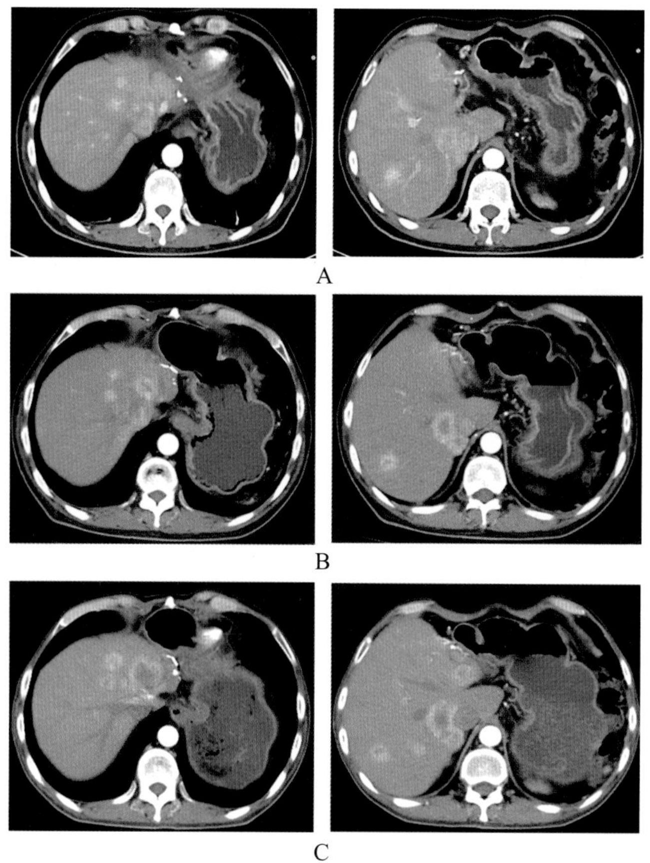

图4　一线治疗期间CT检查结果对比

A. 2019年5月（基线）；B. 2019年7月（SD）；C. 2020年6月（PD）

6. 病例解析

该患者以反复发作的全身坏死游走性红斑为主要临床表现，最终病理诊断为胰高血糖素瘤肝转移。该患者的原发病灶与转移病灶病理分级不同，提示生物学行为可能存在差异，增加了诊断及治疗的难度。考虑该患者肝转移病灶Ki67达25%~30%，同时伴有全身坏死游走性红斑、血糖升高等症状，系功能性神经内分泌肿瘤G3患者，我们使用醋酸奥曲肽微球联合卡培他滨+替莫唑胺化疗的治疗方案，取得了一定疗效，无进展生存期（*PFS*）达13月，症状明显控制。该患者在化疗失败后换用了抗血管生成的靶向治疗药物舒尼替尼及索凡替尼，因不良反应不耐受停药。该例患者SSTR2阳性，整个病程中均使用SSTR配体进行治疗，症状控制良好。最终因疾病进展死亡，总生存期为31月。

7. 专家点评

胰高血糖素瘤是一种罕见的胰岛α细胞肿瘤，占胰腺神经内分泌肿瘤的比例不到10%，于1942年由Becker等首先报道，年发病率为1/2000万。坏死游走性红斑见于大部分胰高血糖素瘤患者，好发于躯干或摩擦部位。胰高血糖素的正常范围一般为25~250pg/mL；当患有胰高血糖素瘤时，通常超过500pg/mL。胰高血糖素瘤的确诊需要通过电子显微镜发现α细胞分泌颗粒，和/或免疫组化显示胰高血糖素、CgA和Syn呈阳性。文献报道，约49.2%的患者在诊断时有转移，最常见的转移部位为肝、局部淋巴结，其次为骨、肺和肾上腺。通常需要通过CT或MRI定位胰高血糖素瘤。^{68}Ga–DOTATATE PET/CT的灵敏度高于其他成像方法，建议作为首选。

手术是目前治疗胰高血糖素瘤的唯一方法。对于局限期胰高血糖素瘤，应进行完整的肿瘤切除和局部淋巴结清扫。此外，可同时或分期切除可切除的肝转移瘤。对于仅肝转移的患者，如TACE、射频消融等也可以考虑使用。本例肝转移瘤血供丰富，因此，患者也接受了TACE的治疗。

对于晚期胰高血糖素瘤，内科治疗是重要组成部分。对于瘤负荷较大的G2级或高增殖活性G3级胰腺神经内分泌肿瘤可采用基于链脲霉素的联合化疗方案，或替莫唑胺联合或不联合卡培他滨的方案。由于链脲霉素在我国没有上市，替莫唑胺联合卡培他滨为常用治疗方案。此外，胰高血糖素瘤患者应检测SSTR的表达。生长抑素类似物，如醋酸奥曲肽微球、醋酸兰瑞肽、门冬氨酸帕瑞肽可与SSTR2型和5型结合，阻断胰高血糖素和其他激素的释放，从而控制相关症状，但存在加重胆囊结石或糖代谢紊乱等风险，值得临床医生注意。

参考文献

[1] Ferrarese A, Borello A, Gentile V, et al. Meso–pancreatectomy for pancreatic neuroendocrine tumor[J]. International Journal of Surgery, 2014, 12(Suppl 1): S123–S125.

[2] Teixeira R C, Nico M M, Ghideti A C. Necrolytic migratory erythema associated with glucagonoma: a report of 2 cases[J]. Clinics(Sao Paulo, Brazil), 2008, 63(2): 267–270.

[3] Song X, Zheng S, Yang G, et al. Glucagonoma and the glucagonoma syndrome[J]. Oncology Letters, 2018, 15(3): 2749–2755.

[4] Cao X, Wang X, Lu Y, et al. Spleen–preserving distal pancreatectomy and lymphadenectomy for glucagonoma syndrome: a case report[J]. Medicine, 2019,

98(38): e17037.

[5] Poggi G, Villani L, Bernardo G. Multimodality treatment of unresectable hepatic metastases from pancreatic glucagonoma[J]. RareTumors, 2009, 1(1): e6.

[6] Fujimoto M, Ueda Y, Amari M, et al. Long−time survival case of glucagonoma metastatic to the liver treated with TAE therapy[J]. Journal of Japanese Society of Internal Medicine, 1999, 88(7): 1329−1331.

[7] Pavel M, O'Toole D, Costa F, et al. ENETS consensus guidelines update for the management of distant metastatic disease of intestinal, pancreatic, bronchial Neuroendocrine Neoplasms (NEN) and NEN of unknown primary site[J]. Neuroendocrinology, 2016, 103(2): 172−185.

[8] Toumpanakis C, Caplin M E. Update on the role of somatostatin analogs for the treatment of patients with gastroenteropancreatic neuroendocrine tumors[J]. Seminars in Oncology, 2013, 40(1): 56−68.

（陈烨）

二、非功能性胰腺神经内分泌肿瘤

（一）非功能性囊性胰腺神经内分泌肿瘤术后复发1例

1. 病史摘要

患者男性，24岁。

主诉：体检发现肝包块20余天。

现病史：患者自诉20余天前于当地医院体检发现肝包块，无腹痛、腹胀、发热、寒战、皮肤巩膜黄染等不适，进一步至上级医院行全腹部增强CT检查提示肝、胰头周围、肝胃韧带、腹主动脉旁多发占位和结节。为求进一步诊治前往四川大学华西医院。

既往史、个人史、家族史无特殊。

2. 体格检查

视：腹部平坦，未见胃肠型及蠕动波，腹壁静脉无曲张，全身皮肤巩膜无黄染。触：全腹软，无压痛及反跳痛，肝未触及，脾未触及，胆囊未触及，墨菲征阴性。叩：肝浊音界存在，肝肾区无叩击痛，移动性浊音阴性。听：肠鸣音无明显增强或减弱。

3. 辅助检查

【实验室检查】血常规：无特殊；肝肾功能：无特殊；肿瘤标志物：CEA、CA199、CA125、AFP、NSE均正常。

【影像学检查】2016年10月24日行全腹部增强CT检查，如图1所示：肝、胰头周围、肝胃韧带、腹主动脉旁多发占位和结节，较大者呈泡性多囊征，考虑为感染性病变可能性大（包虫病？寄生虫？），其他性质待定。

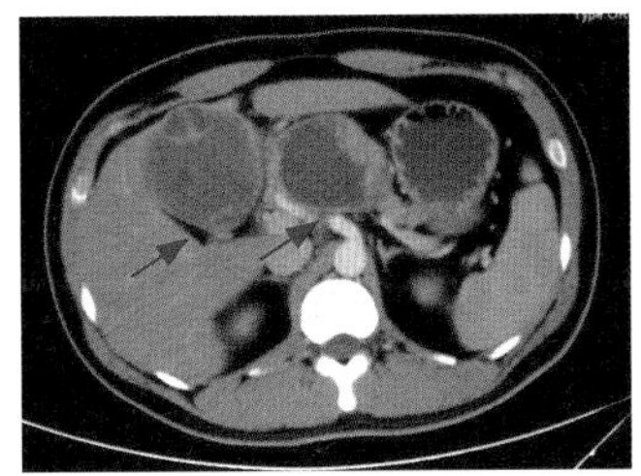
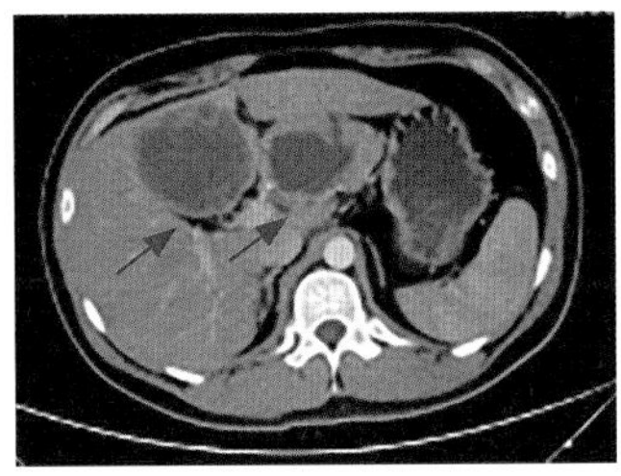
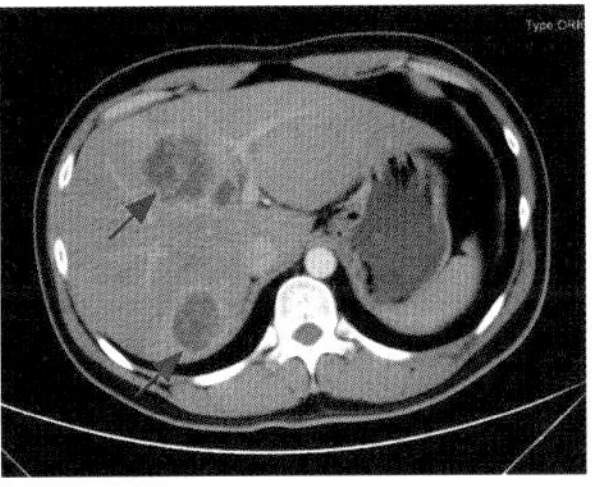

图1　2016年10月24日术前全腹部增强CT检查结果

注：肿瘤如图中红色箭头所示。

4. 诊断

主诊断：肝、胰头周围、肝胃韧带、腹主动脉旁多发占位。

5. 诊疗经过

患者入院后MDT意见：患者腹腔内多发囊性占位，考虑神经内分泌肿瘤可能性较大，可考虑行减瘤手术后根据病理结果制订后续治疗方案。与患者充分沟通后，于2016年11月8日行扩大左肝切除术+右肝肿瘤切除术+胆囊切除术+腹膜后肿瘤切除术+胰头肿瘤切除术+横结肠系膜肿瘤切除术。术后病理结果如图2所示：<肝、腹膜后、胰头等处>神经内分泌瘤（G2）。免疫组化：肿瘤细胞胃泌素（散在+）、生长抑素（–）、胰岛素（–）、胰高血糖素（个别+）。肿瘤细胞CK（+）、CgA（+）、β–C（膜+）、E–C（膜+）、Ki67（+，约5%），支持上述诊断。术后考虑患者诊断为胰腺神经内分泌肿瘤伴肝多发转移（T3NxM1，Ⅳ期），予以醋酸兰瑞肽治疗3月，此后未规律复查。

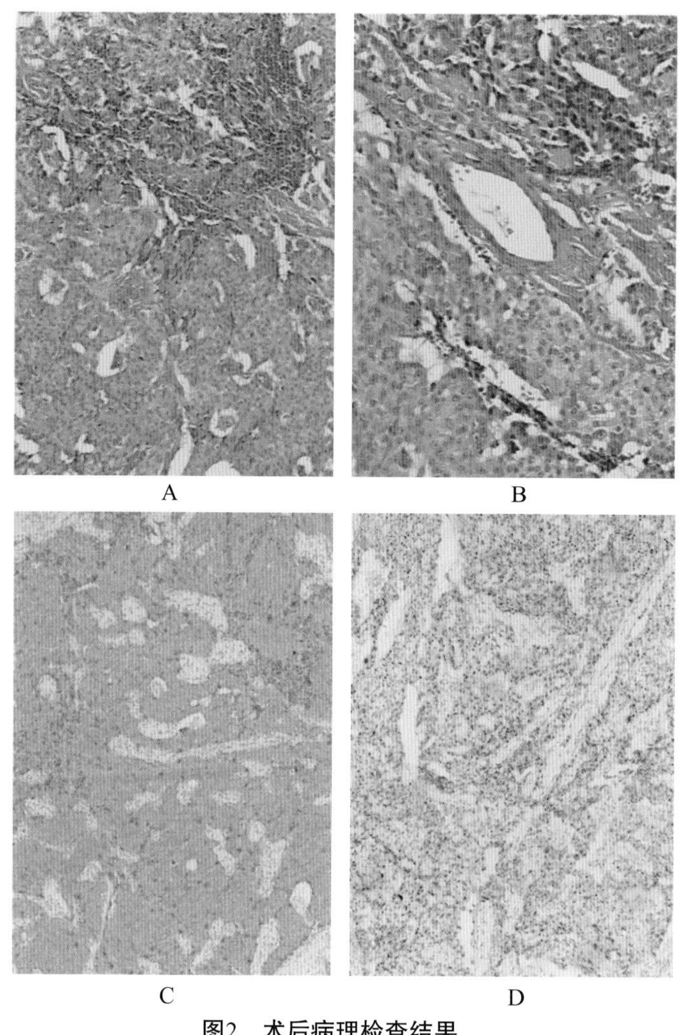

图2　术后病理检查结果

A.HE染色，×100；B.HE染色，×200；C.CgA表达水平（阳性）；D.Syn表达水平（阳性）

注：肿瘤边界清楚，被纤维囊包裹与周围胰腺实质分开，具有细颗粒状细胞质的小细胞和典型的染色质，呈小梁状排列。

2021年7月2日患者因上消化道出血行全腹部增强CT检查，如图3所示：肝门部、腹膜后见多发类圆形混杂密度影，增强扫描呈强化不均匀，最大者位于腹主动脉左旁，大小约7.3cm×6.3cm，内见多发囊变。经MDT讨论建议患者完善腹膜后病灶穿刺活检，核实病理性质。2021年8月30日患者遂行腹膜后穿刺，活检病理：免疫组化，PCK（+）、EMA（点状+）、CgA（+）、Syn（+）、CD56（+）、Rb1（+）、SALL4（−）、PAX8（−）、P53（灶+）、Ki67（+，5%~10%），结合病史，支持为神经内分泌肿瘤（NET，G2）。

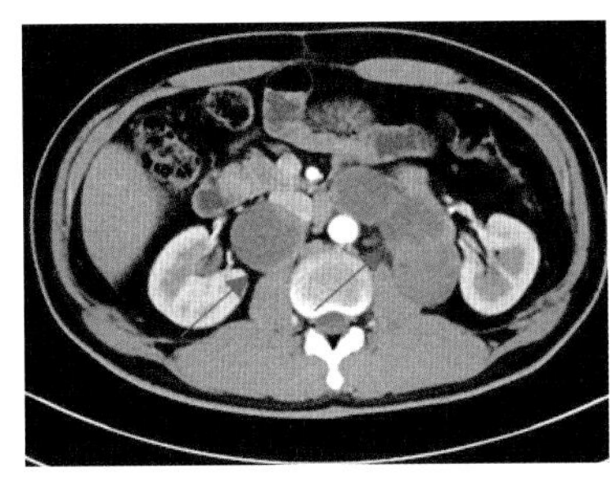
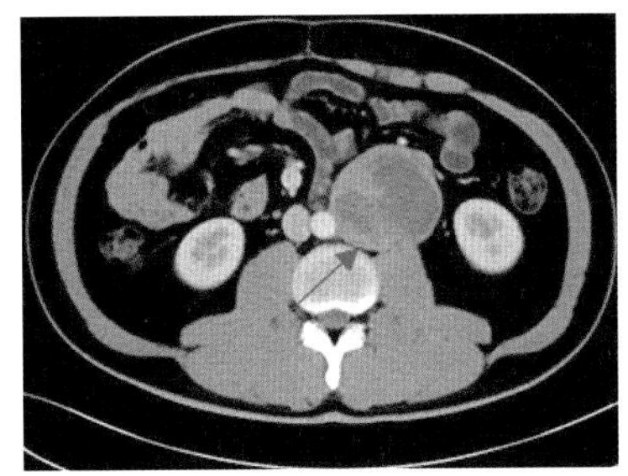

图3　2021年7月2日全腹部增强CT检查结果

注：肿瘤如图中红色箭头所示。

考虑患者无症状、肿瘤负荷较低、Ki67<10%，可使用长效生长抑素类似物作为抗肿瘤增殖的治疗方案。患者遂于2021年8月开始使用醋酸奥曲肽微球20mg臀部肌肉深部注射（每28天1次）治疗。随访至2022年8月，患者复查全腹部增强CT，疗效评价为SD，如图4所示。

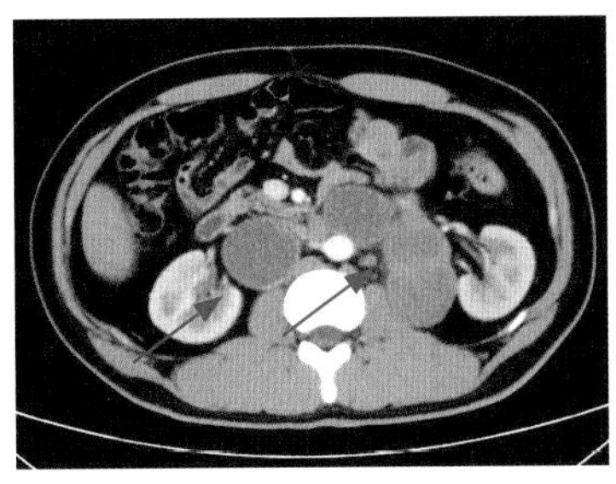
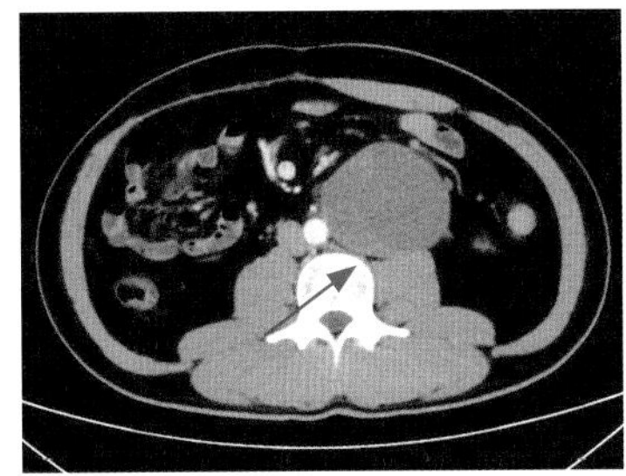

图4　2022年8月15日全腹部增强CT检查

注：肿瘤如图中红色箭头所示。

该患者治疗时间线如图5所示。

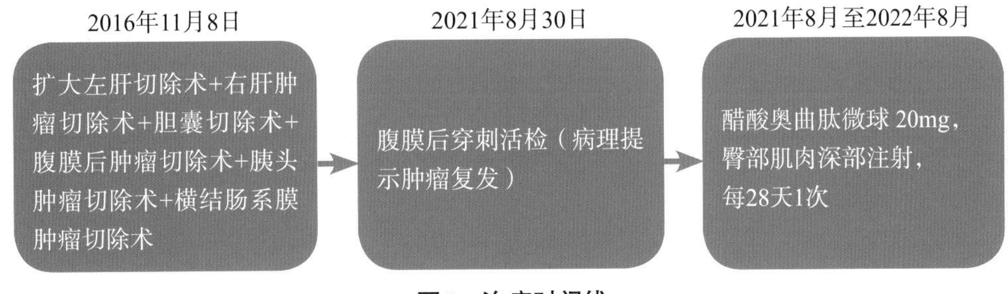
2016年11月8日
扩大左肝切除术+右肝肿瘤切除术+胆囊切除术+腹膜后肿瘤切除术+胰头肿瘤切除术+横结肠系膜肿瘤切除术
2021年8月30日
腹膜后穿刺活检（病理提示肿瘤复发）
2021年8月至2022年8月
醋酸奥曲肽微球 20mg，臀部肌肉深部注射，每28天1次

图5　治疗时间线

6. 病例解析

胰腺神经内分泌肿瘤可以表现为纯囊性胰腺神经内分泌肿瘤（C–PNETs）、大部分囊性胰腺神经内分泌肿瘤（囊性成分>50%）、大部分实性胰腺神经内分

泌肿瘤（实性成分>50%）和纯实性胰腺神经内分泌肿瘤。其中纯囊性胰腺神经内分泌肿瘤约占所有胰腺神经内分泌肿瘤的2%~10%。相比于实性胰腺神经内分泌肿瘤来说，纯囊性胰腺神经内分泌肿瘤很少会出现远处转移。而大部分远处转移的部位是肝，影像学上通常表现为实性包块，表现为囊性占位的情况很少。来自纯囊性胰腺神经内分泌肿瘤的囊性肝转移病灶是非常罕见的，这种通常是由于肿瘤生长过快导致肝动脉供血不足，肿瘤中心坏死而形成类似囊性的病灶。囊性肝转移病灶与常见的单纯性囊肿、肝脓肿、Caroli病及肝包虫等肝良性囊性病变通过影像学特征有时较难区分。囊性肝转移通常来自结直肠癌、卵巢癌、胰腺实性假乳头状肿瘤、鼻咽癌、黑色素瘤等。囊性肝转移在CT检查和MRI检查中可表现为多发囊性病变，囊性边界不均匀、界限不清，内隔和囊壁不规则、不完整。然而，并不是所有的囊性肝转移患者都具有这一特征。建议术前行细针穿刺活检，特别是当影像学不典型时，以帮助决定治疗方案。纯囊性胰腺神经内分泌肿瘤的治疗方式也同样存在争议。最近发表的一项研究认为，在全世界16家机构接受手术切除的263名纯囊性胰腺神经内分泌肿瘤无症状患者中，年龄>65岁、肿瘤直径>2cm与肿瘤的侵袭性相关，包括淋巴结转移和肝转移。该研究还报道了导致无复发生存期缩短的病理学特点包括更大的肿瘤直径，淋巴管、血管和神经侵犯，以及切缘为R1。四川大学华西医院胰腺外科团队此前发表的一项包含242名胰腺神经内分泌肿瘤患者的研究也表明，16例（6.6%）纯囊性胰腺神经内分泌肿瘤相比于实性胰腺神经内分泌肿瘤侵袭性更弱，G1分级比例更高（81% vs. 35%，P=0.001），预后往往更好。但和本例患者一样，纯囊性胰腺神经内分泌肿瘤患者仍可能会发生术后复发及肿瘤相关死亡。

该患者行扩大左肝切除术+右肝肿瘤切除术+胆囊切除术+腹膜后肿瘤切除术+胰头肿瘤切除术+横结肠系膜肿瘤切除术，术后辅以醋酸兰瑞肽治疗3月，5年后出现复发伴腹膜后多发转移病灶。经腹膜后穿刺确诊后，结合患者肿瘤负荷不高，以及Ki67<10%，选择醋酸奥曲肽微球治疗。该药治疗期间，肿瘤病灶稳定。目前患者仍在继续随访中，生活质量良好。

7. 专家点评

胰腺神经内分泌肿瘤是一类特殊的肿瘤，在胰腺肿瘤中所占比例较少，但近年发病率呈上升趋势。其中纯囊性胰腺神经内分泌肿瘤约占所有胰腺神经内分泌肿瘤的2%~10%。纯囊性胰腺神经内分泌肿瘤的临床病理特征和生物学行为尚不清楚，且存在争议，因为即使在大型的胰腺中心，纯囊性胰腺神经内分泌肿瘤也极为罕见。此前认为纯囊性胰腺神经内分泌肿瘤是实性胰腺神经内分泌肿瘤坏死和/或出血导致的，并且认为和实性胰腺神经内分泌肿瘤有类似的恶性潜能。最常见的机制包括：①生长缓慢的胰腺神经内分泌肿瘤会形成纤维囊，最终限制肿瘤的血供，导致梗死和液化性坏死。②肿瘤内部出血导致囊肿的发展。但近期，包括四川大学华西医院在内，越来越多的大中心研究报告表明纯囊性胰腺神经内分泌肿瘤更倾向于无功能和惰性，并且似乎比实性胰腺神经内分泌肿瘤表现出更小的侵袭性。目前，治疗胰腺神经内分泌肿瘤最有效的方式是外科手术，同时其也是唯一可能治愈该疾病的方式。由于超过一半的患者在肿瘤确诊时已出现转移，大部分患者丧失手术机会，需要进行内科治疗。囊性胰腺神经内分泌肿瘤的内科治疗包括化疗、生物治疗和分子靶向治疗。内科治疗的药物与非囊性胰腺神经内分泌肿瘤无异，包括控制功能性神经内分泌肿瘤激素过量分泌相关症状的药物（例如质子泵抑制剂、生长抑素类似物等）和控制肿瘤生长的药物（包括生长抑素类似物、干扰素、靶向药物和化疗药物）。临床上根据患者肿瘤的部位、功能状态、病理分级和分期来进行药物的选择。

参考文献

[1] Paiella S, Marchegiani G, Miotto M, et al. Are cystic pancreatic neuroendocrine tumors an indolent entity? Results from a single-center surgical series[J]. Neuroendocrinology, 2018, 106(3): 234-241.

[2] Mortelé K J, Ros P R. Cystic focal liver lesions in the adult: differential CT and MR imaging features1[J]. Radiographics, 2001, 21(4): 895-910.

[3] Jung M, Kim H, Choi S, et al. Solid pseudopapillary neoplasm of the pancreas with liver metastasis initially misinterpreted as benign haemorrhagic cyst[J]. Malaysian Journal of Pathology, 2017, 39(3): 327-330.

[4] Alobaidi M, Shirkhoda A. Malignant cystic and necrotic liver lesions: a pattern approach to discrimination[J]. Current Problems in Diagnostic Radiology, 2004, 33(6): 254-268.

[5] Maggino L, Schmidt A, Käding A, et al. Reappraisal of a 2cm cut-off size for the management of cystic pancreatic neuroendocrine neoplasms: a multicenter international study[J]. Annals of Surgery, 2021, 273(5): 973-981.

[6] Ren S, Wang X, Ke N, et al. Clinicopathological features and long-term prognosis of purely cystic pancreatic neuroendocrine tumors: a single center experience[J]. Asian Journal of Surgery, 2023, 46(2): 774-779.

[7] Gaujoux S, Tang L, Klimstra D, et al. The outcome of resected cystic pancreatic

endocrine neoplasms: a case-matched analysis[J]. Surgery, 2012, 151(4): 518-525.

[8] Singhi A D, Chu L C, Tatsas A D, et al. Cystic pancreatic neuroendocrine tumors: a clinicopathologic study[J]. American Journal of Surgical Pathology, 2012, 36(11): 1666-1673.

[9] Carr R A, Bletsis P, Roch A M, et al. Cystic pancreatic neuroendocrine tumors: a more favorable lesion?[J]. Pancreatology, 2019, 19(2): 372-376.

[10] Ridtitid W, Halawi H, DeWitt J M, et al. Cystic pancreatic neuroendocrine tumors: outcomes of preoperative endosonography-guided fine needle aspiration, and recurrence during long-term follow-up[J]. Endoscopy, 2015, 47(7): 617-625.

（王幸　任澍杰）

（二）胰腺神经内分泌肿瘤伴肝转移生长抑素类似物治疗1例

1. 病史摘要

患者女性，71岁。

主诉：体检发现胰腺及肝占位1月。

现病史：患者1月前（2020年5月）体检发现胰腺、肝占位，影像学怀疑胰腺癌伴肝转移，无食欲减退、黄疸、水肿、皮肤淤斑等不适。2020年5月患者于四川大学华西医院复查全腹部增强CT提示胰体尾肿瘤（直径约3.0cm）伴周围淋巴结转移，广泛肝转移（最大直径约6.4cm）。

既往史、个人史、家族史无特殊。

2. 体格检查

ECOG评分0分，浅表淋巴结未扪及肿大，皮肤巩膜无黄染。全腹软，无压痛及反跳痛，未触及明显肿块，肝脾肋下未触及。

3. 辅助检查

【病理检查】2020年5月21日肝穿刺活检病理：肝查见神经内分泌肿瘤，G2，结合临床考虑，首先考虑转移性。免疫组化：PCK（+）、CD56（+）、Syn（+）、CgA（+）、ATRX（+）、Rb（部分弱+）、P53（弱+，30%）、SSTR2（强+）、MGMT（±）、Ki67（+，约9%）。

【实验室检查】血常规：无特殊；肝肾功能：无特殊；肿瘤标志物：CEA、

CA199、CA125、AFP、NSE均正常。

【影像学检查】2020年5月19日行全腹部增强CT检查，如图1所示：胰体尾见等密度肿块，较大者位于尾部，大小约3.0cm × 2.6cm，胰腺恶性肿瘤？肝实质内见多发大小不等、稍低密度结节，较大者约6.4cm × 5.2cm，转移？肝胃韧带、邻近肠系膜多发淋巴结转移。

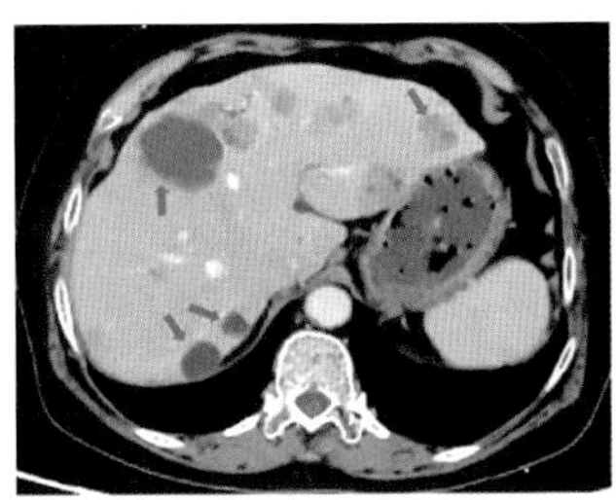
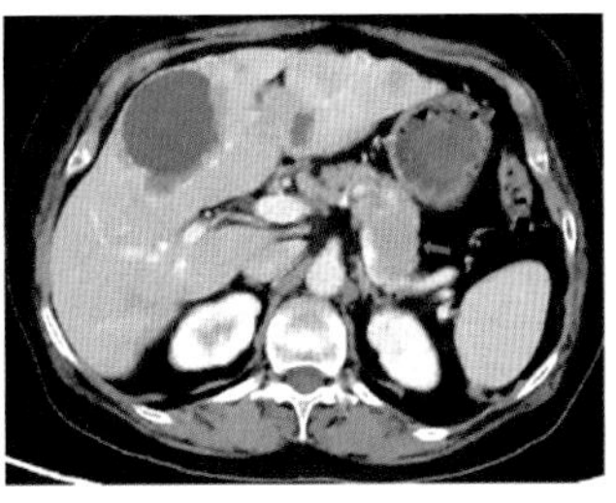

图1　2020年5月19日全腹部增强CT检查结果

4. 诊断

胰体尾部神经内分泌肿瘤伴肝多发转移（G2，非功能性，cT2N1M1，Ⅳ期）。

5. 诊治经过

2020年5月第一次MDT讨论意见：患者肝多发转移，Ⅲ型肝转移，手术无法达到R0切除，建议内科治疗为主，药物治疗可选择长效生长抑素类似物，同时可行肝介入治疗。

患者于2020年6月开始醋酸兰瑞肽缓释剂40mg肌内注射（当时醋酸兰瑞肽缓释注射液，即兰瑞肽水凝胶尚未在中国上市），每2周1次治疗，至2020年11月停止注射。2020年6月16日行TACE。2020年8月复查全腹部增强CT，疗效评价为SD，如图2B所示。2020年11月复查全腹部增强CT：部分肝转移病灶较前增大，疗效评价为SD，如图2C所示。经评估后，患者于2020年11月开始兰瑞肽水凝胶120mg深部皮下注射，每28天1次治疗。于2021年4月13日行第二次TACE。2021年6月、2021年11月复查全腹部增强CT：肝转移病灶较前明显缩小，最佳疗效评价为PR，如图2D、2E所示。在2022年4月复查全腹部增强CT：提示肝转移病灶稍增大，疗效评价为SD，如图2F所示。后因自身原因停药，于2022年12月复查全腹部增强CT：部分肝转移病灶及胰腺病灶较前增大，疗效评价为PD，如图3所示。告知患者重新继续兰瑞肽水凝胶治疗方案，并继续追踪后续治疗效果。

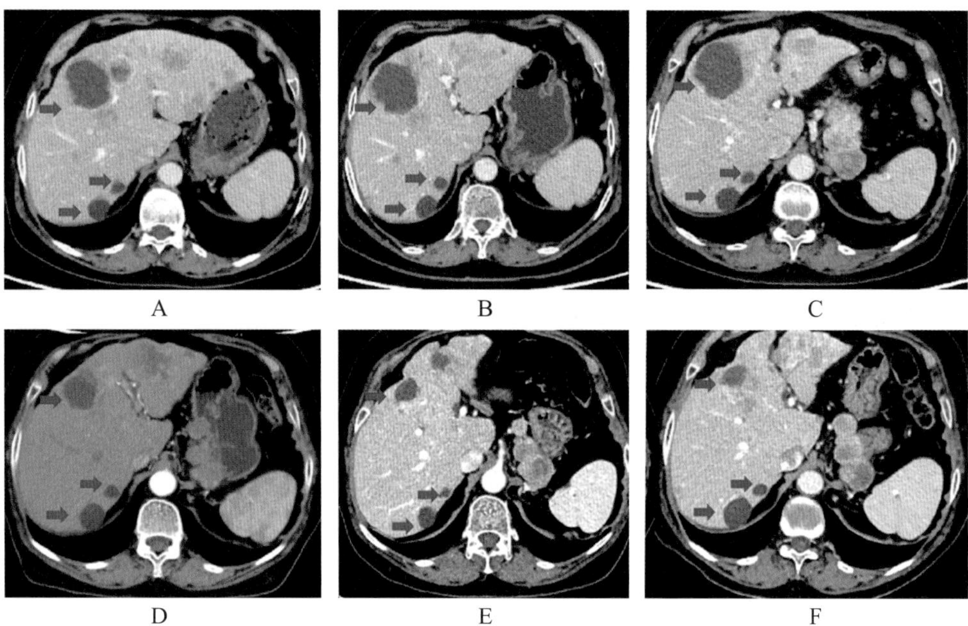

图2　2020年5月至2022年4月全腹部增强CT检查结果对比

A.2020年5月开始使用醋酸兰瑞肽缓释剂前全腹部增强CT检查结果；B~C.分别为2020年8月、2020年11月使用醋酸兰瑞肽缓释剂后复查全腹部增强CT结果（肝转移病灶略微增大，疗效评价：SD）；D~E.分别为2021年6月、2021年11月使用兰瑞肽水凝胶后复查全腹部增强CT结果（肝转移病灶明显缩小，疗效评价：PR）；F.2022年4月使用兰瑞肽水凝胶后复查全腹部增强CT结果（肝病灶稍增大，疗效评价：SD）

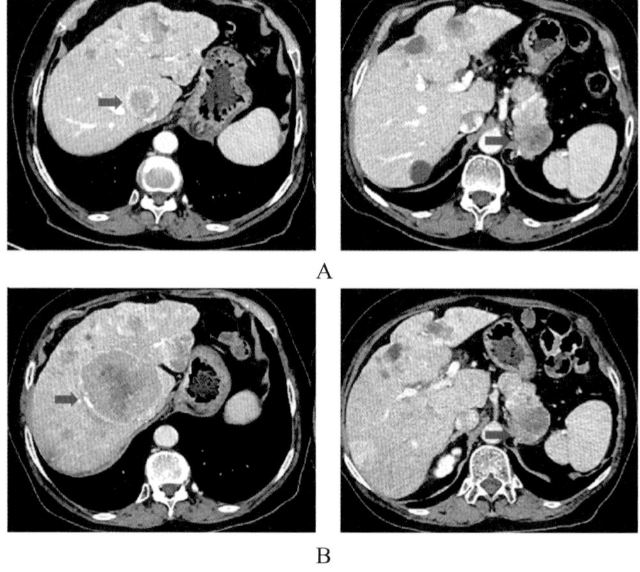

图3　2022年4月与2022年12月复查全腹部增强CT结果对比

A.2022年4月；B.2022年12月

6. 病例解析

根据CSCO神经内分泌肿瘤诊疗指南及CACA神经内分泌肿瘤整合诊治指南，内科治疗是非功能性胰腺神经内分泌肿瘤伴Ⅲ型肝转移的主要治疗手段，肝介入治疗有助于减轻肿瘤负荷，改善预后。对于SSTR阳性、肿瘤生长较缓慢、Ki67不超过10%的患者，生长抑素类似物（长效奥曲肽、兰瑞肽水凝胶）被国内外指南推荐为一线标准治疗药物。CLARINET Ⅲ期临床研究显示，在晚期、G1/G2级、无功能、SSTR阳性的胰腺和肠道神经内分泌肿瘤中，与安慰剂组相比，兰瑞肽水凝胶治疗组的疾病进展时间/无进展生存期（TTP/PFS）明显延长（中位无进展生存期：32.8月 vs. 18.0月，$P<0.001$）。

本例患者为G2级胰腺神经内分泌肿瘤伴Ⅲ型肝转移，经兰瑞肽水凝胶联合肝介入治疗获得了满意的疗效，无进展生存期为23月。对于后期的疾病进展，考虑主要与停药相关，目前患者已恢复兰瑞肽水凝胶治疗。至2023年1月5日，患者生活质量良好，病情稳定。

7. 专家点评

长效生长抑素类似物是G1/G2级晚期胃肠胰神经内分泌肿瘤的标准治疗药物，适用于SSTR阳性、Ki67不超过10%、肿瘤生长较缓慢的患者，虽然缩瘤效果较差，但能减缓肿瘤生长速度、延长无进展生存期，且副作用小，患者耐受性较好。在临床实践中，需结合每个患者的具体情况，酌情加用局部治疗以改善预后，例如肝介入治疗、最大限度减瘤术等。

参考文献

[1] Caplin M E, Pavel M, Ćwikła J B, et al. Anti-tumour effects of lanreotide for pancreatic and intestinal neuroendocrine tumours: the CLARINET open-label extension study[J]. Endocrine-Related Cancer, 2016, 23(3): 191-199.

[2] Giustina A, Mazziotti G, Cannavò S, et al. High-dose and high-frequency lanreotide autogel in acromegaly: a randomized, multicenter study[J]. Journal of Clinical Endocrinology & Metabolism, 2017, 102(7): 2454-2464.

[3] Rubin J, Ajani J, Schirmer W, et al. Octreotide acetate long-acting formulation versus open-label subcutaneous octreotide acetate in malignant carcinoid syndrome[J]. Journal of Clinical Oncology, 1999, 17(2): 600-606.

[4] Deguchi H, Deguchi K, Tsukada T, et al. Long-term survival in a patient with

malignant carcinoid treated with high-dose octreotide[J]. Internal Medicine, 1994, 33(2): 100.

[5] Pavel M, O'Toole D, Costa F, et al. ENETS consensus guidelines update for the management of distant metastatic disease of intestinal, pancreatic, bronchial neuroendocrine neoplasms (NEN) and NEN of unknown primary site[J]. Neuroendocrinology, 2016, 103(2): 172-185.

[6] Lamberti G, Faggiano A, Brighi N, et al. Nonconventional doses of somatostatin analogs in patients with progressing well-differentiated neuroendocrine tumor[J]. Journal of Clinical Endocrinology & Metabolism, 2020, 105(1): 194-200.

[7] Pavel M, Ćwika J B, Lombard-Bohas C, et al. 1162MO efficacy and safety of lanreotide autogel(LAN)120 mg every 14 days in progressive pancreatic or midgut neuroendocrine tumours(NETs): CLARINET FORTE study results[J]. Annals of Oncology, 2020, 31(Suppl 4): S773.

（李睿真　曹丹）

（三）非功能性胰腺神经内分泌肿瘤（G2）肝转移治疗1例

1. 病史摘要

患者女性，71岁。

主诉：胰腺神经内分泌肿瘤切除术后7年余，肝转移瘤切除术后复发射频消融术后2月余。

现病史：患者7年余前（2010年5月）无明显诱因出现阵发性上腹部隐痛不适，程度可忍受，无明显规律性，未经特殊处理疼痛能缓解，无恶心、呕吐、腹胀、黑便、血便等不适。遂于陆军军医大学第一附属医院就诊，行上腹部增强CT检查提示胰尾占位，考虑良性病变。2010年5月20日在陆军军医大学第一附属医院肝胆外科行腹腔镜下胰体尾切除术+脾切除术，术后病理：胰腺神经内分泌肿瘤（G2）。术后恢复良好，定期复查，未见确切复发转移。3年余前（2014年5月9日）复查上腹部增强CT提示肝左外叶上段、肝右后叶下段结节状低密度影，转移病灶不除外。2014年5月16日行超声造影提示肝左外叶上段低回声病灶，超声造影支持转移性肝癌诊断，肝右后叶（S6）内高回声结节，超声造影支持增生结节诊断。2014年5月20日在陆军军医大学第一附属医院肝胆外科行腹腔镜下左肝转移瘤切除术，术后病理：结合病史及免疫表型符合神经内分泌肿瘤（G2）肝转移。术后患者定期复查，未行特殊治疗。2年余前（2015年5月22日）行超声造影提示肝右前叶低回声，支持转移性肝癌诊断。2015年6月1日在陆军军医大学第一附属医院肝胆外科行射频消融术。术后未行特殊治疗。2月前（2017年7月12日）行肝钆塞酸二钠（Gd–EOB–DTPA）增强MRI示胰腺神经内分泌肿瘤术后，肝转移瘤切除术后，肝Ⅳa段、Ⅷ段、Ⅴ段多发小结节，提示转移瘤。2017年7月17日再次行射频消融术。1天前（2017年9月18日）复查肝Gd–EOB–DTPA增强MRI提示肝病灶较前增多增大。

既往史：10年前曾行腹腔镜下胆囊切除术。

个人史、家族史无特殊。

2. 体格检查

ECOG评分0分，浅表淋巴结未扪及肿大，心肺无异常发现。全腹软，腹壁见腹腔镜手术切口瘢痕，无压痛、反跳痛，未触及明显包块。

3. 辅助检查

【实验室检查】血常规：无特殊；肝肾功能：无特殊；肿瘤标志物：CEA、CA199、CA153、CA242、CA125、AFP、NSE均正常。

【影像学检查】2017年9月18日行肝Gd–EOB–DTPA增强MRI检查，结果如图1所示：胰腺神经内分泌肿瘤术后，肝转移瘤切除术后，肝内多发异常信号小结节，提示转移瘤，病灶较前（2017年7月12日）增多增大。胸部、盆腔CT无异常。

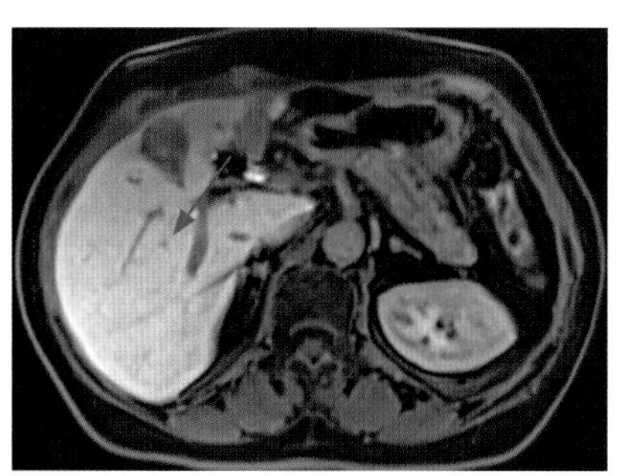

图1　2017年9月18日肝Gd–EOB–DTPA增强MRI检查结果

【病理检查】2010年5月20日术后病理：胰腺神经内分泌肿瘤（G2）。免疫组化：CK（–）、CK7（–）、Ki67（+，<5%）、α–AT（+）、Syn（+）、CgA（+）、Vim（–）、CD10（–）、CD56（+）、PR（灶+）、β–连环蛋白（胞质+）、CD34（–）。

2014年5月20日术后病理：肝左外叶结合病史及免疫表型符合神经内分泌肿

瘤（G2）肝转移。免疫组化：CK（+）、Syn（+）、CgA（+）、CD56（+）、SSTR2（+）、Ki67（+，2%）、Hepa（-）、AFP（-）、GPC-3（-）、CK19（+）、CD34（血管+）。

4. 诊断

主诊断：胰腺神经内分泌肿瘤（G2）术后（pT1N0M0）肝转移瘤切除术后肝多发转移（T1N0M1，Ⅳ期）。

5. 诊治经过

患者诊断明确，肝多发转移病灶，建议行长效生长抑素类似物全身治疗，但患者考虑经济原因，不愿行长效生长抑素类似物治疗。2017年9月28日行TACE治疗，后续患者未行全身治疗。2018年8月15日复查肝Gd-EOB-DTPA增强MRI，结果如图2A所示：胰腺神经内分泌肿瘤肝转移瘤介入术后改变，转移病灶较前片（2017年9月18日）增多增大。患者仍不愿行全身治疗，继续观察。2019年2月22日行肝Gd-EOB-DTPA增强MRI检查，结果如图2B所示：胰腺神经内分泌肿瘤肝转移瘤介入术后改变，转移病灶较前（2018年8月15日）增多增大。患者仍因自身原因不愿行长效生长抑素类似物等全身治疗，于2019年3月4日再次行TACE治疗。后续未行特殊治疗，2019年10月28日疗效评价为SD，如图2C所示，后续未规律复查。

2021年1月14日复查肝Gd-EOB-DTPA增强MRI，结果如图2D所示：胰腺神经内分泌肿瘤肝转移瘤介入术后改变，对比前片（2019年10月28日）原转移病灶部分稍缩小，转移病灶较前增多。行醋酸奥曲肽微球30mg，肌内注射，1次/月治疗。2021年3月26日复查疗效评价为SD，如图2E所示，无明显不良反应。

2021年7月14日复查肝Gd-EOB-DTPA增强MRI，结果如图2F所示：胰腺神经内分泌肿瘤肝转移瘤介入术后改变，肝多发转移瘤，较前片（2021年3月26日）病灶增多、部分病灶增大。疗效评价为PD。患者因考虑经济原因及不良反应，换行醋酸奥曲肽微球30mg，肌内注射，1次/2周加量治疗，无明显不良反应。

2021年10月26日复查肝Gd-EOB-DTPA增强MRI，结果如图2G所示：胰腺神经内分泌肿瘤肝转移瘤介入术后改变，肝多发转移瘤，较前片（2021年7月14日）增大。疗效评价为PD，换行依维莫司10mg，口服，1次/天治疗。2021年12月20日复查，疗效评价为SD，如图2H所示，无明显不良反应。

2022年3月1日复查肝Gd-EOB-DTPA增强MRI检查，如图2I所示：胰腺神经内分泌肿瘤肝转移瘤介入术后改变，肝多发转移瘤，较前片（2021年12月20日）

部分病灶稍增大，肝Ⅴ段病灶明显。疗效评价为PD，换行索凡替尼300mg，口服，1次/天靶向治疗，应用3周后患者出现尿蛋白（+++），遂停用索凡替尼治疗，行对症处理。2周后患者复查尿蛋白（–），继续应用索凡替尼，减量至200mg，口服，1次/天靶向治疗，未再出现尿蛋白异常，除手足皮肤反应（1级）外无其他明显不良反应发生。

2022年6月9日复查肝Gd–EOB–DTPA增强MRI，结果如图2J所示：胰腺神经内分泌肿瘤肝转移瘤介入术后改变，肝多发转移瘤，较前片（2022年3月1日）部分病灶有所缩小，强化减低。疗效评价为PR。至2022年8月，患者继续行索凡替尼靶向治疗。

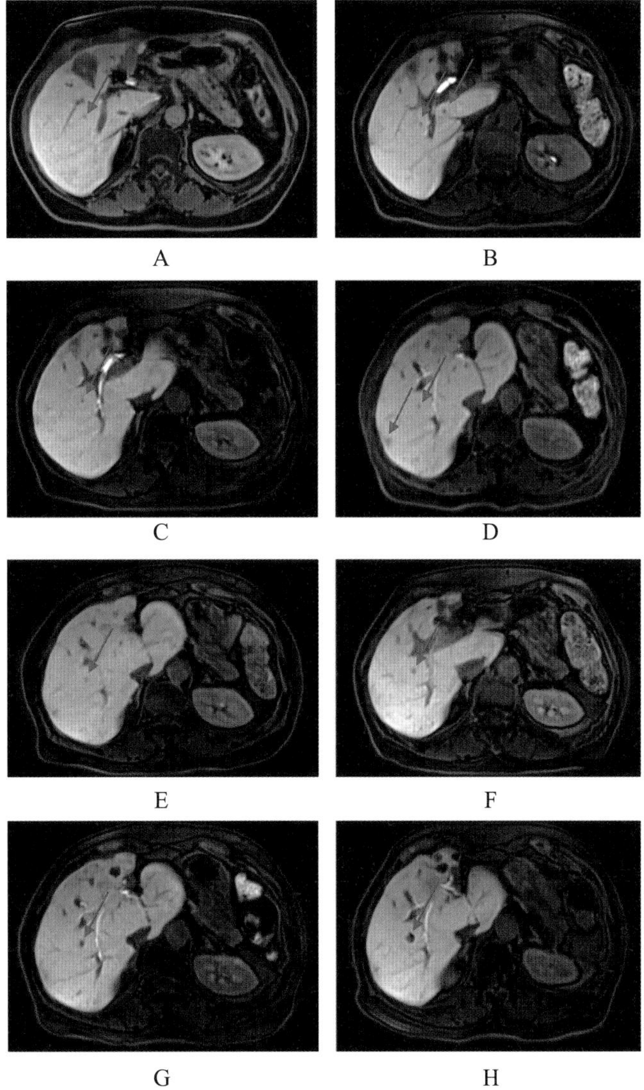

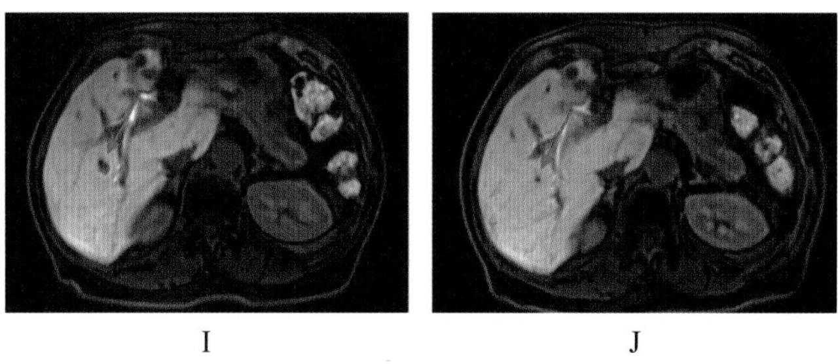

图2 肝Gd–EOB–DTPA增强MRI检查结果

A.2018年8月15日；B.2019年2月22日；C.2019年10月28日；D.2021年1月14日；E.2021年3月26日；F.2021年7月14日；G.2021年10月26日；H.2021年12月20日；I.2022年3月1日；J.2022年6月9日

治疗时间线如图3所示。

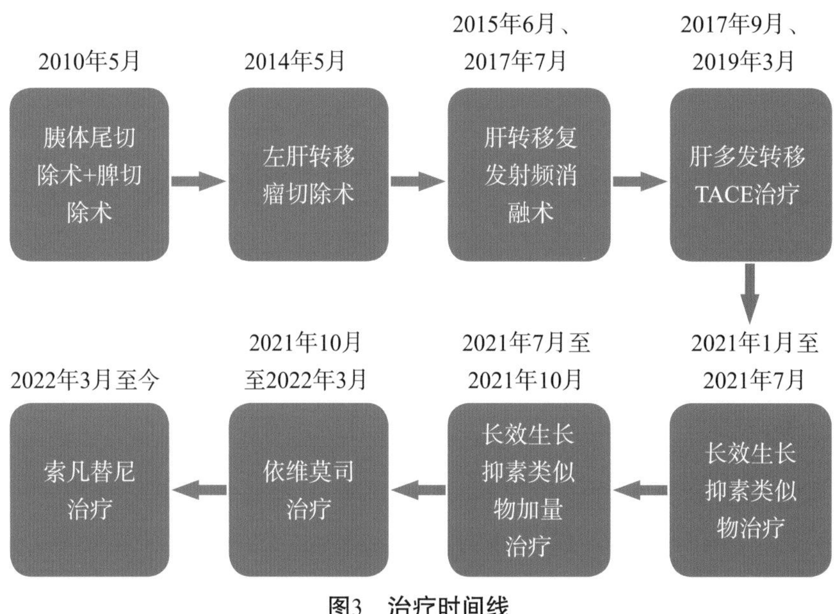

图3 治疗时间线

6. 病例解析

基于PROMID、CLARINET两项Ⅲ期随机对照临床研究结果，长效生长抑素类似物被国内外指南和共识推荐作为一线药物用于生长缓慢、Ki67不超过10%的SSTR阳性的晚期胃肠胰神经内分泌肿瘤的治疗。RADIANT–3研究中，依维莫司治疗晚期胰腺神经内分泌肿瘤的中位无进展生存期由安慰剂组的4.6月增加至11.0月（P<0.001），依维莫司组的客观缓解率为5%。SANET–p研究中，索凡替尼治疗晚期胰腺神经内分泌肿瘤的中位无进展生存期由安慰剂组的3.7月延长至10.9月（P=0.0011），客观缓解率为19%。Ⅲ期随机对照研究结果显示，舒尼替尼治

疗晚期胰腺神经内分泌肿瘤的中位无进展生存期由安慰剂组的5.5月延长至11.4月（$P<0.001$），客观缓解率为9%。NETTER–1研究显示，醋酸奥曲肽微球由30mg（每28天1次）加量至60mg（每28天1次），可有额外8.4月无进展生存期获益，ENETS指南亦推荐长效生长抑素类似物加量用于晚期胰腺神经内分泌肿瘤的二线治疗。

本病例胰腺神经内分泌肿瘤（G2）术后肝转移瘤切除术后1年即出现复发，行局部射频消融术期间肝转移病灶增多，治疗以全身治疗为首选。基于患者SSTR阳性，可行长效生长抑素类似物或依维莫司、舒尼替尼靶向治疗，但患者考虑经济原因及不良反应选择行TACE局部治疗而未行全身治疗。1年余后复查，病情再次出现进展后，行一线长效生长抑素类似物全身治疗，6月后出现病情进展，行长效生长抑素类似物加量治疗，但疗效不佳。3月后复查，病情继续进展而换行二线依维莫司靶向治疗。二线治疗4月后病情再次进展，改行三线索凡替尼靶向治疗。患者在足量应用索凡替尼300mg/d后出现尿蛋白（+++）不良反应，停用索凡替尼后恢复，后续减量至200mg/d继续应用，未再出现蛋白尿，不良反应能耐受，治疗3月后疗效评价为PR。目前该患者仍在继续索凡替尼靶向治疗中，生活质量良好。本病例为老年患者，因不良反应不能耐受，索凡替尼减量应用后，不良反应得以缓解而病情仍能达PR，提示索凡替尼的减量应用可能是对于老年患者的一种治疗选择。

7. 专家点评

胃肠胰神经内分泌肿瘤是我国最常见的神经内分泌肿瘤，其中以胰腺来源者最多见。早期及仅有肝转移胰腺神经内分泌肿瘤（G1/G2）者，以R0手术切除治疗为首选；对于不可切除多发转移性胰腺神经内分泌肿瘤者，则以全身治疗为首选。本病例肝转移瘤切除术后再次出现肝多发转移，治疗应首选长效生长抑素类似物、靶向药物等全身治疗，但患者因自身原因而选择行局部治疗导致后续病情持续进展，若及早进行全身治疗可能患者临床获益更优。对于SSTR阳性、不可切除晚期转移性胰腺神经内分泌肿瘤（G1/G2）的全身治疗的一线治疗药物选择，目前国内外指南、共识均推荐长效生长抑素类似物或依维莫司、索凡替尼、舒尼替尼，由于缺乏治疗晚期神经内分泌肿瘤不同方法疗效对比的随机对照研究，且尚无明确的疗效预测标志物，因此晚期胰腺神经内分泌肿瘤最佳治疗顺序尚不确定。CSCO指南建议可根据肿瘤SSTR表达情况、肿瘤进展速度、肿瘤负荷、患者体力状态、治疗方法的不良反应以及药物可及性等多个因素选择治疗方法。而对于Ki67大于10%的晚期转移性胰腺神经内分泌肿瘤（G2）者，长效生长抑素类似物一线治疗是否优于其他治疗方法，目前尚无随机对照研究数据支持，CSCO指南推荐用于SSTR阳性且疾病进展缓慢（根据RECIST标准，疾病稳定大于1年）的患者。目前一线应用的各种治疗方法，虽无随机对照研究，但从客观缓解率数据上看，索凡替尼缩瘤效果较好，在本病例中也得到体现，索凡替尼因不良反应减量应用后疗效仍达PR，而应用长效生长抑素类似物及依维莫司均未达到PR。局部治疗是转移性神经内分泌肿瘤重要的治疗手段之一，但单纯应用疗效有限，国内外指南、共识均推荐对于转移性胰腺神经内分泌肿瘤（G1/G2）的治疗，在全身治疗基础上可联合消融、TACE等局部治疗手段以降低肿瘤负荷。目前有包括免疫治疗在内的各种治疗方法联合治疗晚期转移性胰腺神经内分泌肿瘤（G1/G2）的临床研究在进行中。

参考文献

[1] Rinke A, Müller H H, Schade-Brittinger C, et al. Placebo-controlled, double-blind, prospective, randomized study on the effect of octreotide LAR in the control of tumor growth in patients with metastatic neuroendocrine midgut tumors: a report from the PROMID study group[J]. Journal of Clinical Oncology, 2009, 27(28): 4656-4663.

[2] Caplin M E, Pavel M, Ćwikła J B, et al. Lanreotide in metastatic enteropancreatic neuroendocrine tumors[J]. The New England Journal of Medicine, 2014, 371(3): 224-233.

[3] Yao J C, Shah M H, Ito T, et al. Everolimus for advanced pancreatic neuroendocrine tumors[J]. The New England Journal of Medicine, 2011, 364(6): 514-523.

[4] Xu J, Shen L, Bai C, et al. Surufatinib in advanced pancreatic neuroendocrine tumours (SANET-p): a randomized, double-blind, placebo-controlled, phase 3 study[J]. The Lancet Oncology, 2020, 21(11): 1489 -1499.

[5] Raymond E, Dahan L, Raoul J L, et al. Sunitinib malate for the treatment of pancreatic neuroendoerine tumors[J]. The New England Journal of Medicine, 2011, 364(6): 501-513.

[6] Strosberg J, El-Haddad G, Wolin E, et al. Phase 3 trial of ^{177}Lu-dotatate for midgut neuroendocrine tumors[J]. The New England Journal of Medicine, 2017, 376(2): 125-135.

（潘凤）

（四）胰腺神经内分泌肿瘤PRRT治疗1例

1. 病史摘要

患者男性，51岁。

主诉：胰腺神经内分泌肿瘤术后5年。

现病史：患者5年前无明显诱因出现反复上腹部胀痛不适，持续时间不详，可耐受，进食后疼痛稍加重。于当地医院完善胃镜检查后提示“浅表性胃炎”，服用“雷贝拉唑”“铝碳酸镁”后腹痛稍缓解。后上述症状仍反复发作，完善腹部CT检查提示：胰体尾占位，考虑恶性肿瘤可能。遂于天津某医院就诊，于2015年3月27日行“脾+胰体尾+肝转移病灶（1处病灶）切除+腹膜后肿物切除、淋巴结清扫术”，术后病理检查提示：<胰体尾>神经内分泌肿瘤，G2，Ki67（+，3%），侵及脾周围，胰周淋巴结转移，肝转移肿物（+）。患者为非功能性胰腺神经内分泌肿瘤，G2，伴高危复发因素，术后醋酸奥曲肽微球30mg，臀部肌肉深部注射，每28天1次，抗肿瘤治疗6月余，复查病情稳定，遂停用。4年前患者复查腹部MRI提示肝内多发转移，分别于2016年12月21日、2017年5月17日、2017年11月15日、2018年4月5日在新加坡某医院行4次^{177}Lu–DOTATATE PRRT治疗，病情控制可。1年前患者复查腹部MRI提示肝右叶新发小结节2处，后分别于多家医院进行射频消融术、醋酸奥曲肽微球（30mg，臀部肌肉深部注射，每28天1次）、卡培他滨联合替莫唑胺等治疗，定期于西南医科大学附属医院复查PET/CT。患者病情进展后再次于西南医科大学附属医院就诊。

既往史、个人史、家族史无特殊。

2. 体格检查

皮肤及巩膜未见明显黄染，腹部平坦，无腹壁静脉曲张，上腹部可见一陈旧手术切口瘢痕，长约20cm，腹部无压痛、反跳痛、肌紧张，腹部无包块。肝肋缘下未触及，脾肋缘下未触及，墨菲征阴性，肾区无叩击痛，无移动性浊音，肠鸣音4次/分。

3. 辅助检查

【病理检查】天津某医院：<胰体尾>神经内分泌肿瘤，G2，侵出胰腺被膜，累及周围脂肪组织，侵及脾周围，可见神经、脉管侵犯，肝转移肿物（+），冠状静脉瘤栓（+），门静脉瘤栓（+），胰腺切端（–），肝十二指肠韧带（–），小网膜囊（–），区域淋巴结见癌转移，分组列下：7区0/9，8

区0/2，8P区0/3，12A区软组织（-），胰腺周围2/6。免疫组化：CK7（-）、CK19（部分+）、AAT（-）、AACT（弱+）、CgA（+）、Syn（+）、Ki67（+，3%）、CD10（+）、PR（部分+）、β-连环蛋白（膜+）、Vim（-）。

【影像学检查】^{68}Ga-DOTATATE PET/CT检查，结果如图1所示：检测到肝异常SSTR高表达病灶，考虑肝转移病灶可能；在^{18}F-FDG PET/CT上未显示糖代谢增高病灶。

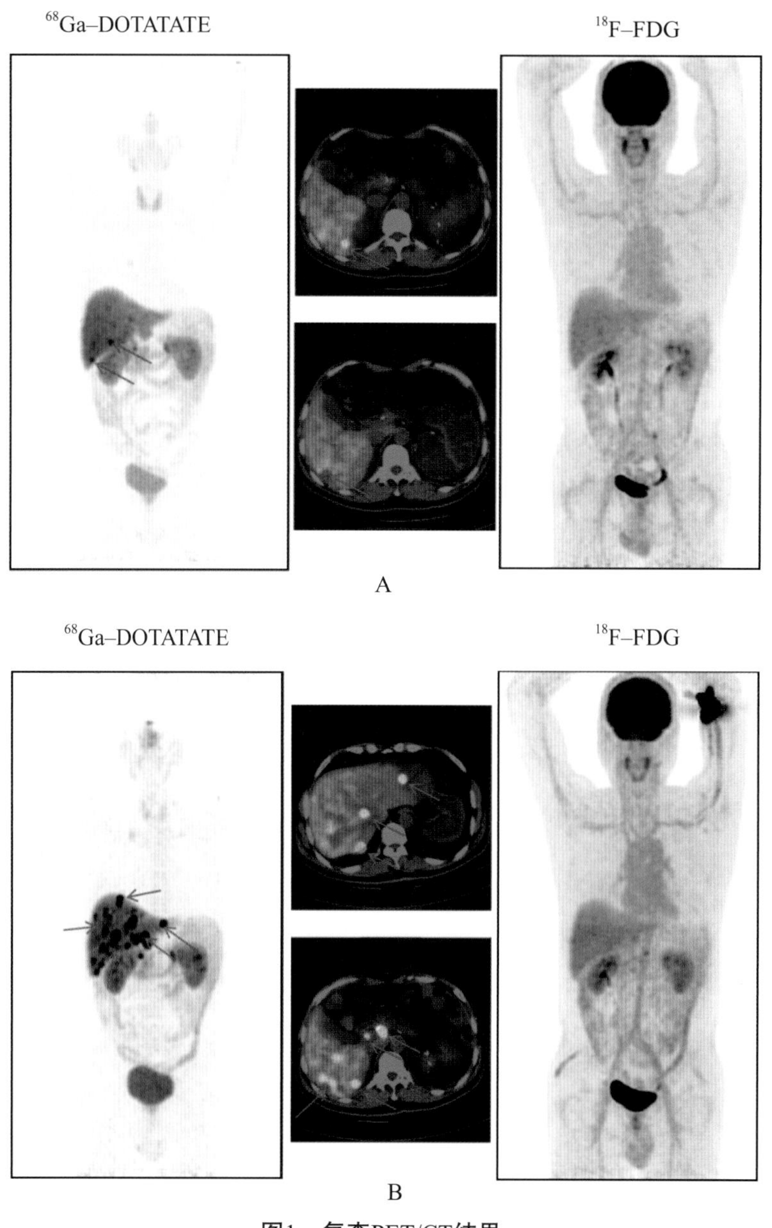

图1　复查PET/CT结果

A.2019年3月27日；B.2019年12月23日

4. 诊断

（1）胰腺术后（胰腺神经内分泌肿瘤，T4N1M1c）；
（2）继发性肝恶性肿瘤（胰腺神经内分泌肿瘤肝转移）；
（3）肝射频消融术后；
（4）脾切除术后（胰腺神经内分泌肿瘤脾转移）。

5. 诊治经过

2020年4月经神经内分泌肿瘤多学科门诊讨论后，开始于西南医科大学附属医院行PRRT治疗，同月因药物副作用严重，停用替莫唑胺，至2021年4月。患者分别于2020年4月22日、2020年8月12日、2020年12月23日、2021年4月28日于西南医科大学附属医院行^{177}Lu–DOTATATE PRRT治疗，1天后^{177}Lu–DOTATATE SPECT显像如图2所示。

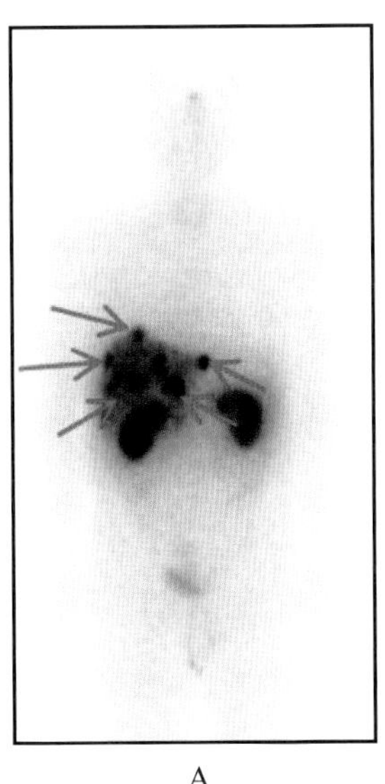
A

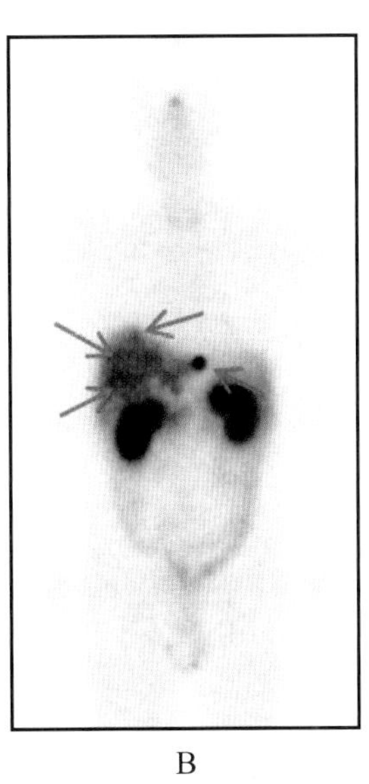
B

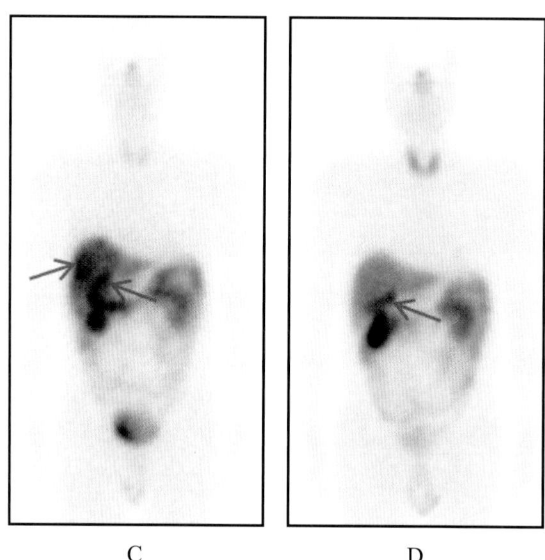

图2　患者4次PRRT治疗后1天^{177}Lu–DOTATATE SPECT显像结果

A.2020年4月23日；B.2020年8月13日；C.2020年12月24日；D.2021年4月29日

患者定期于西南医科大学附属医院随访，最后一次PRRT治疗3月后于天津某医院复查血常规提示：WBC 6.39×10^9/L，Hb 106g/L，PLT 280×10^9/L。肝肾功能未见明显异常，腹部MRI提示肝内部分结节较前缩小，未见确切新发异常信号。（图3、图4）

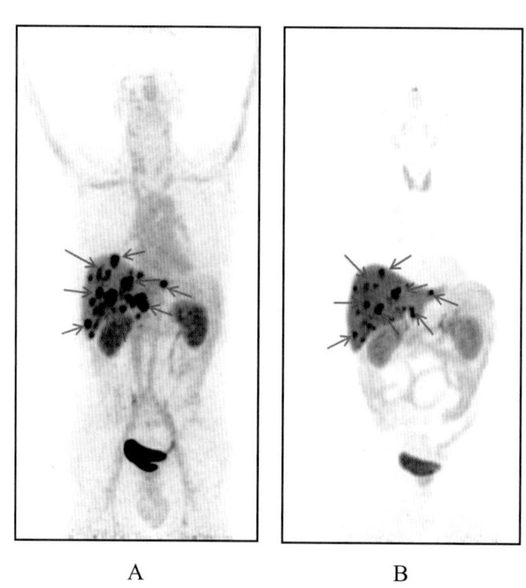

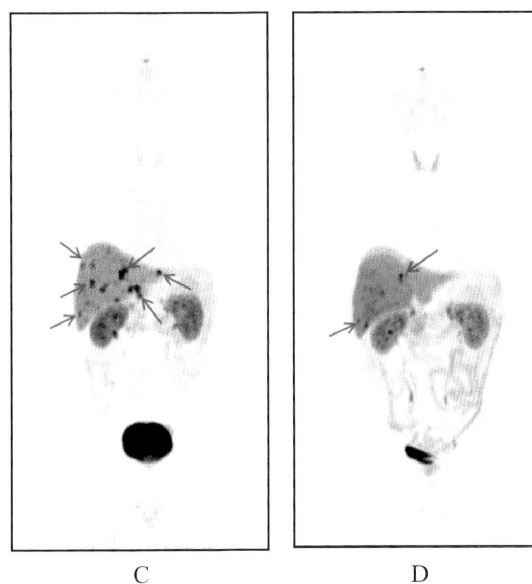

图3　患者PRRT治疗过程中^{68}Ga–DOTATATE PET/CT随访影像

A.2020年4月2日（PRRT治疗前）；B.2020年10月26日（2次PRRT治疗后2月余）；C.2020年12月23日（2次PRRT治疗后4月余）；D.2021年10月18日（4次PRRT治疗后5月余）

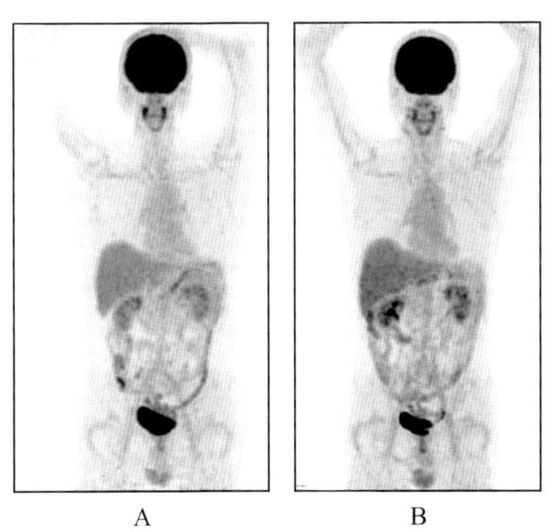

图4　患者PRRT治疗过程中^{18}F–FDG PET/CT随访影像

A.2020年10月26日（2次PRRT治疗后2月余）；B.2021年10月18日（4次PRRT治疗后5月余）

2021年10月20日患者就诊于西南医科大学附属医院神经内分泌肿瘤多学科门诊，各专家讨论后，认为该患者于西南医科大学附属医院行4次PRRT治疗后，病情持续缓解，建议继续随诊复查。患者之后多次在当地医院进行血常规、肝肾功能等常规复查，均未见明显异常。

6. 病例解析

胰腺神经内分泌肿瘤被认为是相对罕见的肿瘤，仅占所有胰腺肿瘤的1%~5%。胰腺神经内分泌肿瘤根据症状和临床表现可进一步分为功能性和非功能性，非功能性胰腺神经内分泌肿瘤临床主要表现为肿瘤本身引起的症状，包括腹痛、体重减轻或黄疸；功能性胰腺神经内分泌肿瘤的临床表现主要与肿瘤分泌的活性激素类型相关，常见为胰岛素瘤和胃泌素瘤。胰腺神经内分泌肿瘤确诊依赖于病理检查，但形态学成像（CT、MRI、超声内镜等）和功能学成像（^{68}Ga-DOTATATE、^{18}F-FDG PET/CT等）对胰腺神经内分泌肿瘤的诊断、分期、预后和治疗策略的确定起着至关重要的作用。核素显像不仅可用于神经内分泌肿瘤的原发病灶和转移病灶的定位与分期，还可在随访过程中用于确定治疗后的重新分期。

目前对于胰腺神经内分泌肿瘤的治疗主要包括缓解激素症状和抑制肿瘤生长两个方面，主要包括手术切除、化疗、放疗、靶向治疗、免疫治疗和PRRT治疗等。手术切除仍是首选的治疗方法，即使转移病灶不能完全切除，原发病灶的切除也可以改善患者的预后，对于无法切除的高表达SSTR的胰腺神经内分泌肿瘤转移病灶，PRRT治疗具有良好的效果。Strosberg等的研究表明，对于转移或局部晚期神经内分泌肿瘤患者，PRRT治疗可控制肿瘤的生长，缓解患者的症状，延长患者的生存期。

本例患者初诊时即伴有肝转移，行切除手术治疗后多次复发，予以生长抑素类似物、化疗、射频消融等治疗，病情均未得到有效控制，期间患者曾行PRRT治疗，病情控制近3年未进展，表明患者对PRRT治疗的反应良好。患者病理检查提示肿瘤Ki67（+，3%），G2，胰腺原发肿瘤及肝转移病灶切除后，出现肝转移，此次肝多发转移，无法行手术切除或射频消融治疗，行^{68}Ga-DOTATATE PET/CT检查提示患者肝转移病灶SSTR高表达，PRRT治疗是最适合患者的治疗方案，经8次^{177}Lu-DOTATATE PRRT治疗后，患者肿瘤进展得到了有效控制。因此，对于术后复发且不可切除转移的胰腺神经内分泌肿瘤患者，相较于化疗、生长抑素类似物治疗，PRRT治疗可能更加适合，PPRT治疗可显著缩小复发转移肿瘤病灶并减缓肿瘤进展，改善患者的预后。

7.专家点评

胰腺神经内分泌肿瘤是一种罕见的胰腺神经内分泌祖细胞异质性肿瘤，具有特征性神经内分泌分化且表达神经内分泌标志物。肝是胰腺神经内分泌肿瘤最常见的转移部位，肝转移患者术后5年复发率高达80%，肝转移是决定胰腺神经内分泌肿瘤患者预后的重要因素之一。大多数分化良好的神经内分泌肿瘤的特点是SSTR高表达，可使用放射性核素标记的生长抑素类似物进行SSTR靶向成像。^{68}Ga–DOTATATE PET/CT显像对神经内分泌肿瘤的诊断和分期具有高度的敏感性和特异性；^{18}F–FDG PET/CT显示糖酵解活跃或缺乏，是接受PRRT治疗的神经内分泌肿瘤患者的独立预后因素。PRRT治疗使用结合到放射性核素（^{90}Y或^{177}Lu）上的生长抑素类似物（奥曲肽、奥曲酸、DOTATATE和DOTATOC），能够选择性地将放射性核素的细胞毒性剂量传递到肿瘤，从而保证放射性核素在肿瘤细胞内维持较高的浓度，达到杀伤肿瘤的目的，具有耐受性良好、急性副作用较轻等优点。对于无法手术切除、预计射频消融及选择性肝动脉栓塞治疗效果差的多发转移病灶患者，PRRT治疗提供了新的治疗选择。已经证实对无法手术切除或转移的进展性SSTR高表达的神经内分泌肿瘤，PRRT治疗是有效且耐受性良好的治疗方法，并且与其他治疗方式相比，PRRT治疗显著提高了神经内分泌肿瘤患者的客观缓解率，延长了神经内分泌肿瘤患者的无进展生存期。

参考文献

[1] Ishida H, Lam A K. Pancreatic neuroendocrine neoplasms: the latest surgical and medical treatment strategies based on the current World Health Organization classification[J]. Critical Reviews in Oncology Hematology, 2020, 145: 102835.

[2] Ren S J, Wang X, Ke N W, et al.Clinicopathological features and long–term prognosis of purely cystic pancreatic neuroendocrine tumors: a single center experience[J]. Asian Journal of Surgery, 2023, 46(2): 774–779.

[3] Chiti G, Grazzini G, Cozzi D, et al. Imaging of pancreatic neuroendocrine neoplasms[J]. International Journal of Environmental Tesearch and Public Health, 2021, 18(17): 8895.

[4] Brabander T, Teunissen J, Kwekkeboom D. Physiological uptake in the Pancreatic head on somatostatin receptor scintigraphy using [^{111}In–DTPA]octreotide: incidence and mechanism[J]. Clinical Nuclear Medicine, 2017, 42(1): 15–19.

[5] Strosberg J, El–Haddad G, Wolin E, et al. Phase 3 trial of ^{177}Lu–dotatate for midgut neuroendocrine tumors[J]. The New England Journal of Medicine, 2017, 376(2): 125–135.

[6] Zhang J, Liu Q, Singh A, et al. Prognostic value of ^{18}F–FDG PET/CT in a large cohort of patients with advanced metastatic neuroendocrine neoplasms treated with

peptide receptor radionuclide therapy[J]. Journal of Nuclear Medicine, 2020, 61(11): 1560–1569.

[7] Marini F, Giusti F, Tonelli F, et al. Pancreatic neuroendocrine neoplasms in multiple endocrine neoplasia type 1[J]. International Journal of Molecular Sciences, 2021, 22(8): 4041.

[8] Bodei L, Herrmann K, Baum R P, et al. Caveat emptor: let our acclaim of the apotheosis of PRRT not blind us to the error of prometheus[J]. Journal of Nuclear Medicine, 2019, 60(1): 7–8.

[9] Werner R A, Weich A, Kircher M, et al. The theranostic promise for neuroendocrine tumors in the late 2010s–where do we stand, where do we go? [J]. Theranostics, 2018, 8(22): 6088–6100.

（李波　刘永发）

（五）胰腺神经内分泌肿瘤肝转移综合治疗1例

1. 病史摘要

患者男性，48岁。

主诉：体检发现肝占位4月。

现病史：患者4月前（2018年8月）体检发现肝占位，影像学检查后怀疑血管瘤，无食欲减退、黄疸、水肿、皮肤淤斑等不适，未行诊治。2018年10月患者于当地医院复查腹部增强CT：胰尾肿瘤（直径约3.1cm）伴脾受侵，周围淋巴结转移，广泛肝转移（最大约6.5cm）及胰源性门静脉高压。

既往史、个人史、家族史无特殊。

2. 体格检查

ECOG评分0分，浅表淋巴结未扪及肿大，皮肤、巩膜无黄染。全腹软，无压痛及反跳痛，未触及明显肿块，肝脾肋下未触及。

3. 辅助检查

【实验室检查】血常规：无特殊；肝肾功能：无特殊；肿瘤标志物：CEA、CA199、CA125、AFP、NSE均正常。

【影像学检查】2018年11月2日全腹部增强MRI检查，结果如图1所示：胰尾见软组织团块，大小约1.7cm × 1.4cm，多系神经内分泌肿瘤，其他？肝见多发肿块影，转移？

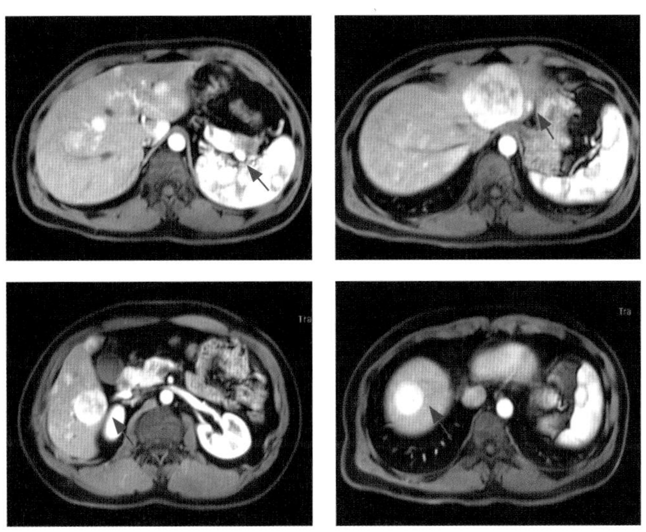

图1　2018年11月2日全腹部增强MRI检查结果

【病理检查】2018年11月26日肝穿刺活检病理：肝查见神经内分泌瘤，G2，结合临床考虑，首先考虑转移性。免疫组化：CD56（+）、CgA（+）、Syn（+）、PCK（+）、CK7（弱，+）、CDX2（–）、Hepa（–）、GPC–3（–）、β–连环蛋白（–）、E C（+）、Ki67（+，约2%~3%）、SSTR2（+）、MGMT（–），支持上述诊断。

4. 诊断

主诊断：胰尾神经内分泌瘤伴肝多发转移（G2，非功能性，cT1N0M1，Ⅳ期）。

5. 诊治经过

2018年12月第一次MDT讨论意见：患者肝弥漫性转移，为Ⅲ型肝转移，无法达到R0切除，建议内科治疗为主，药物治疗可选择长效生长抑素类似物，同时行肝介入治疗，后期根据病情变化可考虑最大减瘤术。

患者于2018年12月开始行醋酸奥曲肽微球30mg臀部肌肉深部注射，每28天1次，至2020年6月停止。2018年12月至2020年4月共行7次TACE。最佳疗效评价为PR。2020年6月5日，复查上腹部增强CT（图2）：胰尾于动脉期见明显强化结节病灶，大小约1.5cm × 1.5cm，静脉期结节密度较邻近胰腺实质高，病灶侵及脾静脉致其狭窄，脾门和胃周静脉曲张。肝见多发稍低密度结节及肿块影，多数病灶内见片状钙化病灶，动脉期较明显强化，静脉期大部分病灶和肝背景强化一致，直径约0.5~4.7cm。复查结果提示胰腺病灶较前无明显变化，肝多发转移病灶，部分较前增大。

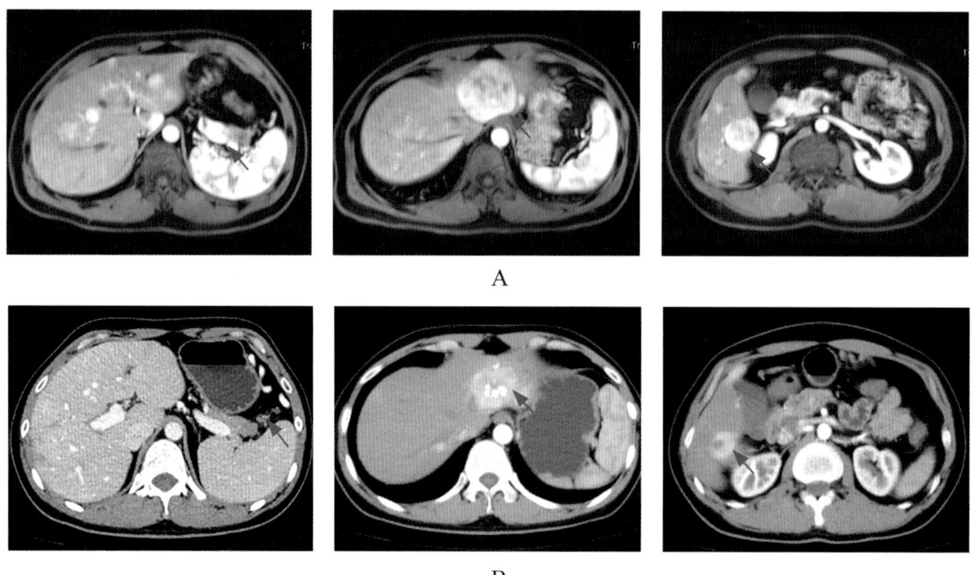

图2 2018年11月2日全腹部增强MRI与2020年6月5日复查上腹部增强CT检查结果对比

A.2018年11月2日全腹部增强MRI检查结果；B.2020年6月5日复查上腹部增强CT检查结果

2020年7月第二次MDT讨论意见：患者经长效生长抑素类似物联合肝介入治疗，目前肝病灶较前增大，疗效评价为PD。建议考虑胰腺病灶切除+肝病灶最大减瘤术或长效生长抑素类似物加量治疗或PRRT治疗。

2020年7月21日^{68}Ga–DOTATATE PET/CT检查，结果如图3所示：胰尾区见不规则软组织肿块影，横截面约4.8cm × 3.6cm，示踪剂摄取增高，SUV_{max}约128.1。肝多发大小不等团块状及结节状稍低密度影，边界可见，较大者约4.5cm × 3.7cm，示踪剂摄取增高，SUV_{max}约136，部分病灶内见斑点、结节状高密度影。

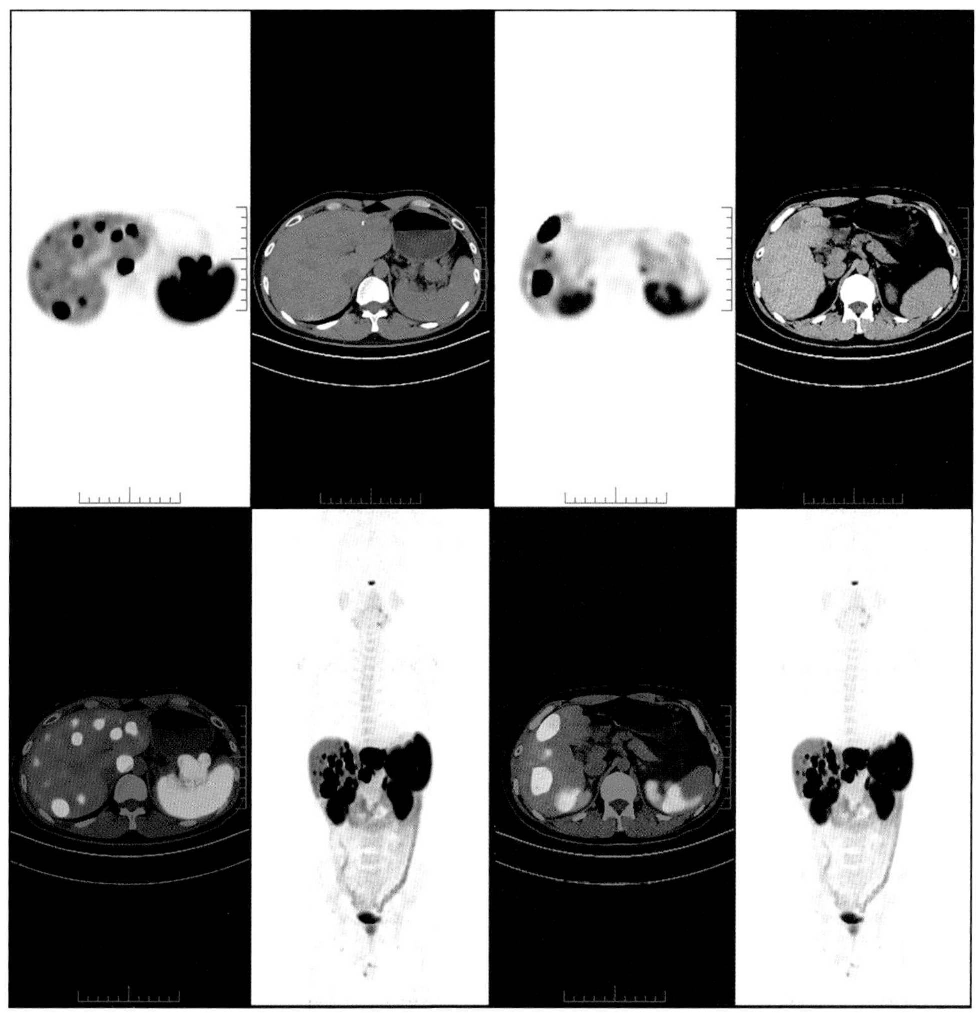

图3　2020年7月21日^{68}Ga–DOTATATE PET/CT检查结果

患者选择PRRT治疗，于2020年8月13日（240mCi）、2020年10月21日（248mCi）、2021年1月14日（200mCi）共行3次^{177}Lu–DOTATATE治疗，结果如图4所示。2021年3月11日复查^{68}Ga–DOTATATE PET/CT，结果如图5所示：胰尾区见不规则软组织肿块影，横截面约4.2cm×3.6cm，示踪剂摄取增高，SUV_{max}约53.4。肝内多发大小不等团块状及结节状稍低密度影，边界可见，较大者位于左外叶，大小约4.1cm×3.5cm，示踪剂摄取增高，SUV_{max}约74.0，部分病灶内见斑点、结节状高密度影。与2020年7月21日^{68}Ga–DOTATATE PET/CT检查结果相比：①胰尾区不规则肿块影，SSTR高表达，考虑胰腺神经内分泌肿瘤（病灶体积较前稍减小，SSTR表达较前降低）。②肝内多发结节及肿块，SSTR高表达，考虑肝多发转移；部分病灶内高密度影，考虑肝碘油栓塞术后表现（病灶体积较前有所减小，SSTR表达较前明显降低）。疗效评价：SD。

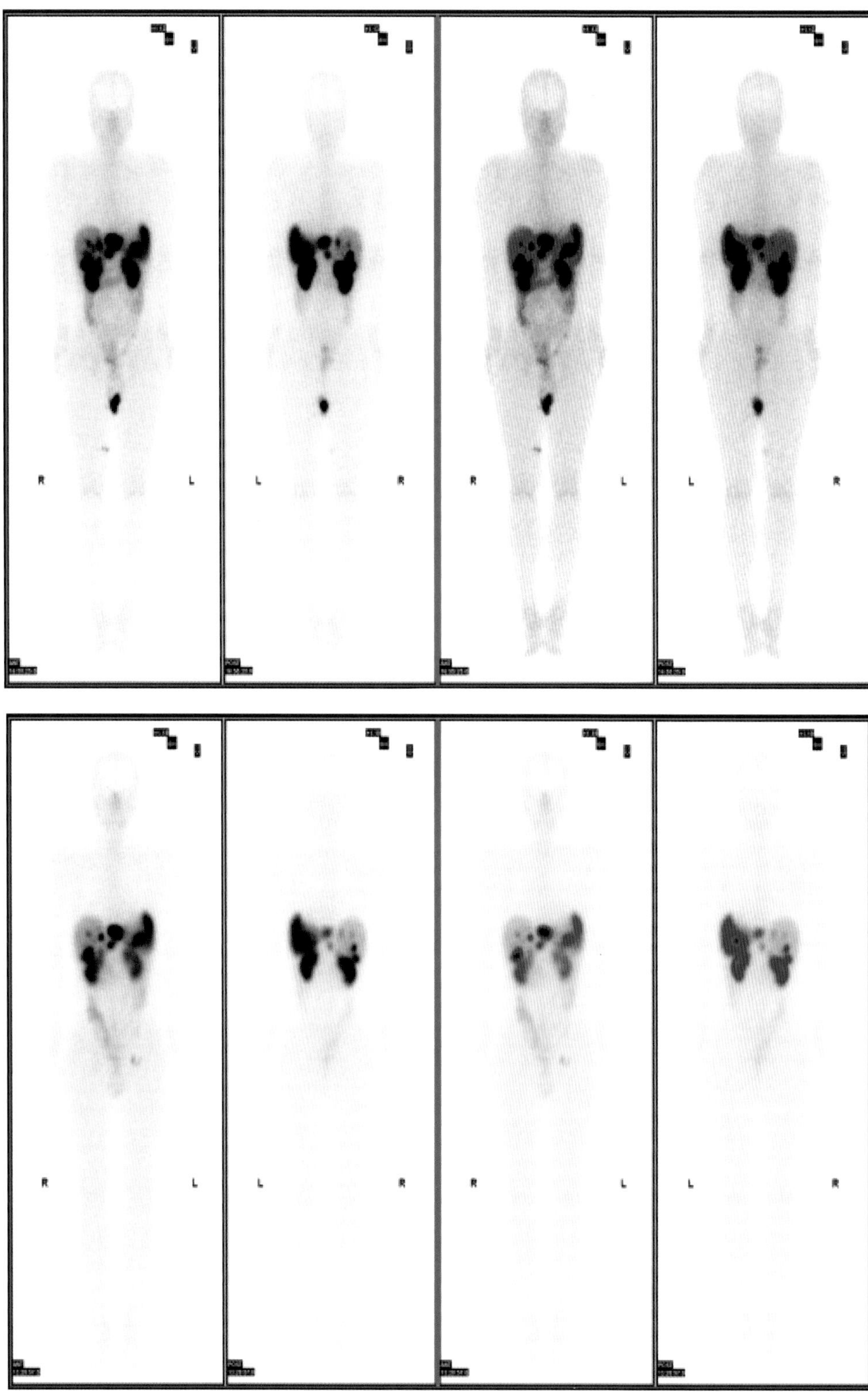

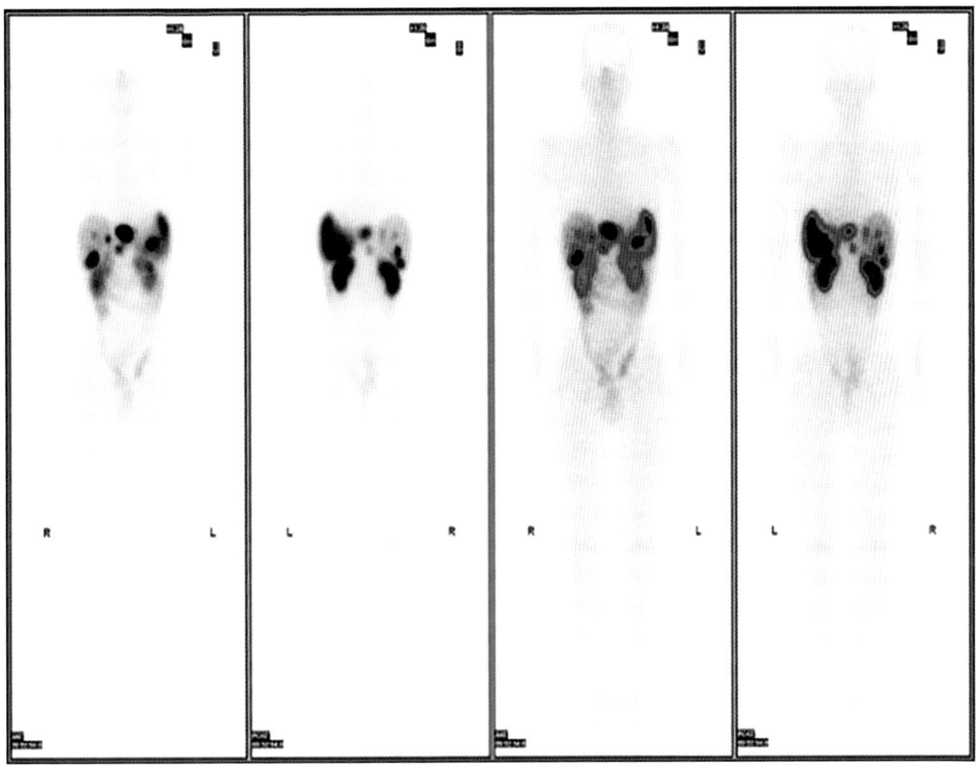

图4 3次^{177}Lu–DOTATATE治疗

2021年7月患者就诊于北京某医院，参加该院临床研究项目“^{177}Lu–DOTA–EB–TATE在晚期神经内分泌肿瘤中应用”，于2021年7月16日（100mCi）、2021年10月15日（100mCi）接受PRRT治疗，2次治疗后因出现乏力Ⅱ级、白细胞Ⅱ度减少，最低2.4×10^9/L，选择退出临床研究。其后因经济及其他个人原因未再行PRRT治疗，选择继续醋酸奥曲肽微球30mg臀部肌肉深部注射，每28天1次。2022年7月4日于四川大学华西医院再次行TACE治疗，疗效评价：SD。

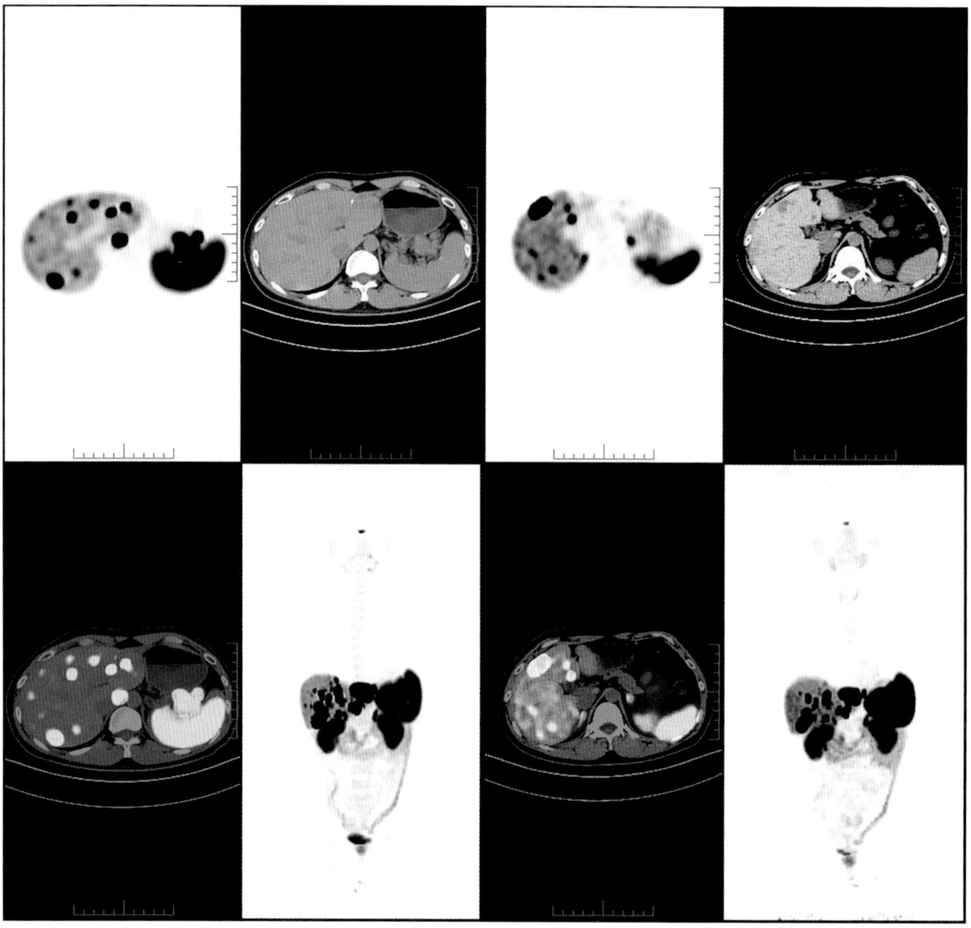

图5　2021年3月11日复查^{68}Ga–DOTATATE PET/CT结果

患者治疗时间线如图6所示。

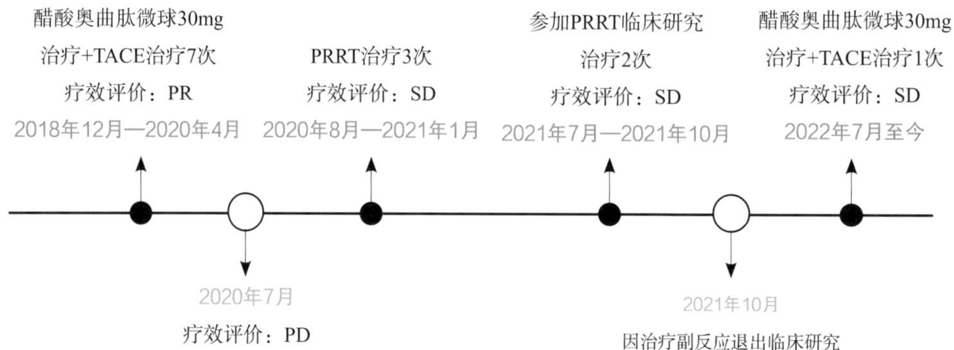

图6　治疗时间线

6. 病例解析

PRRT是不可切除的胃肠胰神经内分泌肿瘤的重要治疗手段之一。PRRT药物主要由生长抑素类似物、螯合剂和放射性核素三部分构成，它利用生长抑素类似物与SSTR的特异性结合，将标记放射性核素靶向结合至SSTR高表达的肿瘤，同时发挥生物治疗和肿瘤内照射的双重抗肿瘤作用。目前应用最广泛的^{177}Lu–DOTATATE是基于第三代放射性核素的PRRT药物，于2018年1月26日被美国FDA批准用于治疗SSTR阳性的胃肠胰神经内分泌肿瘤。该药物的Ⅲ期临床试验（NETTER–1）结果已于2017年1月发表于*The New England Journal of Medicine*。NETTER–1研究共纳入229例分化良好的、局部晚期或转移性、低剂量长效奥曲肽（20~30mg，每3~4周1次）治疗后进展的中肠神经内分泌肿瘤患者，1∶1随机分配到实验组［^{177}Lu–DOTATATE（200mCi × 4次）+低剂量长效奥曲肽（30mg，肌内注射）］和对照组（长效奥曲肽60mg，每28天1次）。结果表明：实验组的无进展生存期及客观缓解率明显优于对照组（中位无进展生存期：28.4月vs. 8.4月，$P<0.0001$；客观缓解率：18% vs. 3%，$P<0.0001$）。2021年12月，该研究公布了最终总生存期及安全性的长期随访结果，虽然实验组相比对照组总生存期并未达到统计学差异，但绝对值延长了11.7月（48月vs. 36.3月，$P=0.3$），且实验组安全性良好，主要不良反应为骨髓抑制和肾损伤，3级以上不良反应发生率为3%。

目前，PRRT已被国内外各大指南推荐用于分化良好的、生长抑素类似物治疗失败的G1/G2级胃肠胰神经内分泌肿瘤的治疗。该患者SSTR表达阳性，一线生长抑素类似物疗效较好，肿瘤进展较缓慢。在二线治疗中，考虑患者SUV_{max}较高，推荐患者使用PRRT或生长抑素类似物加量，患者结合自身情况选择使用PRRT。虽然后期患者由于个人原因未能坚持，但前期PRRT治疗后SSTR表达摄取值明显降低，无进展生存期大于14月，总体疗效令人满意。至2022年10月10日，患者生活质量良好，病情稳定。

7. 专家点评

一线生长抑素类似物治疗失败的晚期G2胰腺神经内分泌瘤患者，二线治疗选择较多，包括生长抑素类似物加量、口服靶向药物（舒尼替尼、索凡替尼、依维莫司）、PRRT、化疗等。在临床实践中需结合患者的体力状况、SSTR表达情况、肿瘤负荷、Ki67、肿瘤进展速度、基础疾病、经济情况等多种因素进行个体化综合考虑。PRRT适用于Ki67较低、肿瘤进展缓慢、SSTR表达阳性的患者，相关研究正在进行，期待我国的PRRT研究结果。

参考文献

[1] Strosberg J, El−Haddad G, Wolin E, et al. Phase 3 trial of ^{177}Lu−Dotatate for midgut neuroendocrine tumors[J]. The New England Journal of Medicine, 2017, 376(2): 125−135.

[2] Strosberg J, Caplin M, Kunz P, et al. ^{177}Lu−Dotatate plus long−acting octreotide versus high−dose long−acting octreotide in patients with midgut neuroendocrine tumours (NETTER−1): final overall survival and long−term safety results from an open−label, randomised, controlled, phase 3 trial[J]. The Lancet Oncology, 2021, 22(12): 1752−1763.

[3] Yao J C, Shah M H, Ito T, et al. Everolimus for advanced pancreatic neuroendocrine tumors[J]. The New England Journal of Medicine, 2011, 364(6): 514−523.

[4] Xu J, Shen L, Bai C, et al. Surufatinib in advanced pancreatic neuroendocrine tumours (SANET−p): a randomized, double−blind, placebo−controlled, phase 3 study[J]. The Lancet Oncology, 2020, 21(11): 1489−1499.

[5] Raymond E, Dahan L, Raoul J, et al. Sunitinib malate for the treatment of pancreatic neuroendocrine tumors[J]. The New England Journal of Medicine, 2011, 364(6): 501−513.

[6] Pamela L, Paul J, Halla N, et al. A randomized study of temozolomide or temozolomide and capecitabine in patients with advanced pancreatic neuroendocrine tumors: a trial of the ECOG−ACRIN Cancer Research Group (E2211)[J]. Journal of Clinical Oncology, 2018, 36(15 Suppl): 4004.

（曹丹　李睿真）

三、G3级胰腺神经内分泌肿瘤

胰腺神经内分泌肿瘤（G3）1例

1. 病史摘要

患者女性，48岁。

主诉：呕血7天。

现病史：入院前7天（2021年1月），患者进食后突感腹胀，伴恶心、呕吐，呕吐鲜红色血液，量约100mL，伴黑便，无发热、腹痛、晕厥等不适。遂至当地医院就诊，考虑“上消化道出血”，予以急诊胃镜下止血，胃镜止血失败后行介入栓塞治疗，出血有所控制，但仍持续解黑便。病情平稳后完善上腹部增强CT及MRCP检查，均提示“十二指肠降部明显不均匀强化肿块，考虑恶性肿瘤性病变伴胰管及胆总管梗阻”；遂完善胰腺肿块穿刺活检，外院病理检查报告提示：恶性肿瘤，考虑胰腺实性–假乳头瘤。鉴别诊断神经内分泌肿瘤、腺泡细胞癌、胰母细胞瘤。患者为进一步诊治就诊于重庆市人民医院。

既往史：因“呕血”于外院有输血史、介入手术史。

个人史、家族史无特殊。

2. 体格检查

ECOG评分2分，神志清楚，回答切题，贫血貌，全身皮肤、巩膜无黄染，未见肝掌、蜘蛛痣；腹部外形正常，腹壁静脉无曲张，未见胃肠型及蠕动波；全腹软，无压痛，无反跳痛及肌紧张，中上腹可触及包块，大小约5cm × 5cm，质韧，边界清楚，无触痛，肝脾肋下未触及，墨菲征阴性，移动性浊音阴性；肠鸣音正常，双下肢无水肿。

3. 辅助检查

【病理检查】2021年2月当地医院将胰腺穿刺组织送至重庆市人民医院行病理会诊提示，<胰腺穿刺组织>恶性肿瘤：神经内分泌肿瘤（G3），>20核分裂/HPF，Ki67（+，30%）；免疫组化：CA125（–）、CA199（–）、CD56（灶+）、CD99（膜弱+）、CDX2（弱+）、CEA（–）、CgA（–）、CK19（灶+）、CK20（–）、CK7（+）、CK8/18（+）、CKL（+）、EGFR（+）、Ki67（+，30%）、S100（–）、Syn（灶+）、Villin（+）、CD10（–）、β–连环蛋白（膜+）、NSE（–）。

【实验室检查】血常规：Hb 74g/L；肝功能：TBIL 25.8μmol/L、DBIL 11.5μmol/L；肿瘤标志物：AFP 68.58ng/mL，CEA、CA199、CA125、NSE均正常。

【影像学检查】2021年2月4日行上腹部增强CT检查，结果如图1所示：①十二指肠降部占位，壶腹周围癌？间质瘤？其他？腹膜后淋巴结转移可能，肠系膜上静脉血栓可能，继发急性胰腺炎，胰周少许液体集聚。②胆总管及肝内胆管扩张。③CTA+CTV：胃十二指肠、胰十二指肠上、下动脉参与肿块供血，肠系膜上静脉血栓可能，双侧副肾动脉。余腹部血管未见明显异常。

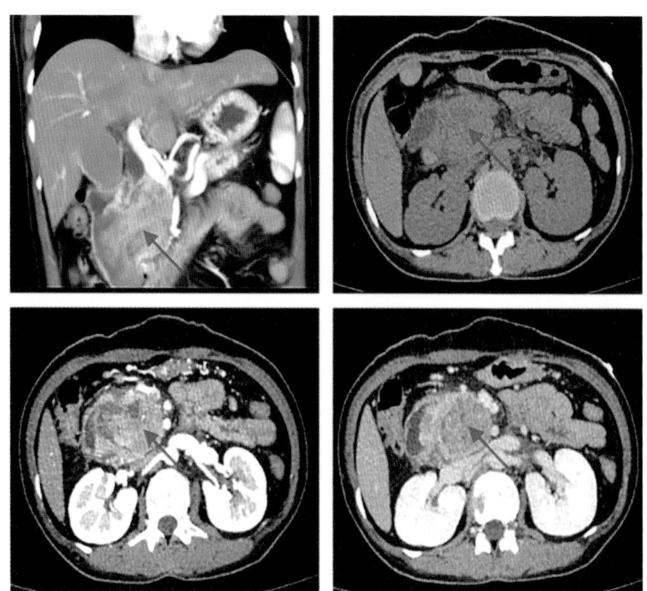

图1　2021年2月4日上腹部增强CT检查结果（可见胰头肿瘤突向十二指肠肠腔）

【核医学检查】未行相关检查。

4. 诊断

（1）胰腺神经内分泌肿瘤（G3）；

（2）上消化道出血；

（3）中度贫血。

5. 诊治经过

予以输血、补液等对症支持，完善重庆市人民医院病理会诊。2021年2月第一次MDT讨论意见：患者神经内分泌肿瘤诊断明确。尽管为胰腺神经内分泌肿瘤（G3），但无远处转移征象，且患者以呕血为首发症状，消化道出血仍未完全控制，再发消化道出血风险高，故建议积极手术治疗。2021年2月8日行胰十二指肠切除术，手术顺利，术中所见如图2所示。术后病理报告提示：<胰头组织>神经内分泌肿瘤（G3），脉管内未见癌栓，神经组织未见肿瘤侵犯，淋巴结（0/4）未见肿瘤转移；免疫组化：CA125（–）、CA199（灶+）、CD56（–）、CD99（+）、CDX2（–）、CEA（–）、CgA（+）、CK19（–）、CK20（–）、CK7（+）、CK8/18（+）、CKL（+）、EGFR（弱+）、Ki67（+，50%）、S100（–）、Syn（灶+）、Villin（+）、β–连环蛋白（–）、NSE（–）。术后修正诊断：胰腺神经内分泌肿瘤（G3，pT3N0M0，Ⅱ期）。

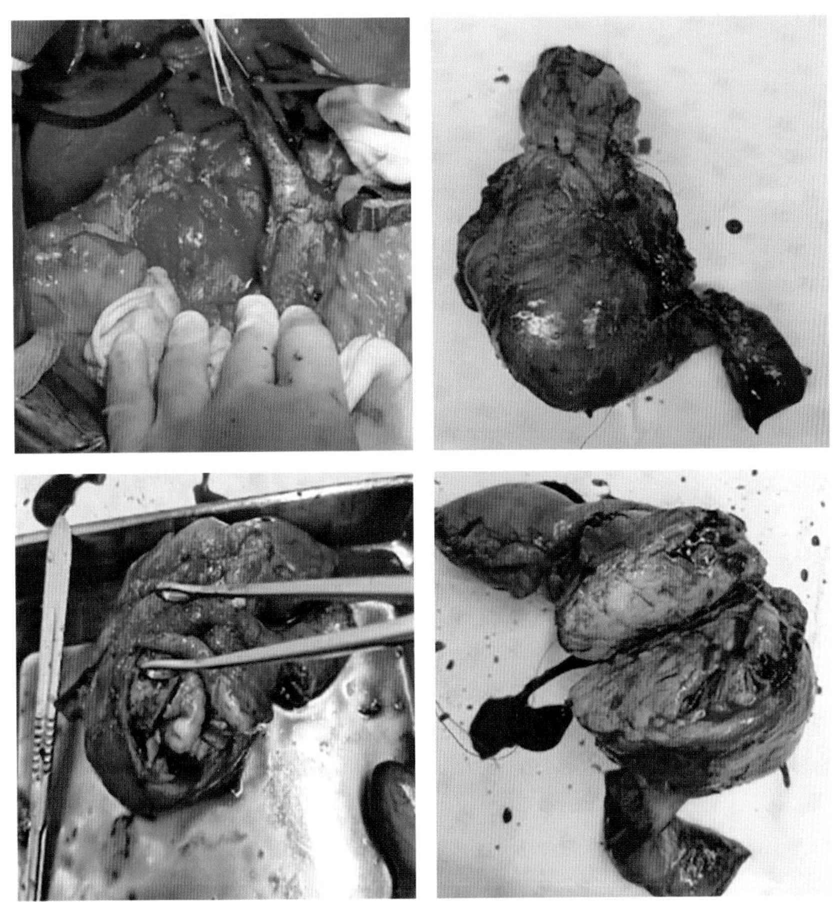

图2　2021年2月8日胰十二指肠切除术中所见

2021年3月返院复查，上腹部增强CT提示：胰头神经内分泌肿瘤术后，腹腔及腹膜后炎症较前减轻，残胰胰管扩张。第二次MDT讨论意见：患者胰腺神经内分泌肿瘤（G3）根治性切除术后，恢复良好，尽管胰腺神经内分泌肿瘤（G3）术后辅助治疗尚无统一推荐，考虑患者存在肿瘤较大（>4cm）、胰管扩张、Ki67高（50%）等高危复发因素，最终建议进行术后辅助治疗，采用卡培他滨+替莫唑胺（CAPTEM）方案治疗。于2021年3月至2021年7月采用CAPTEM方案化疗4周期，化疗过程中出现骨髓抑制，经积极对症处理后好转。随后，患者自行放弃术后辅助治疗。

6. 病例解析

80%胰腺神经内分泌肿瘤为无功能性肿瘤，常常无特异性临床表现，多在体检或因其他疾病住院检查时发现。因呕血为首发症状就诊的患者极少，国内外仅见少量个案报道。对于非转移性胰腺神经内分泌肿瘤（G3），肿瘤>2cm，手术指征明确，尽管缺乏多中心随机对照研究数据，仍有少量研究表明部分神经内分泌肿瘤（G3）可从手术中获益。国际上有学者提出对于肿瘤负荷大的胰腺神经内分泌肿瘤患者可尝试新辅助治疗后再行根治性手术，但本例患者因上消化道出血入院，且有再次出血风险，故经MDT讨论后认为该患者并不适合新辅助化疗。胰腺神经内分泌肿瘤（G3）术后辅助治疗，国内外尚无统一推荐，需MDT讨论后综合考虑。基于本例患者存在多项高危复发因素（肿瘤负荷大、胰管扩张，Ki67高），故经MDT讨论后决定予以术后辅助治疗。其方案一方面参考2021 CSCO指南对转移性神经内分泌肿瘤全身治疗的Ⅱ级推荐，采用CAPTEM方案；另一方面，有研究报道对于Ki67<55%的神经内分泌肿瘤（G3），CAPTEM方案可能使患者获益更大。

该患者为一例少见的以呕血为首发症状就诊的无功能性胰腺神经内分泌肿瘤（G3），未见远处转移，经综合考虑予以根治性切除治疗。患者存在复发、转移高危因素，术后参考Ki67采用CAPTEM方案进行辅助治疗，尽管仅进行4次术后辅助治疗，截至末次随访，患者一般情况稳定。

7. 专家点评

神经内分泌肿瘤发病率逐年上升，已从罕见疾病逐渐成为少见疾病，其诊断、治疗也越来越受到关注。在中国，胰腺是神经内分泌肿瘤最好发部位，其中以无功能性神经内分泌肿瘤（G1/G2）为主，神经内分泌肿瘤（G3）实属罕见。基于神经内分泌肿瘤（G3）的增殖活性高但分化良好，2017年WHO神经内分泌肿瘤分类将其从神经内分泌癌中分离出来，目前关于神经内分泌肿瘤（G3）手术效果、长期生存及分期系统方面的报道仍较为缺乏。对于可根治性切除的胰腺神经内分泌肿瘤（G3），手术切除仍是首选治疗方案。然而，对于神经内分泌肿瘤（G3）患者术后是否进行辅助治疗及具体的辅助治疗方案，国内外指南及文献报道仍无统一推荐。正是基于部分神经内分泌癌患者对铂类化疗的不敏感，同时观察到Ki67以55%为界存在不同的化疗反应率，2017年新的分类标准得以形成。因此，针对胰腺神经内分泌肿瘤（G3）这一类罕见的神经内分泌肿瘤，还期待着更多的研究探索以明确其适合的诊断和治疗方案。

参考文献

[1] Borbon L C, Tran C G, Sherman S K, et al. Is there a role for surgical resection of grade 3 neuroendocrine neoplasms? [J]. Annals of Surgical Oncology, 2022, 29(11): 6936–6946.

[2] Sahu A, Jefford M, Lai−Kwon J, et al. CAPTEM in metastatic well−differentiated intermediate to high grade neuroendocrine tumors: a single centre experience[J]. Journal of Oncology, 2019, 2019(Pt.1): 9032753.
[3] Chang A, Sherman S K, Howe J R, et al. Progress in the management of pancreatic neuroendocrine tumors[J]. Annual Review of Medicine, 2022, 27(73): 213−229.
[4] Yang M, Zeng L, Hou S, et al. Surgical outcomes, long−term survivals and staging systems of World Health Organization G3 pancreatic neuroendocrine tumors[J]. Journal of Clinical Medicine, 2022, 11(18): 5253.
[5] Inzani F, Petrone G, Rindi G. The new World Health Organization classification for pancreatic neuroendocrine neoplasia[J]. Endocrinology and Metabolism Clinics of North America, 2018, 47(3): 463−470.

（向吉锋）

四、胰腺神经内分泌癌

胰腺小细胞性神经内分泌癌新辅助化疗后成功施行Appleby手术病例1例

1. 病史摘要

患者男性，63岁。

主诉：反复中上腹疼痛1年余。

现病史：患者1年余前无明显诱因反复出现中上腹疼痛，持续3~5min后自行缓解，不伴发热、畏寒、恶心、呕吐、腹泻等不适。于某医院行全腹部增强CT提示：腹膜后团块状软组织密度影，包埋腹腔干及分支血管。患者为求进一步诊治，前往四川大学华西医院。患者近期饮食、睡眠正常，二便正常，体重未见明显变化。

既往史、个人史、家族史无特殊。

2. 体格检查

身高：169cm，体重：82kg，一般情况可，生命体征平稳。皮肤、巩膜未见黄染，全身浅表淋巴结未扪及，腹平软，无压痛，肝脾未扪及，未扪及腹部包块。

3. 辅助检查

【实验室检查】肿瘤标志物：CA199 23.65U/mL，CA125 7.8U/mL，CEA 3.27U/mL。

【影像学检查】于四川大学华西医院行胰腺增强CT检查，结果如图1所示：腹膜后不规则软组织肿块，最大截面约6.5cm × 8.3cm，与胰头颈部分界不清，增强中度强化，包埋胃左动脉、脾动脉，血管走行未见明显变化，但管腔狭窄，累及腹腔干、肝总动脉、胃左动脉及脾动脉，考虑肿瘤性病变。

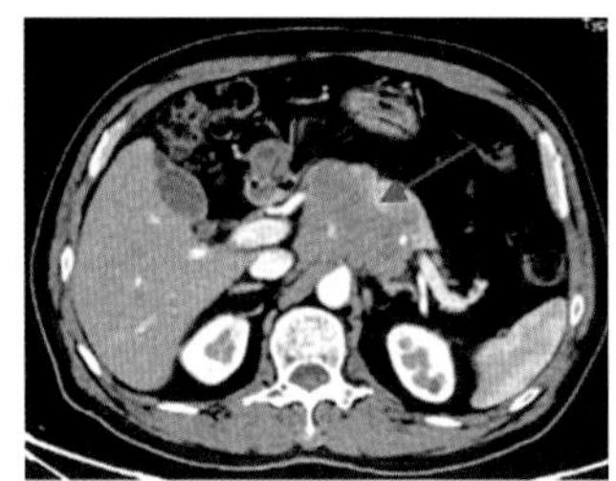
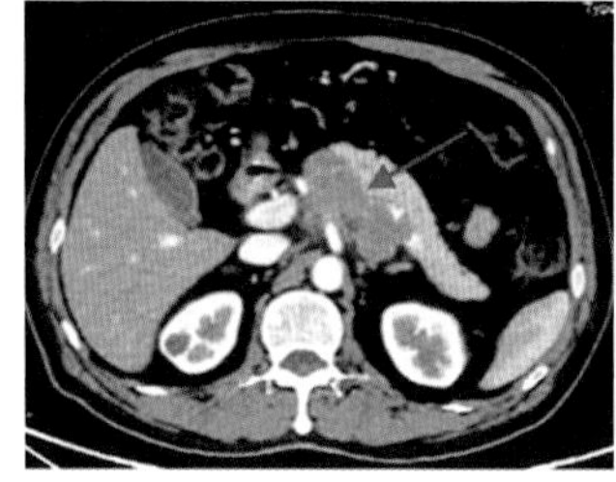
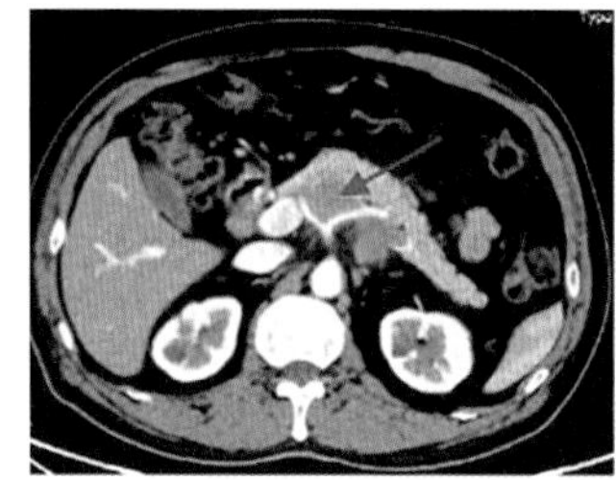

图1　术前胰腺增强CT检查结果

4. 诊断

主诊断：胰头颈部神经内分泌肿瘤（T4N0M0，Ⅲ期）。

5. 临床决策与分析

（1）手术指征。

根据病史、CA199、影像学资料，考虑胰头颈部神经内分泌肿瘤可能性大。

根据《中国胰腺神经内分泌肿瘤诊疗指南（2020）》中关于手术策略制定的建议，虽然患者原发肿瘤较大，肿瘤侵犯腹腔干、肝总动脉、胃左动脉、脾动脉，但考虑到胰腺神经内分泌肿瘤恶性程度不及胰腺导管腺癌，且术前CT检查提示有可能实施胰腺远端切除加腹腔干切除（Appleby手术），从而实现根治性切除（R0），综合患者治疗意愿及四川大学华西医院技术水平，初步决定对患者行剖腹探查术（备Appleby手术）。

（2）潜在问题。

患者的肿瘤与腹腔干和肝总动脉接触角度超过180°，压迫脾动脉和胃左动脉，局灶性血管变窄，可能无法一期完成Appleby手术。

6. 诊治经过

（1）第一次手术。

①患者平卧位，静吸复合麻醉生效后，常规消毒铺巾，取上腹正中绕脐切口开腹。

②开腹探查未见肝、腹膜及网膜转移病灶，见腹膜后不规则软组织肿瘤，大小约6.5cm×8.5cm，肿瘤包埋胃左动脉、脾动脉，累及肝总动脉及腹腔干，肿瘤浸润范围较术前评估更深更广，行Appleby手术后可能出现肝总动脉供血不足。

③穿刺肿瘤，送病理检查，术中冰冻提示：肿瘤，需要与神经内分泌肿瘤及肌源性肿瘤鉴别，最终等待石蜡结果。

④确切止血后安置引流管，常规关腹。

（2）术后病理及基因检测结果。

结合组织学、免疫组化及基因检测结果，诊断为：小细胞性神经内分泌癌。免疫组化提示上皮细胞：CgA（灶+）、Syn（+）、E–C（–）、β–连环蛋白（–）、CDX2（–）、ATRX（+）、TTF–1–SPT2（–）、WT1（–）、Des（–）、Myogenin（–）、CD99（–）、TLE–1（–）、PCK（点状+）、EBER1/2–ISH（–）、Ki67（+，约80%）。淋巴细胞：CD20（部分+）、CD3（部分+）、CD79a（部分+）、CD21（–）、CD5（部分+）、CD30（–）、EBER1/2–ISH（–）。基因重排PCR分析结果：*IgH*、*TCRG*基因重排检测在目标条带内未查见克隆性扩增峰。商业化基因测序检测提示：总突变负荷为8.06个突变/Mb，MSS，*BRAF*野生型，*BRCA*野生型，*KRAS*野生型，*NRAS*野生型，*PIK3CA*野生型。

（3）新辅助化疗过程。

考虑到神经内分泌癌的预后不佳，MDT讨论后建议行新辅助治疗，在治疗开始前，进一步完善^{18}F–FDG PET/CT检查，结果显示：腹膜后肿块糖代谢异常增高，结合病理考虑为神经内分泌癌，肿块与胰腺分界不清，倾向胰腺来源可能性大，其余全身未见肿瘤累及征象。

与患者家属沟通后，排除化疗禁忌，于2019年10月1日、2019年10月30日、2019年11月30日行第1~3周期EP（依托泊苷+顺铂）方案化疗［依托泊苷100mg静脉滴注（第1天至第5天）+顺铂50mg静脉滴注（第1天至第3天），每3周1次］。2019年11月28日复查腹部增强CT，综合疗效评价为PR。于2019年12月28日行第4周期EP方案化疗［依托泊苷100mg静脉滴注（第1天至第5天）+顺铂50mg静脉滴注（第1天至第3天），每3周1次］。后未再行治疗。于2020年4月10日行腹部增强CT检查，结果如图2A所示：腹腔干及分支周围软组织影，多系淋巴结，与2019年11月28日旧片对比，病变显著缩小。2020年6月复查腹部增强CT，结果如图2B所示：持续PR。排除化疗禁忌，于2020年6月25日、2020年8月5日行第5、第6周期EP方案化疗［依托泊苷100mg静脉滴注（第1天至第5天）+顺铂50mg静脉滴注（第1天至第3天），每3周1次］。在完成6周期EP方案化疗后再次进入四川大学华西医院进行多学科评估，腹部增强CT检查结果如图2C所示，原始肿瘤大小为3.0cm × 2.2cm，肿瘤与腹腔干及分支的接触角度超过180°。CA199保持正常。

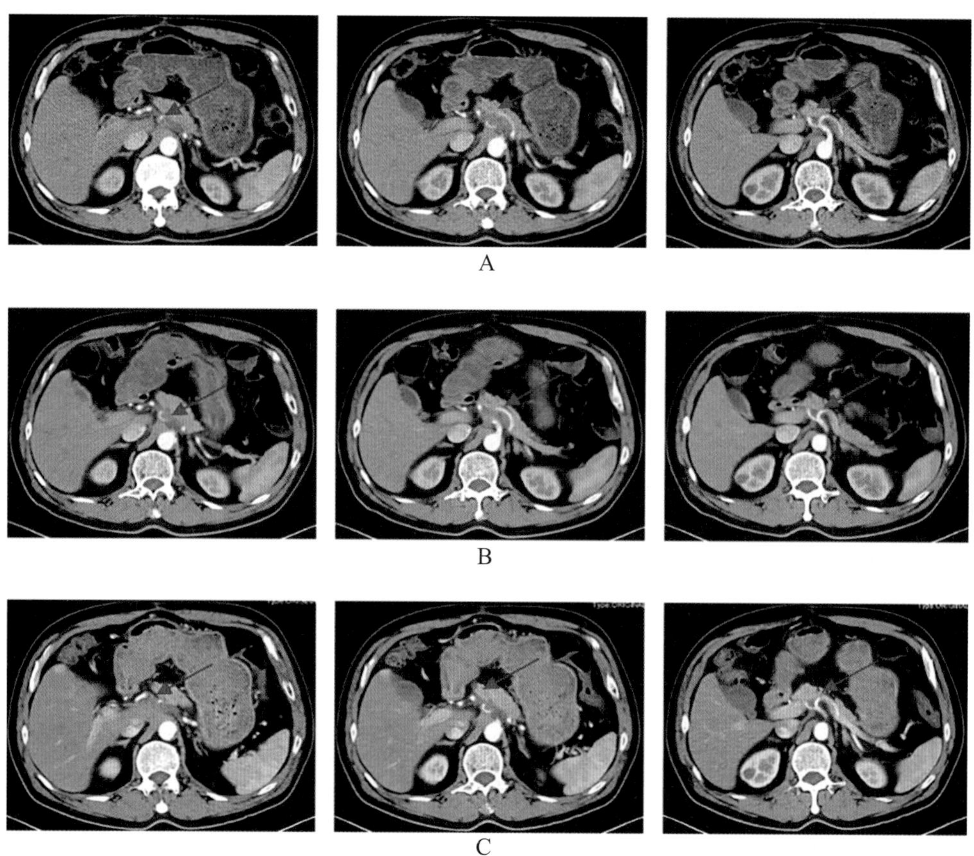

图2　化疗期间腹部增强CT检查结果

A.4周期治疗后3月检查结果（肿瘤大小显著减小并限制在2.7cm × 2.3cm）；B.4周期治疗后5月检查结果（肿瘤大小维持在2.7cm × 2.3cm）；C.6周期治疗后检查结果（肿瘤大小达到3.0cm × 2.2cm）

肿瘤学专家建议此时外科医生应评估根治性手术，外科医生讨论了原发肿瘤根治性切除的可能性和血管置换的风险，鉴于原发肿瘤体积较前显著缩小且无不良化疗事件，决定对患者实施Appleby手术。

（4）第二次手术过程。

①患者仰卧位，麻醉满意后常规消毒铺巾。

②取原腹正中切口并延长至约20cm，逐层切开进腹，松解腹腔粘连。

③打开胃结肠韧带，显露胰腺前缘，术中所见如图3所示：腹腔广泛粘连，腹膜后探查见肿物浸润性生长，约3.0cm × 2.0cm × 4.0cm，质韧，与周围组织分界不清，侵犯胰体尾、脾静脉及其分支、腹腔干、胃左动脉及胃小弯、左侧肾上腺、肝总动脉及左侧膈肌。

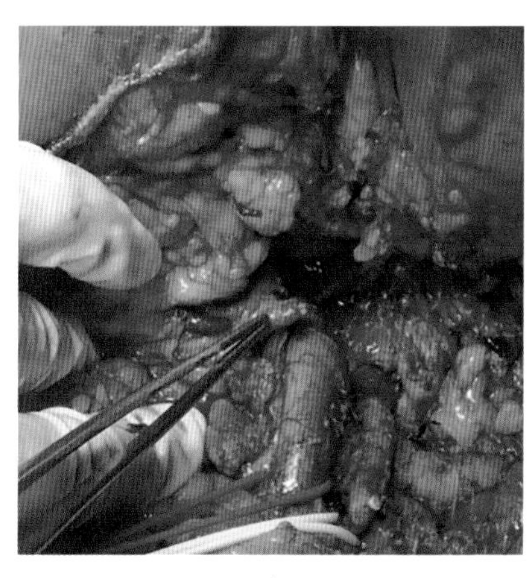

A

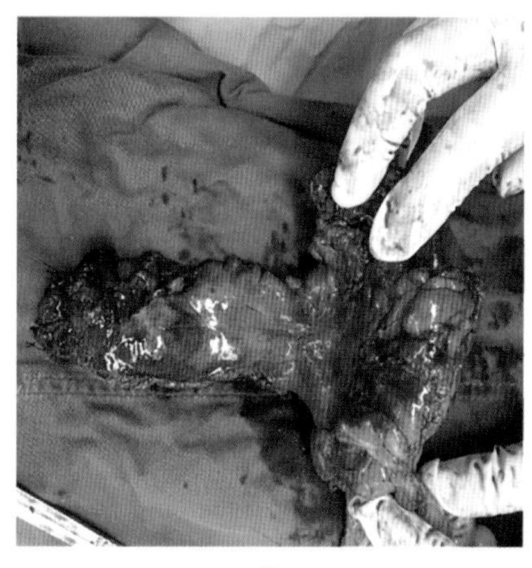

B

图3　第二次手术探查及手术标本

A.手术探查；B.手术标本

④靠近胰颈部游离胰腺下缘，找到肠系膜上静脉，向上游离胰腺后方与肠系膜上静脉，界限尚清，可通过钳尖；游离胰腺上缘，向下探查胰腺后方与门静脉疏松，沿门静脉前面向下分离直至与从肠系膜上静脉向上分离的钳尖会合。

⑤在靠近胰颈部、门静脉前方用直线形切割吻合器切断胰腺，丝线悬吊胰体尾，逐步游离、结扎脾血管，至完整游离胰体尾及脾。

⑥解剖游离肿物深面，切除部分左侧肾上腺，向左骨骼化肝总动脉、胃左动脉，胃小弯侧做修补。

⑦沿肿物深面向后方松解膈肌粘连。

⑧完整切除肿物、胰体尾、脾、部分左侧肾上腺、部分胃底、整体腹腔干及部分肝总动脉、部分膈肌送检。

⑨腹腔彻底止血，冲洗腹腔，未见出血，于断面放置骨科引流管1根，脾窝放置血浆引流管2根。

⑩清点器械、敷料无误后，逐层关腹，切口用无菌敷料覆盖。手术顺利结

束，术后返回病房。

（5）第二次手术后围手术期情况及随访。

尽管肿瘤已侵犯腹腔干，但所有解剖的淋巴结均未受累。术后病理检查，镜检见局部组织坏死伴纤维化及慢性炎细胞浸润，符合肿瘤化疗后改变，未见确切肿瘤残留。周边见胰腺组织、副神经节组织、血管/神经纤维及软组织。胰腺断端未见肿瘤累及。脾组织充血，未见肿瘤。免疫组化：LCA（淋巴细胞+）、PCK（–）、Syn（–）。术后腹部增强CT检查结果如图4A所示，患者围手术期平稳，在术后7天出院。术后第8月随访，腹部增强CT检查结果如图4B所示，未发现复发转移迹象。术后2年随访，患者一般情况好，诉偶有腹泻，完全正常生活并能够参与生产劳动，当地医院复查未发现复发转移迹象。

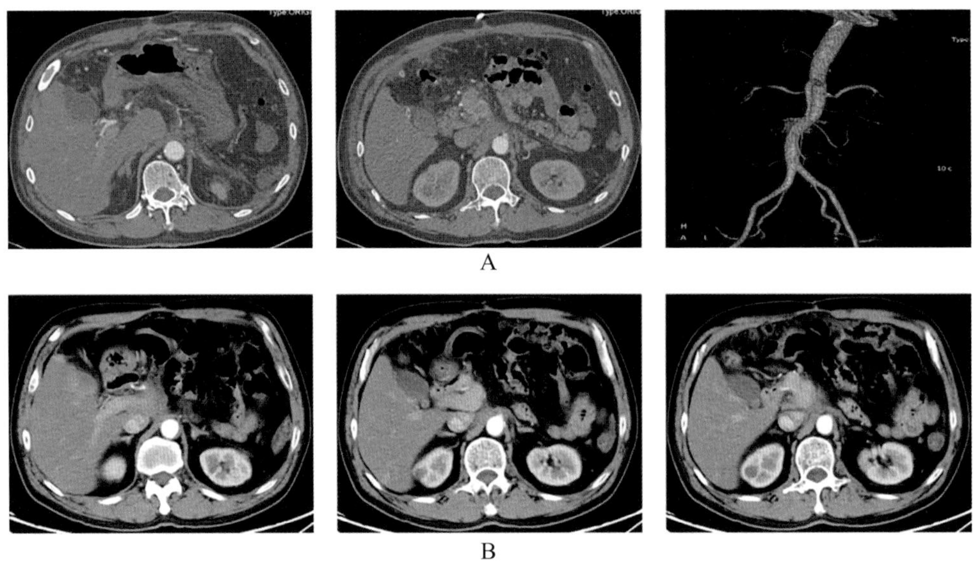

图4　术后腹部增强CT检查结果

A.术后第6天检查结果（远端胰腺、脾和腹腔干缺失）；B.术后第8月检查结果（没有发现复发转移的迹象）

7. 病例解析

神经内分泌肿瘤起源于神经内分泌细胞，可产生多种具有神经内分泌表型的激素。根据2019年WHO消化系统肿瘤分类，通过有丝分裂计数或Ki67来评估胃肠胰神经内分泌细胞的增殖活性。胰腺神经内分泌肿瘤可分为分化好的胰腺神经内分泌瘤和分化差的胰腺神经内分泌癌。近年胰腺神经内分泌肿瘤的发病率有所上升，大多数患者为非功能性肿瘤。在本例中，病理检查显示肿瘤为小细胞性胰腺神经内分泌癌，其通常具有侵袭性特点，预后不良。鉴于胰腺神经内分泌癌侵袭性生物学行为似乎不受手术切除的影响，临床指南中不推荐根治性手术。然而，来自SEER数据库的胰腺神经内分泌癌研究表明，切除原发肿瘤与提高总生存期显著相关。一项关于局部晚期胰腺神经内分泌肿瘤的研究报告称，接受手术切除的患者无病生存率和总生存率都非常好。新辅助治疗是晚期和转移性胰腺神经内分泌瘤或胰腺神经内分泌癌患者的一种选择，其可使治愈性切除成为可能。此类患者的术前评估非常重要，增强CT或MRI等成像通常用于确定对邻近器官的侵犯、肿瘤是否已转移至淋巴结导致其增大，以及是否有远处转移。本病例报告中的神经内分泌癌与腹腔干、肝总动脉接触角度超过180°，压迫脾动脉和胃左动脉，局灶性血管变窄。根据2017年ENETS指南，该神经内分泌癌应归类为局部晚期肿瘤，根据其表现状态建议接受全身治疗。在2020年北美神经内分泌肿瘤治疗指南中，EP方案，顺铂或卡铂和依托泊苷的组合是神经内分泌癌的一线选择。伊立替康作为依托泊苷的替代品也是可以接受的。文献报道，依维莫司和奥曲肽可用于局部晚期胰腺神经内分泌肿瘤的新辅助治疗，可改善患者的血管侵犯，达到手术切除的目的。然而，其他研究的结果仍然模棱两可。新辅助化疗是指在手术或放疗等局部治疗之前进行的全身化疗，主要目的是尽快缩小肿瘤并杀死看不见的转移细胞，以便后续治疗。越来越多的证据表明，新辅助治疗在晚期胃肠胰神经内分泌肿瘤中的应用旨在缩小肿瘤，从而使根治性切除成为可能。我们决定采用EP方案作为该患者的新辅助治疗，以试图阻止肿瘤进展。患者采用EP方案［依托泊苷100mg静脉滴注（第1天至第5天）+顺铂50mg静脉滴注（第1天至第3天），每3周1次］共6周期，第4周期用药后复查增强CT，影像学检查显示病灶显著缩小，提示患者对化疗敏感。经MDT评估后，达到PR，可考虑进一步行根治性手术。通过Appleby手术完全切除了原发肿瘤。我们在手术中观察到肿瘤显著缩小。术后第8月腹部增强CT检查未显示任何复发转移迹象。

该病例是通过新辅助治疗对不可切除的胰腺神经内分泌癌进行治疗的令人鼓舞的报道，代表了对部分晚期和转移性胰腺神经内分泌瘤或胰腺神经内分泌癌患者进行先降期再手术的策略具有积极意义。合适和敏感的新辅助治疗可以实现更好的肿瘤退化，增加根治性手术的可能性。希望未来能报道更多相关临床病例，为胰腺神经内分泌癌的新辅助治疗提供更多证据。

8. 专家点评

胰腺神经内分泌肿瘤的新辅助治疗可能有助于降低肿瘤分期，增加根治性手术的可能性。我们在此报告一例63岁男性患者，根据活检确诊为局部晚期胰腺小细胞性神经内分泌癌。患者接受了6周期的依托泊苷和顺铂新辅助治疗，该方案阻止了肿瘤的进展，缩小了肿瘤体积，患者在治疗过程中没有不良反应，随后通过全面评估决定行Appleby手术。术后第8月随访未见复发转移。这是一例罕见的不能切除的胰腺神经内分泌癌患者通过依托泊苷和顺铂治疗后最终获得根治性手术机会的病例，为局部晚期胰腺神经内分泌癌患者提供了一种新的治疗选择。

参考文献

[1] Nagtegaal I D, Odze R D, Klimstra D, et al. The 2019 WHO classification of tumours of the digestive system[J].Histopathology, 2020, 76(2): 182−188.

[2] Sonbol M B, Mazza G L, Starr J S, et al. Incidence and survival patterns of pancreatic neuroendocrine tumors over the last two decades: a SEER database analysis[J]. Journal of Clinical Oncology, 2020, 38(4 Suppl): 629.

[3] Wu W, Jin G, Li H, et al. The current surgical treatment of pancreatic neuroendocrine neoplasms in China: a national wide cross−sectional study[J]. International Journal of Pancreatology, 2019, 2(2): 35−42.

[4] Howe J R, Merchant N B, Conrad C, et al. The North American Neuroendocrine Tumor Society consensus paper on the surgical management of pancreatic neuroendocrine tumors[J]. Pancreas, 2020, 49(1): 1−33.

[5] Feng T, Lv W, Yuan M, et al. Surgical resection of the primary tumor leads to prolonged survival in metastatic pancreatic neuroendocrine carcinoma[J]. World Journal of Surgical Oncology, 2019, 17(1): 54.

[6] Titan A L, Norton J A, Fisher A T, et al. Evaluation of outcomes following surgery for locally advanced pancreatic neuroendocrine tumors[J]. JAMA Network Open, 2020, 3(11): e2024318.

[7] Perysinakis I, Aggeli C, Kaltsas G, et al. Neoadjuvant therapy for advanced pancreatic neuroendocrine tumors: an emerging treatment modality? [J]. Hormones, 2016, 15(1): 15−22.

[8] Ma F, Wang B, Xue L, et al. Neoadjuvant chemotherapy improves the survival of patients with neuroendocrine carcinoma and mixed adenoneuroendocrine carcinoma of the stomach[J]. Journal of Cancer Research and Clinical Oncology, 2020, 146(8): 2135−2142.

[9] Partelli S, Bartsch D K, Capdevila J, et al. ENETS consensus guidelines for the standards of care in neuroendocrine tumours: surgery for small intestinal and

pancreatic neuroendocrine tumours[J]. Neuroendocrinology, 2017, 105(3): 255–265.

[10] Yamaguchi T, Machida N, Morizane C, et al. Multicenter retrospective analysis of systemic chemotherapy for advanced neuroendocrine carcinoma of the digestive system[J]. Cancer Science, 2014, 105(9): 1176–1181.

[11] Halfdanarson T R, Strosberg J R, Tang L, et al. The North American Neuroendocrine Tumor Society consensus guidelines for surveillance and medical management of pancreatic neuroendocrine tumors[J]. Pancreas, 2020, 49(7): 863–881.

[12] Zhang P, Li J, Li J, et al. Etoposide and cisplatin versus irinotecan and cisplatin as the first–line therapy for patients with advanced, poorly differentiated gastroenteropancreatic neuroendocrine carcinoma: a randomized phase 2 study[J]. Cancer, 2020, 126(Suppl 9): 2086–2092.

[13] Sato A, Masui T, Sankoda N, et al. A case of successful conversion from everolimus to surgical resection of a giant pancreatic neuroendocrine tumor[J]. Surgical Case Reports, 2017, 3(1): 82.

[14] van Vliet E I, van Eijck C H, de Krijger R R, et al. Neoadjuvant treatment of nonfunctioning pancreatic neuroendocrine tumors with [^{177}Lu–DOTA0, Tyr3] octreotate[J]. Journal of Nuclear Medicine, 2015, 56(11): 1647–1653.

[15] Prakash L, Bhosale P, Cloyd J, et al. Role of fluorouracil, doxorubicin, and streptozocin therapy in the preoperative treatment of localized pancreatic neuroendocrine tumors[J]. Journal of Gastrointestinal Surgery, 2017, 21(1): 155–163.

（柯能文）

第二节
胃肠神经内分泌肿瘤

一、胃神经内分泌肿瘤

（一）Ⅰ型胃多发神经内分泌肿瘤1例

1. 病史摘要

患者男性，43岁。

主诉：心累、气紧6月余。

现病史：患者6月前（2019年5月）因“心累、气紧”于当地医院就诊，血常规：RBC 1.86×10^{12}/L，Hb 73g/L，HCT 20.9%；胃镜检查示胃体黏膜隆起（性质？），贫血胃。胃体组织病理免疫组化：神经内分泌肿瘤（G1），EMA（+）、CK18（+）、CDX2（–）、CD56（+）、CgA（+）、Syn（+）、Ki67（+，<1%）。2月前患者于四川大学华西医院门诊行放大胃镜检查，提示贲门下胃体上段小弯见较大黏膜隆起（1.2cm），表面凹陷，余胃体多发黏膜隆起，神经内分泌肿瘤？自身免疫性胃炎背景。后为进一步诊治前往四川大学华西医院。

既往史、个人史、家族史无特殊。

2. 体格检查

贫血貌，全腹软，无压痛及反跳痛，未触及明显肿块。

3. 辅助检查

【病理检查】2019年5月胃体组织病理免疫组化：<胃体组织>神经内分泌肿瘤（G1）、EMA（+）、CK18（+）、CDX2（–）、CD56（+）、CgA（+）、Syn（+）、Ki67（+，<1%）。

【实验室检查】2019年5月当地医院血常规：RBC 1.86×10^{12}/L，Hb 73g/L，HCT 20.9%，余无特殊；肝肾功能：无特殊；血清叶酸浓度：>23.60ng/mL；血清维生素B_{12}浓度：48pg/mL；抗内因子抗体：262.94AU/mL；胃蛋白酶原Ⅰ：

13.43μg/L；胃蛋白酶原Ⅱ：12.28μg/L；PG–Ⅰ/PG–Ⅱ值：1.09；胃泌素–17：54.91pmol/L。

【影像学检查】未行CT、彩超等检查。

4. 诊断

主诊断：Ⅰ型胃多发神经内分泌肿瘤（G1，T1NxMx)。

5. 诊治经过

患者2019年11月于四川大学华西医院行上消化道超声检查及贲门下病变内镜下黏膜剥离术（ESD）治疗。术后创面予以活检钳反复电凝后，无活动性出血，术后创面大小约2.6cm×2.5cm。超声内镜提示病灶处呈中等稍低回声，向腔内突出，边界欠清，内部回声均匀，起源于黏膜层及黏膜下层。贲门下见一大小约0.5cm×0.5cm黏膜隆起，表面光滑，触之活动度好，如图1所示。于病变周围以Dual刀多点标记后予黏膜下注射1：10000肾上腺素生理盐水+玻璃酸钠+甘油果糖，见抬举征明显，以Dual刀采用高频电环行剥离病变黏膜，完整游离病变黏膜后取至体外送病理检查。术中见病变黏膜下血管丰富，少量出血。ESD后病理：神经内分泌肿瘤（G2），侵及黏膜下层；水平切缘：阴性；垂直切缘：阳性；免疫组化：肿瘤细胞PCK（+）、CgA（+）、Syn（+）、CK20（–）、CDX2（–）、MUC6（–）、Ki67（+，约4%）。平滑肌Des（+）。

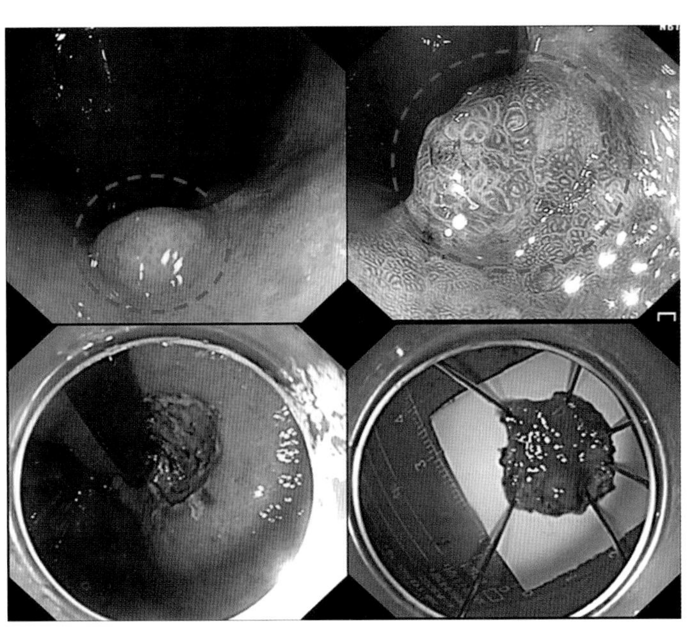

图1　ESD前内镜检查结果及ESD过程

2020年4月行ESD后第一次胃镜复查，结果如图2所示，胃体可见一0.6cm黏膜隆起病变，分别取贲门下（ESD后瘢痕区）及胃体病变进行活检，提示贲门下ESD后瘢痕区：黏膜轻度慢性炎症，萎缩（+），肠化（+），间质纤维组织增生，局灶淋巴细胞聚集。胃体上段后壁：查见神经内分泌肿瘤（G1），免疫组化：肿瘤细胞PCK（+）、CgA（+）、Syn（+）、CD56（+）、CDX2（–）、Ki67（+，约1%）。2020年11月复查腹部增强CT，提示贲门右侧见稍大淋巴结显示，较前稍增强。2020年11月第一次MDT讨论意见：患者诊断明确。建议：完善^{68}Ga–DOTATATE PET/CT检查明确贲门淋巴结性质及胃体病变情况。2020年11月^{68}Ga–DOTATATE PET/CT检查结果如图3所示：全身未见神经内分泌肿瘤转移征象。

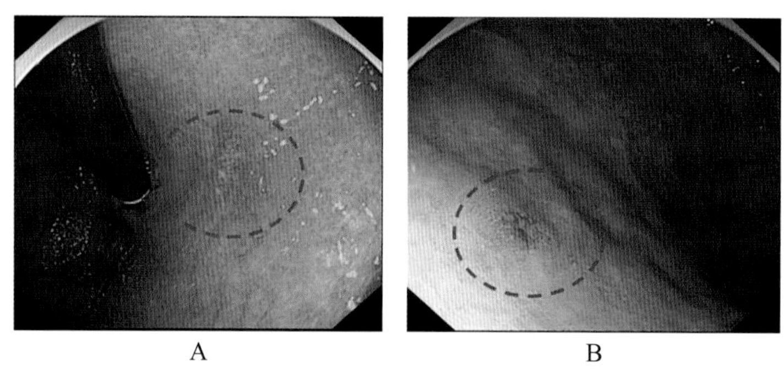

A　　　　B

图2　ESD后第一次胃镜复查结果

A.ESD后瘢痕区；B.胃体病变

2022年1月行ESD后第二次胃镜复查，结果如图4A所示，胃体多发黏膜病变，自身免疫性胃炎。胃体活检病理：<胃体下段大弯>神经内分泌肿瘤（G1），<胃体中段大弯>神经内分泌肿瘤（G2）。免疫组化：PCK（+）、CgA（+）、Syn（+）、CD56（+）、CDX2（–）、CK20（–）、ATRX（+，未缺失）、Ki67（胃体下段大弯阳性率约1%，胃体中段大弯阳性率约4%）。肠镜未见明显异常。

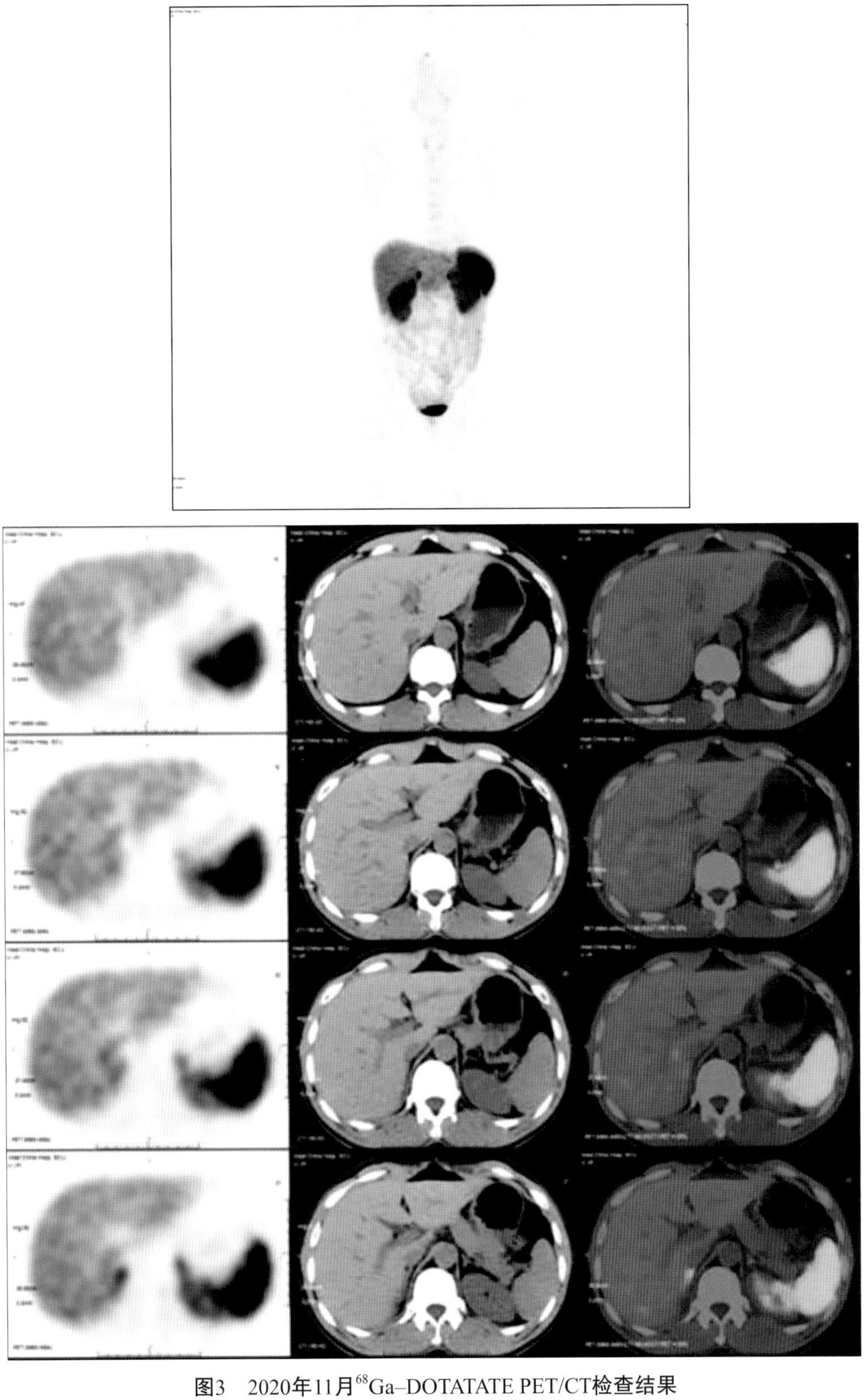

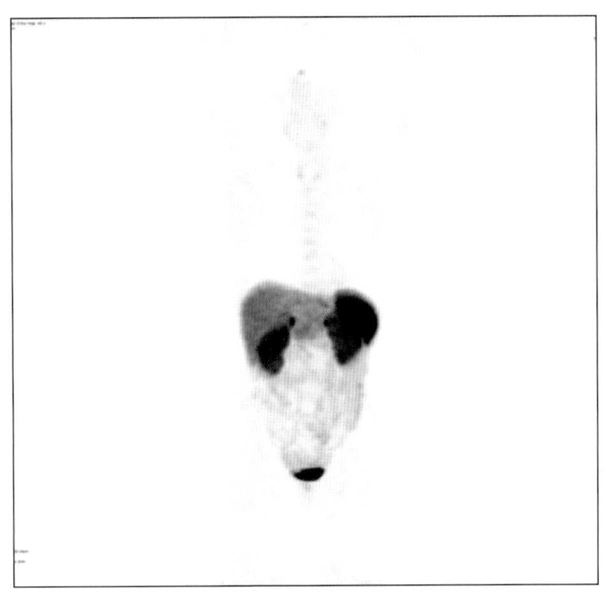

图3　2020年11月^{68}Ga–DOTATATE PET/CT检查结果

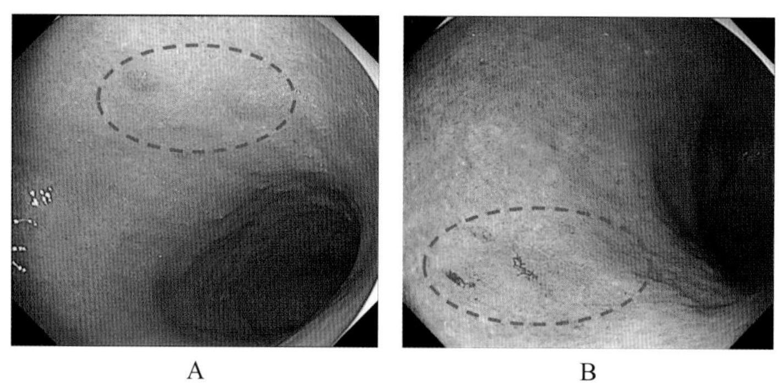

图4　ESD后第二次及第三次胃镜复查结果

A.第二次；B.第三次

2022年1月第二次MDT讨论意见：患者系胃贲门下神经内分泌肿瘤G2 ESD后垂直切缘阳性，且伴有胃体多发神经内分泌肿瘤G1病变，内镜下完整切除所有病变难度较大，建议使用生长抑素类似物治疗，定期复查放大胃镜，观察病变变化情况，必要时行内镜下病变钳除。患者于2022年3月开始使用醋酸奥曲肽微球（30mg，每28天1次，使用6月）治疗，2022年8月行ESD后第三次胃镜复查，结果如图4B所示，胃体病变范围较前明显缩小，放大胃镜观察未见典型神经内分泌肿瘤表现。活检见慢性炎症。

治疗时间线如图5所示。

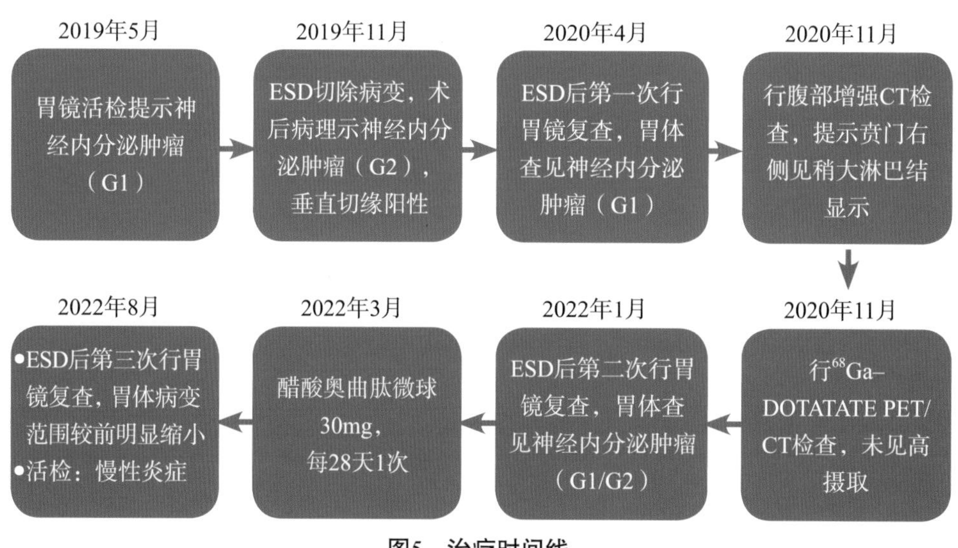

图5　治疗时间线

6. 病例解析

胃神经内分泌肿瘤相对罕见，多项研究表明，胃神经内分泌肿瘤约占所有消化道神经内分泌肿瘤的7%，不到所有胃肿瘤的1%。因发病机制不同，Ⅰ型、Ⅱ型和Ⅲ型胃神经内分泌肿瘤内镜下表现呈现显著差异性。Ⅰ型胃神经内分泌肿瘤表现为多发息肉样病灶或黏膜下肿物，多数直径在5~8mm，形态不规则，多伴有红斑或中央凹陷，病灶位于胃体或胃底，胃底体黏膜常呈萎缩性胃炎改变。ENETS指南建议，对大多数Ⅰ型胃神经内分泌肿瘤进行保守治疗，Ⅰ型胃神经内分泌肿瘤的转移潜能与肿瘤大小直接相关。因此，目前ENETS指南建议每年或每2年对Ⅰ型胃神经内分泌肿瘤患者进行一次内镜监测，并进行活检取样；对于直径超过10mm的病变，建议进行内镜下切除。

研究表明，大约30%的Ⅰ型胃神经内分泌肿瘤患者在病程中的某个时间点需要以内镜下切除或外科手术形式进行干预。在首次干预后22月和11月的中位随访后，约50%的患者会出现多次复发。目前多种内镜治疗技术已被用于切除Ⅰ型胃神经内分泌肿瘤，包括内镜下黏膜切除术（EMR）和ESD。这些技术都是可行和有效的，具有良好的安全性。对于内镜不完全切除的病灶需考虑补救手术，但受研究病例数量和随访时间的限制，目前关于补救手术的获益情况仍不是很清楚。

该患者为自身免疫性胃炎萎缩背景下的Ⅰ型胃多发神经内分泌肿瘤，且存在不同肿瘤分级（G1/G2），ESD切除G2病变后提示垂直切缘阳性，且胃体还存在多发的G1病灶，通过内镜完全切除胃部所有病变难度大，患者经济负担重。完善腹部增强CT及^{68}Ga–DOTATATE PET/CT检查未发现局部及远处转移病灶，追加外科全胃切除手术创伤大，患者获益小。经MDT讨论后建议追加使用生长抑素类似物治疗以控制病变发展，同时定期复查胃镜及影像学以明确病变情况。目前该患者仍在继续随访中，病变无明显进展，生活质量良好。

7. 专家点评

Ⅰ型胃神经内分泌肿瘤的诊断要点如下：血清胃泌素浓度升高；胃内pH值上升；壁细胞或抗内因子抗体呈阳性；胃镜检查可见慢性萎缩性胃炎背景下，胃底和胃体多发息肉样或黏膜下隆起病变；肿瘤分级通常为G1级；极少发生转移（转移率为1%~3%）。对于直径≤1cm的Ⅰ型胃神经内分泌肿瘤，未浸润固有肌层且无转移者，内镜下治疗联合随访最为常用。对于>1cm的病变，则需评估有无固有肌层侵犯、局部淋巴结受累或远处转移。如果无固有肌层侵犯、淋巴结受累或远处转移，对于<2cm和/或≤6个病灶的非转移性局部病灶，内镜下切除与外科手术切除一样有效。由于Ⅰ型胃神经内分泌肿瘤易复发，首次治疗后1年内复发率高达65%，因此每年消化内镜精细化复查十分必要，若复发，可按上述原则行再次治疗。对肿瘤浸润固有肌层（T2）及以上，或伴淋巴结转移的患者，则需积极

行外科手术。关于术式，可据肿瘤大小、数目、最大病灶所在部位及是否伴淋巴结转移等情况，选择胃局部切除术、胃远端切除术+淋巴结清扫或全胃切除术+淋巴结清扫等。

参考文献

[1] Dasari A, Shen C, Halperin D, et al. Trends in the incidence, prevalence, and survival outcomes in patients with neuroendocrine tumors in the United States[J]. JAMA Oncology, 2017, 3(10): 1335–1342.

[2] Fave G D, O'Toole D, Sundin A, et al. ENETS consensus guidelines update for gastroduodenal neuroendocrine neoplasms[J]. Neuroendocrinology, 2016, 103(2): 119–124.

[3] Chin J L, O'Connell J, Muldoon C, et al. Selective resection of type 1 gastric neuroendocrine neoplasms and the risk of progression in an endoscopic surveillance programme[J]. Digestive Surgery, 2021, 38(1): 38–45.

[4] Daskalakis K, Tsoli M, Karapanagioti A, et al. Recurrence and metastatic potential in type 1 gastric neuroendocrine neoplasms[J]. Clinical Endocrinology, 2019, 91(4): 534–543.

[5] 中国抗癌协会神经内分泌肿瘤专业委员会. 中国抗癌协会神经内分泌肿瘤诊治指南(2022年版)[J]. 中国癌症杂志, 2022, 32(6): 545–580.

（刘与之）

（二）Ⅱ型胃神经内分泌肿瘤1例

1. 病史摘要

患者女性，48岁。

主诉：间断腹痛、反复呕血和便血10年余。

现病史：10年余前患者无明显诱因出现上腹部隐痛，呈持续性，放射至背部，进食辛辣及刺激性食物后疼痛加重，伴呕吐，呕吐物多为胃内容物，期间呕血6次，为鲜红色血液，每次量约100mL，伴恶心、反酸、烧心、黑便，无发热、腹胀、腹泻等不适，当地医院考虑“胃出血”，间断口服“奥美拉唑”、输液、输血等对症治疗。8月余前（2016年4月）再次出血、黑便，遂就诊于当地医院，住院期间曾发生低血糖，全腹部增强CT示：胰体尾结节样占位性病变及富血供改变，考虑为胰岛素瘤或其他；胃腔内占位性病变，考虑胃肠道间质瘤或其他；肝左叶可见动脉期斑点样明显强化影，考虑血管瘤或其他；双肾钙化或结石。行胃镜检查提示：胃体胃角巨大隆起肿物（癌？）。当地医院胃镜活检病理（2016年4月）：<胃角、胃窦>固有黏膜中见神经内分泌团，免疫组化：Syn（+）、CgA（+）、CEA（-）、Ki67（+，1%），结合免疫组化符合神经内分泌肿瘤（G1）。患者为求进一步诊治就诊于四川大学华西医院。

既往史、个人史、家族史无特殊。

2. 体格检查

贫血貌，全腹软，无压痛及反跳痛，未触及明显肿块。

3. 辅助检查

【病理检查】2016年4月当地医院胃镜活检病理：<胃角、胃窦>固有黏膜中见神经内分泌团，免疫组化：Syn（+）、CgA（+）、CEA（-）、Ki67（+，1%），结合免疫组化符合神经内分泌肿瘤（G1）。

2016年11月四川大学华西医院胃镜活检病理：<胃体>神经内分泌肿瘤（G2），免疫组化示PCK（+）、Syn（+）、CgA（+）、CD117（-）、DOG-1（-）、Ki67（+，约5%）；<十二指肠降部>神经内分泌肿瘤（G2），免疫组化示PCK（+）、Syn（+）、CgA（+）、Ki67（+，约5%）。

【实验室检查】Hb 100g/L（↓），空腹血糖2.30mmol/L（↓），空腹胰岛素29.41U/mL（↑），空腹C肽0.978nmol/L（↑），骨特异碱性磷酸酶（B-ALP）>117.00μg/L（↑），Ⅰ型胶原羧基末端肽（CTX）1.670ng/mL（↑），胰岛素样生长因子-1（IGF-1）289.85ng/mL（↑），泌乳素（PRL）46.46ng/mL（↑），甲状旁腺激素（PTH）82.82pmol/L（↑），25-羟基维生素D（25-OH-VD）8.65nmol/L（↓），胃泌素-17（G-17）>40.00pmol/L（↑），促肾上腺皮质激素（ACTH）、皮质醇、血清钙、血清磷未见异常。

【影像学检查】2016年11月全腹部增强CT检查，结果如图1所示：胃小弯处腔内见肿块影，最大截面约为10.0cm × 5.7cm，病灶内见多个不规则低密度区，增强扫描呈肿块明显强化，其内低密度区无强化。十二指肠降部管腔内见不规则高密度影，增强扫描见强化。

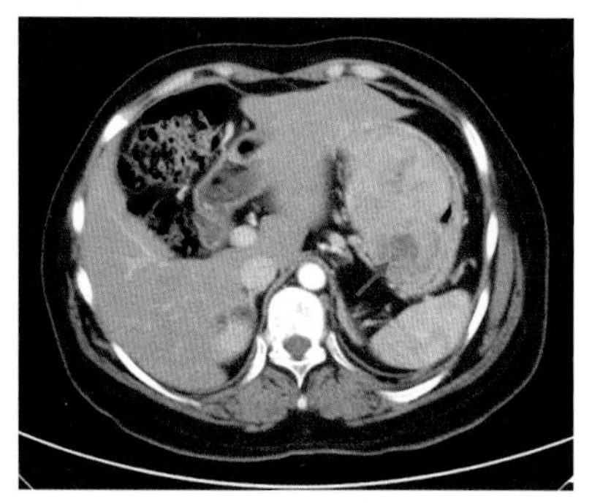

图1　2016年11月全腹部增强CT检查结果

2016年12月上腹部三维水成像增强MRI检查，结果如图2所示：胃小弯见不均匀稍短T1、稍长T2信号肿块影，弥散受限，边界较清晰，突入腔内，最大截面约为10.6cm × 6.1cm，增强扫描肿块明显强化，内见低信号无强化区。

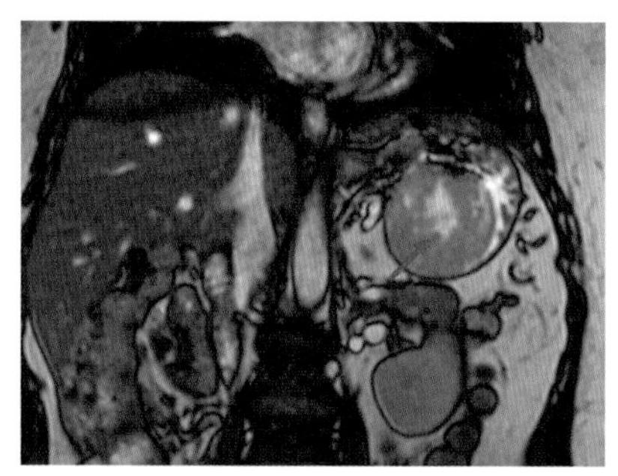

图2　2016年12月上腹部三维水成像增强MRI检查结果

2016年11月腹部彩超检查：左上腹实性占位，来源于胃？肝门部实性占位：淋巴结？

【核医学检查】未行核医学相关检查。

4. 诊断

主诊断：Ⅱ型胃神经内分泌肿瘤（G2，T2N1Mx）。

5. 诊治经过

患者2016年11月于四川大学华西医院行胃镜检查（图3），提示胃底皱襞呈脑回状，可见多个直径0.2~0.6cm广基息肉样黏膜隆起，部分息肉表面充血或糜烂，胃体距门齿40~55cm前壁、小弯侧可见一大小约8cm × 15cm的巨大结节性新生物，表面有两个溃疡形成，底覆白苔，活检示质稍韧，易出血；另可见多个直径0.2~0.6cm的广基息肉样黏膜隆起，部分息肉表面充血或糜烂；胃窦前壁可见多个直径0.5cm的广基息肉样黏膜隆起，表面充血、糜烂；十二指肠球部可见多个直径0.3~0.4cm的黏膜隆起，活检示质软，未见新生物及溃疡。活检病理示：<胃体>神经内分泌肿瘤（G2），免疫组化示PCK（+）、Syn（+）、CgA（+）、CD117（–）、DOG–1（–）、Ki67（+，约5%）；<十二指肠降部>神经内分泌肿瘤（G2），免疫组化示PCK（+）、Syn（+）、CgA（+）、Ki67（+，约5%）。

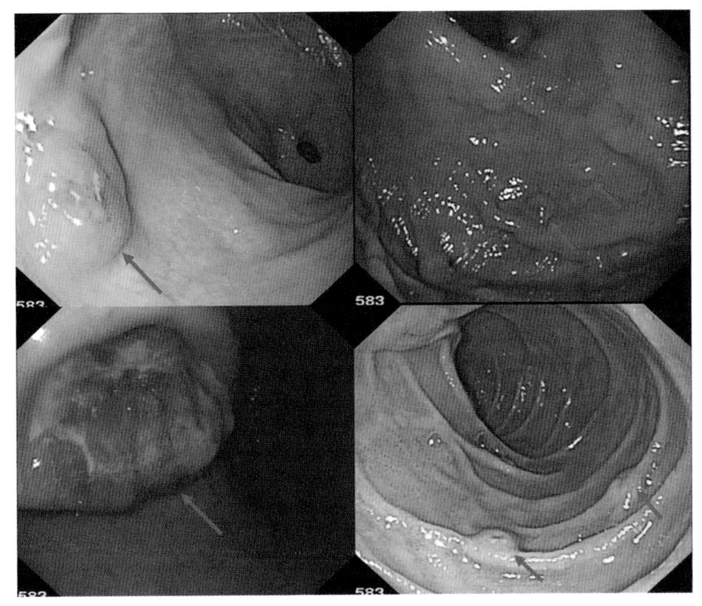

图3　2016年11月胃镜检查结果

患者遂于2016年12月于四川大学华西医院消化内科行十二指肠降部病变内镜下切除术，2017年1月经全院MDT会诊后转入四川大学华西医院胰腺外科行“全胃切除术、D2淋巴结清扫、食管–单管空肠横结肠前Roux–en–Y吻合”，术中超声证实胰头至胰尾部均探及散在多发占位性病变，多系胰腺多发神经内分泌肿瘤。考虑患者术后仍有较高的复发风险，且严重影响术后生活质量，术中向患者家属交代病情，交代术后复发相关风险及胰腺切除的风险，征求患者家属意见，患者家属了解病情后决定放弃全胰腺切除。考虑患者肿瘤巨大且合并出血，有全胃切除指征，术中行全胃及胃周淋巴结清扫。术后病理：<胃肿瘤>免疫组化染色，PCK（+）、CgA（+）、Syn（+）、CD56（–）、Ki67（+，3%）、CDX2（–）、SSTR2（–）、生长抑素（–）、胃泌素（–）、胰高血糖素（–）、胰岛素（–）。结合形态学，诊断为神经内分泌肿瘤（G2），肿瘤侵出胃壁。淋巴结：送检“4D组”1/5枚、“6组”2/3枚、“8A组”2/3枚，“3B”组2/5枚，查见肿瘤累及。患者术后定期于四川大学华西医院消化内科及胰腺外科门诊随访。

6. 病例解析

Ⅱ型胃神经内分泌肿瘤约占胃神经内分泌肿瘤的5%~7%，亦与高胃泌素血症有关。Ⅱ型胃神经内分泌肿瘤的发病机制如下：原发于胰腺、十二指肠等部位的胃泌素瘤，通常由于MEN1相关胃泌素瘤所分泌的大量胃泌素促进胃黏膜壁细胞和肠嗜铬样细胞增殖，导致Ⅱ型胃神经内分泌肿瘤。诊断要点如下：血清胃泌素浓度明显升高（达正常参考值的10倍以上）；胃内pH值明显下降；原发于胰腺、十二指肠等部位的胃泌素瘤。胃镜下表现为多发息肉样病灶或黏膜下病变，病灶位于胃体或胃底，但胃黏膜呈肥厚、充血、水肿改变，黏膜表面常见多发糜烂甚至溃疡。Ⅱ型胃神经内分泌肿瘤患者也存在高胃泌素血症，但这是由于异位胃泌素瘤（亦称Zollinger–Ellison综合征）。散发性的Zollinger–Ellison综合征很少引起Ⅱ型胃神经内分泌肿瘤，但在MEN1患者中Ⅱ型胃神经内分泌肿瘤很常见，发病率为5%~8%。Ⅱ型胃神经内分泌肿瘤虽然与Ⅰ型胃神经内分泌肿瘤非常相似，但Ⅱ型胃神经内分泌肿瘤通常具有更高的侵袭性和转移潜能。

该患者的多发神经内分泌肿瘤病灶分别位于胃及十二指肠，胃镜下可见胃黏膜明显充血水肿，血清胃泌素明显升高，伴有反酸、烧心、黑便等高胃酸表现，且影像学检查提示同时存在甲状旁腺、垂体及胰腺多发占位，临床诊断考虑为MEN1背景下的Ⅱ型胃神经内分泌肿瘤伴胃泌素瘤。对患者十二指肠病变行内镜下切除治疗，对胃病变行全胃切除+淋巴结清扫，术后病理提示淋巴结转移，考虑患者自身意愿，未对胰腺病变进行切除。

7. 专家点评

Ⅱ型胃神经内分泌肿瘤的诊断和治疗不同于Ⅰ型胃神经内分泌肿瘤，Ⅱ型胃神经内分泌肿瘤恶性程度更高。内镜下可见多发性小息肉样肿瘤，也可见消化性溃疡。病变通常位于胃底，亦可位于胃窦；胃内pH值通常小于2；大多数患者血清胃泌素浓度升高，超过500pmol/L。Ⅱ型胃神经内分泌肿瘤患者除内镜检查和血清胃泌素检查外，还应进行*MEN1*基因检测和相关胃泌素瘤的定位，以及筛查甲状旁腺和脑垂体部的其他相关肿瘤。对于未侵犯黏膜下层的Ⅱ型胃神经内分泌肿瘤病变，可通过内镜下切除。对于侵袭性病变，建议采用外科手术切除，如果可能的话，也应一并切除胃泌素瘤。如果胃泌素瘤无法切除，则应使用大剂量质子泵抑制剂或5–羟色胺拮抗剂来控制胃酸高分泌，切除病变后还应每年进行随访监测。

参考文献

[1] Gluckman C R, Metz D C. Gastric neuroendocrine tumors (Carcinoids)[J]. Current Gastroenterology Reports, 2019, 21(4): 13.

[2] 中华医学会消化病学分会胃肠激素与神经内分泌肿瘤学组. 胃肠胰神经内分泌肿瘤诊治专家共识(2020・广州)[J]. 中华消化杂志, 2021, 41(2): 76−87.

[3] Corey B, Chen H. Neuroendocrine tumors of the stomach[J]. Surgical Clinics of North America, 2017, 97(2): 333−343.

[4] Basuroy R, Srirajaskanthan R, Prachalias A, et al. Review article: the investigation and management of gastric neuroendocrine tumours[J]. Alimentary Pharmacology & Therapeutics, 2014, 39(10): 1071−1084.

（刘与之）

（三）Ⅲ型晚期胃神经内分泌肿瘤1例

1. 病史摘要

患者女性，56岁。

主诉：腹痛1年余，诊断胰腺神经内分泌肿瘤1年。

现病史：1年余前（2020年3月）患者无明显诱因出现上腹部间歇性隐痛，伴呕吐，呕吐物为胃内容物，呕吐后疼痛无缓解，于当地医院就诊，2020年4月2日行腹部增强CT检查：胰头区乏血供占位性病变；肝左外叶低密度病灶，转移性病变不除外。2020年4月23日PET/CT检查：①胰头后份见一局限性FDG代谢稍活跃病灶。②肝左外叶团块状低密度病灶，FDG代谢较活跃；余肝内见多个低密度病灶，未见FDG代谢。③综上，结合病史，考虑胰头恶性肿瘤（神经内分泌肿瘤？）伴肝内多发转移性可能大。2020年4月行肝穿刺活检+胰腺超声内镜活检术，病理示：<左肝组织条>穿刺组织，符合神经内分泌肿瘤（G2），多系转移性。未予以特殊抗肿瘤治疗。后于四川大学华西医院就诊，病理活检送至四川大学华西医院会诊示：胰头超声内镜穿刺组织，<胰头>标本符合神经内分泌肿瘤（G2）。转入某医院，予以苹果酸舒尼替尼，每天3粒治疗。患者因服用苹果酸舒尼替尼期间出现鼻出血、双手指水疱伴皮肤瘙痒、味觉丧失等药物副反应反复停药减量。2020年10月、2021年1月于当地医院行全腹部增强CT检查，疗效评价为SD（倾向增大）。2021年4月再次行全腹部增强CT检查，提示病灶较前增大，疗效评价为PD。遂停用苹果酸舒尼替尼。2021年4月患者为求进一步治疗至四川大学华西医院MDT门诊就诊，MDT建议：①苹果酸舒尼替尼治疗1年，目前评估肝肿瘤进展；②建议完善^{68}Ga–DOTATATE PET/CT检查，进一步评估患者目前病情；③建议完善胃肠镜检查。2021年4月28日行^{68}Ga–DOTATATE PET/CT检查：①胃幽门壁增厚伴SSTR表达增高（SUV_{max} 18.16），符合原发神经内分泌肿瘤表现，伴肝及腹主动脉旁、腹腔淋巴结转移；②左侧锁骨上淋巴结SSTR表达轻度增高（SUV_{max} 3.40），为肿瘤转移可能性大。2021年4月行胃幽门活检病理提示黏膜轻度慢性炎症。

再次MDT会诊讨论。胃镜取材组织少，结合影像学表现，目前诊断：胃窦神经内分泌肿瘤伴肝、腹主动脉旁淋巴结、锁骨上淋巴结转移（G2），一线苹果酸舒尼替尼治疗失败，建议肝活检病理会诊，完善胃镜检查，可行化疗或者生长抑素类似物治疗。后期根据效果评估肝介入治疗指征。

既往史、个人史、家族史无特殊。

2. 体格检查

ECOG评分0分，左侧锁骨上可扪及淋巴结肿大，无压痛。全腹软，无压痛及反跳痛，肝区有叩痛，未触及明显肿块。

3. 辅助检查

【病理检查】2020年4月行肝穿刺活检+胰腺超声内镜活检术后病理，<左肝组织条>穿刺组织：符合神经内分泌肿瘤（G2），多系转移性。免疫组化：CD56（–）、CD20（–）、GS（–）、CD3（–）、CgA（+）、GPC–3（–）、CD45（–）、SSTR2（+）、Syn（+）、Ki67（+，10%）、HepPar–1（–）、CK（+）。

2021年5月胰头超声内镜穿刺组织会诊病理示：<胰头>血凝块中查见少量异型细胞，免疫组化：PCK（+）、CD56（+）、CgA（+）、Syn（+）、Villin（+）、β–连环蛋白（–）、LCA（–）、CD10（–）、Ki67（+，约10%），符合神经内分泌肿瘤（G2）。

2021年4月胃幽门活检：黏膜轻度慢性炎症。

【实验室检查】血常规：无特殊；肝肾功能：无特殊；肿瘤标志物：CEA、CA199、CA125、AFP、NSE均正常。胃泌素浓度正常。

【胃镜检查】幽门口隆起：性质?

【肠镜检查】无特殊。

【影像学检查】2021年5月22日全腹部增强CT检查，结果如图1所示：胃窦壁增厚，幽门区似见软组织影，肿瘤性病变可能。肝内多发结节影，腹腔、腹膜后淋巴结增多、增大，多系转移瘤。

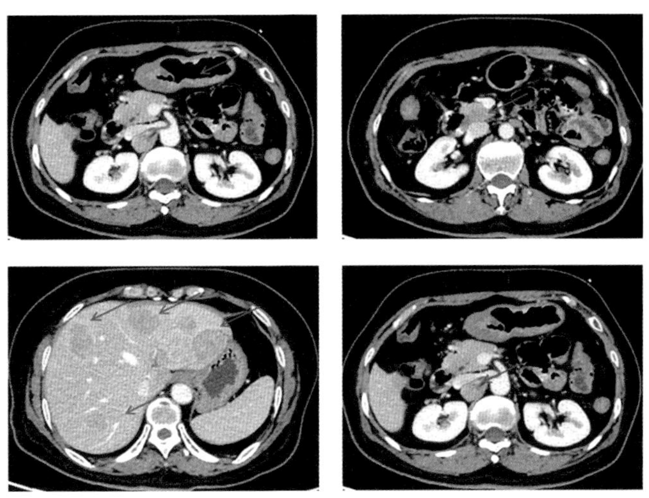

图1 2021年5月22日全腹部增强CT检查结果

【核医学检查】2021年4月28日^{68}Ga–DOTATATE PET/CT检查，结果如图2所示：①胃幽门壁增厚伴SSTR表达增高（SUV_{max} 18.16），符合原发神经内分泌肿瘤表现，伴肝及上述腹部淋巴结转移；②左侧锁骨上淋巴结SSTR表达轻度增高（SUV_{max} 3.40），为肿瘤转移可能性大。

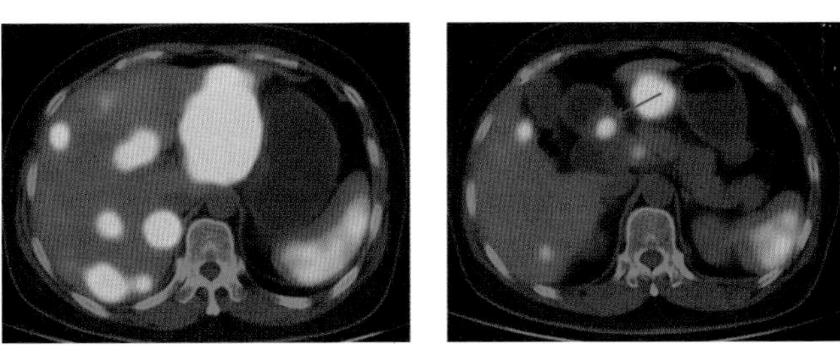

图2　2021年4月28日^{68}Ga–DOTATATE PET/CT检查结果

注：箭头为幽门原发病灶。

4. 诊断

主诊断：胃神经内分泌肿瘤伴肝、左侧锁骨上淋巴结、腹腔多发淋巴结转移（G2，非功能性，cT1N2M1，Ⅳ期）。

5. 诊治经过

经过MDT讨论，考虑为胃神经内分泌肿瘤伴肝、左侧锁骨上淋巴结、腹腔多发淋巴结转移（G2，非功能性），一线使用苹果酸舒尼替尼治疗后疾病进展。患者目前病灶主要负荷在肝，建议全身行长效生长抑素类似物治疗联合肝介入栓塞治疗。患者后于2021年5月开始行醋酸奥曲肽微球30mg，臀部肌肉深部注射，每28天1次治疗。2021年8月26日行全腹部增强CT检查，疗效评价为PR，如图3所示。2022年5月31日行全腹部增强CT检查，疗效评价为PD，如图4所示。2022年6月开始改为醋酸奥曲肽微球40mg，臀部肌肉深部注射，每28天1次治疗。2021年12月21日、2022年7月8日在局麻下行TAE。2022年10月10日行全腹部增强CT检查，疗效评价为PD，如图5所示。目前服用索凡替尼胶囊治疗。

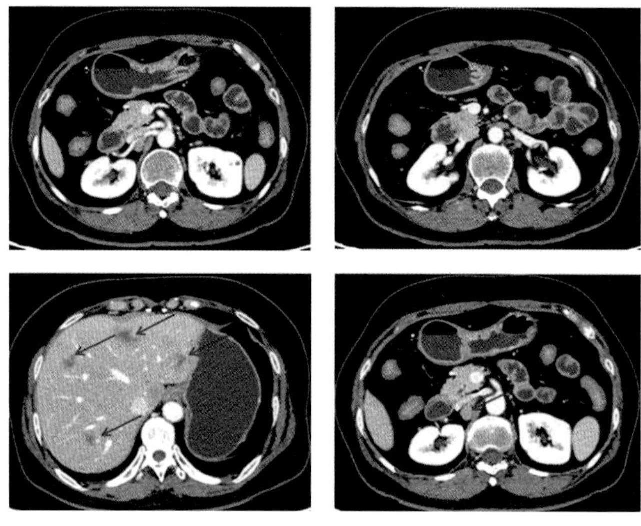

图3　2021年8月26日全腹部增强CT检查结果

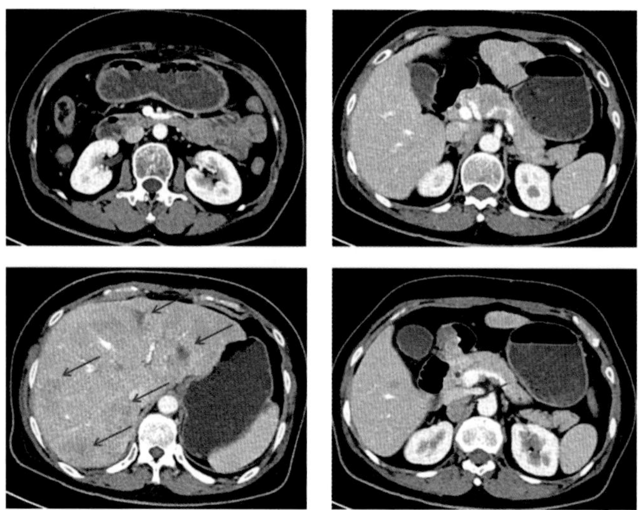

图4　2022年5月31日全腹部增强CT检查结果

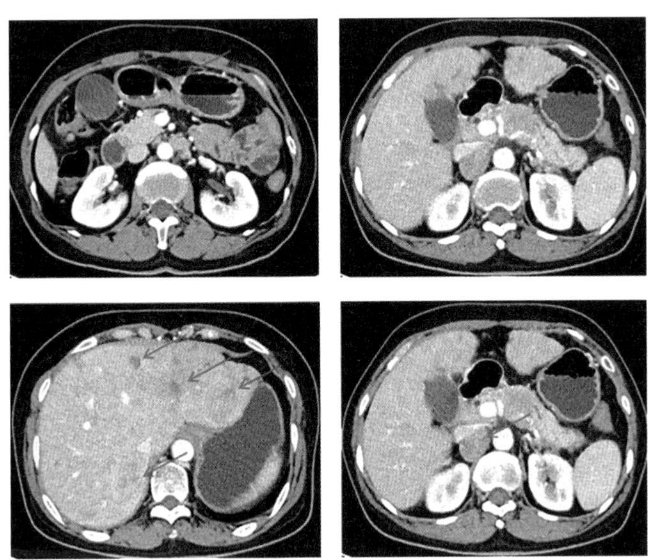

图5 2022年10月10日全腹部增强CT检查结果

6. 病例解析

胃神经内分泌肿瘤来源于胃内分布的4种不同类型的神经内分泌细胞，包括分布于胃底和胃体、分泌组胺的肠嗜铬样细胞，分布于胃窦、分泌胃泌素的G细胞，分布于全胃、分泌生长抑素的D细胞，以及分泌5–羟色胺的肠嗜铬细胞。胃神经内分泌肿瘤可分为3型：Ⅰ型胃神经内分泌肿瘤最常见，占80%~90%；Ⅱ型胃神经内分泌肿瘤最少见，仅占5%~7%；Ⅲ型胃神经内分泌肿瘤占10%~15%。Ⅲ型胃神经内分泌肿瘤的诊断要点如下：血清胃泌素浓度在正常参考值范围内；肿瘤可分布于全胃；胃镜下通常单发，可表现为黏膜下肿物、带蒂大息肉、火山口样病变等多种形态；肿瘤分级多为G2级；远处转移率约为50%。本例患者属于Ⅲ型胃神经内分泌肿瘤。

生长抑素类似物在抗肿瘤增殖方面具有一定疗效，并可延长部分患者的无病生存期（*DFS*）。其中，长效生长抑素类似物在胃肠胰神经内分泌肿瘤中的有效性证据更加充分。由于患者对生长抑素类似物的耐受度通常较好，故对于G1级和Ki67较低（通常要求Ki67<10%）的G2级胰腺神经内分泌肿瘤患者，若患者无症状、肿瘤负荷较低、进展缓慢、SRI阳性，可将生长抑素类似物作为抗肿瘤增殖的一线治疗方案（1A，Ⅰ级推荐）。

索凡替尼是中国自主研发的小分子药物。Ⅲ期SANET–p研究中，索凡替尼治疗晚期疾病进展的胰腺神经内分泌肿瘤患者（初治患者占34%），中位无进展生存期较安慰剂组显著延长（分别为10.9月和3.7月，*P*=0.0011），客观缓解率为

19%（安慰剂组为2%）。随机对照Ⅲ期SANET–ep研究中，纳入198例1年内疾病进展的晚期非胰腺神经内分泌肿瘤患者（胃肠神经内分泌肿瘤占47%，初治患者占33%），与安慰剂组比较，索凡替尼组的无进展生存期延长5.4月（研究者评估无进展生存期为9.2月vs.3.8月，$P<0.0001$），索凡替尼组客观缓解率也显著高于安慰剂组（分别为10%和0）。

肝是最常发生胃肠胰神经内分泌肿瘤远处转移的器官，肝转移瘤的局部治疗方案主要包括经动脉途径治疗和消融治疗。肝动脉化疗栓塞治疗后，肝转移瘤的影像学缓解率为33%~80%，患者的症状缓解率为60%~95%，患者治疗后的无症状生存期为18~24月，5年生存率为50%~65%；肝动脉栓塞的治疗效果与之近似。

该患者为Ⅲ型胃神经内分泌肿瘤，由于开始误诊为胰腺神经内分泌肿瘤，使用了舒尼替尼的治疗。治疗之后肿瘤缓慢生长，治疗1年后患者疾病进展。由于患者肿瘤生长缓慢，后改为长效生长抑素类似物醋酸奥曲肽微球治疗。开始，患者肿瘤明显缩小，达到PR，但是在治疗1年后疾病进展。期间行2次TAE治疗，未达到显著缩瘤目的。并且在疾病进展后将生长抑素类似物加量仍然没有达到好的治疗目的，目前该患者仍在继续随访中，生活质量良好，准备更换其他治疗方案治疗。

7. 专家点评

胃神经内分泌肿瘤是一组起源于胃的神经内分泌细胞的罕见肿瘤，但随着内镜技术的发展及临床对疾病认识的提高，越来越多的胃神经内分泌肿瘤被发现，其发病率呈逐年上升趋势。Ⅲ型胃神经内分泌肿瘤是胃泌素非依赖性肿瘤，无相关背景疾病，胃内肿瘤多为单发病灶。根据肿瘤的大小、侵及胃壁的深度、是否淋巴结转移或远处转移，分别选择内镜下切除、外科根治性手术或内科药物治疗。已发生远处转移，属于可完全切除者，建议行原发病灶和转移病灶的切除手术；如果肝多发转移无法手术，一线选择生长抑素类似物治疗，疾病进展后可选择生长抑素类似物加量治疗，PRRT，依维莫司、索凡替尼和替莫唑胺为基础的化疗，等等。此例患者开始被误诊为晚期胰腺神经内分泌肿瘤，随后选择了舒尼替尼进行治疗。因此，对于胃肠胰神经内分泌肿瘤，完善^{18}F–FDG PET/CT检查、^{68}Ga–DOTATATE PET/CT检查及胃肠镜常规检查非常重要。

胃神经内分泌肿瘤作为一类少见而异质性强的肿瘤，近年来受到越来越多的重视和关注。了解神经内分泌肿瘤不同亚型的特点和诊断方法，是正确治疗的前提。除了病理学的精准评估，临床医生应重视治疗前的分型检查，进行规范化的分型治疗。大力推进MDT模式，给予患者个体化治疗，可能给中国的胃神经内分泌肿瘤患者带来最大生存益处。

参考文献

[1] Xu T M, Wang C S, Jia C W, et al. Clinicopathological features of primary gastric neuroendocrine neoplasms: a single–center analysis[J]. Journal of Digestive Diseases, 2016, 17(3): 162–168.

[2] Delle Fave G, Kwekkeboom D J, van Cutsem E, et al. ENETS consensus guidelines for the management of patients with gastroduodenal neoplasms[J]. Neuroendocrinology, 2012, 95(2): 74–87.

[3] Nagtegaal I D, Odze R D, Klimstra D, et al. The 2019 WHO classification of tumours of the digestive system[J].Histopathology, 2020, 76(2): 182–188.

[4] Pavel M, Valle J W, Eriksson B, et al. ENETS consensus guidelines for the standards of care in neuroendocrine neoplasms: systemic therapy–biotherapy and novel targeted agents[J]. Neuroendocrinology, 2017, 105(3): 266–280.

[5] Xu J, Shen L, Bai C, et al. Surufatinib in advanced pancreatic neuroendocrine tumours (SANET–p): a randomized, double–blind, placebo–controlled, phase 3 study[J]. The Lancet Oncology, 2020, 21(11): 1489 –1499.

[6] Pavel M, Baudin E, Couvelard A, et al. ENETS consensus guidelines for the management of patients with liver and other distant metastases from neuroendocrine neoplasms of foregut, midgut, hindgut, and unknown primary[J]. Neuroendocrinology, 2012, 95(2): 157–176.

（朱洪）

（四）胃神经内分泌癌1例

1. 病史摘要

患者男性，58岁。

主诉：黑便4月余，胃神经内分泌癌术后3月余。

现病史：患者4月余前（2021年1月）无明显诱因出现黑便伴乏力，2021年1月11日于外院行腹部增强CT检查示：①胃窦壁增厚，黏膜紊乱，黏膜下团块影，并突向腔外生长，考虑肿瘤性病变可能性大。②肝胃间隙内多个淋巴结显示，部分增大。2021年1月11日行胃镜检查提示：胃体黏膜下隆起（间质瘤？）伴出血。

2021年1月20日行全麻下“腹腔镜胃包块切除+腹腔粘连松解术”，术后病理示：神经内分泌癌。肿瘤最大径约3cm；标本黏膜切缘未见肿瘤累及。2021年3月2日四川大学华西医院MDT会诊示：胃神经内分泌癌。患者遂于2021年2月26日在四川大学华西医院门诊行^{18}F–FDG PET/CT检查示：“胃神经内分泌癌术后”，①胃窦壁稍增厚，腹壁及术区小片影及条索影糖代谢增高（SUV_{max} 5.50），倾向术后改变。②胃小弯旁淋巴结糖代谢轻度增高，炎性？其他？2021年3月24日行^{68}Ga–DOTATATE PET/CT检查示：“胃神经内分泌癌术后”，胃左血管旁淋巴结SSTR表达增高（SUV_{max} 5.65），倾向肿瘤转移。2021年4月9日行“腹膜后肿瘤切除术+胃修补术+腹腔镜淋巴结清扫术+肠粘连松解术”，术后病理：<腹腔肿瘤>纤维脂肪组织中查见少许肿瘤，符合神经内分泌癌累及。周围5枚淋巴结未见肿瘤转移。送检的“7组”淋巴结（1/1）枚、“8组”淋巴结（1/1）枚查见肿瘤转移，“12b组”淋巴结查见脉管内瘤栓，“1组”淋巴结2枚、“3组”淋巴结6枚、“5组”淋巴结2枚、“9组”淋巴结2枚、“12a组”淋巴结2枚未见肿瘤转移。

乙肝病史20年余，长期口服阿德福韦酯10mg，拉米夫定0.1g，每天1次。

既往史、个人史、家族史无特殊。

2. 体格检查

ECOG评分0分，无淋巴结肿大，无压痛。全腹软，腹壁可见手术瘢痕，无压痛及反跳痛，未触及明显肿块。

3. 辅助检查

【病理检查】2021年3月2日外院手术标本送四川大学华西医院病理会诊提示：胃手术标本，病理诊断：肿瘤伴局灶坏死，免疫组化：PCK（+）、EMA（灶+）、CK7（–）、CK20（–）、CD56（+）、Syn（+）、CgA（+）、SSTR2（+）、CDX2（–）、SATB2（–）、TTF–1（–）、ATRX（+）、P53（个别+）、Ki67（+，30%~60%），支持为神经内分泌癌。

【实验室检查】血常规：无特殊；肝肾功能：无特殊；HBV–DNA正常；肿瘤标志物：CEA、CA199、CA125、AFP、NSE均正常。

【胃镜检查】胃体黏膜下隆起（间质瘤？）伴出血。

【肠镜检查】无特殊。

【核医学检查】2021年2月26日行^{18}F–FDG PET/CT检查，结果如图1A所示：“胃神经内分泌癌术后”，①胃窦壁稍增厚，腹壁及术区小片影及条索影糖代谢增高（SUV_{max} 5.50），倾向术后改变。②胃小弯旁淋巴结糖代谢轻度增高，炎性？其他？2021年3月24日行^{68}Ga–DOTATATE PET/CT检查，结果如图1B所示："胃神经内分泌癌术后"，胃左血管旁淋巴结SSTR表达增高（SUV_{max} 5.65），倾向肿瘤转移。

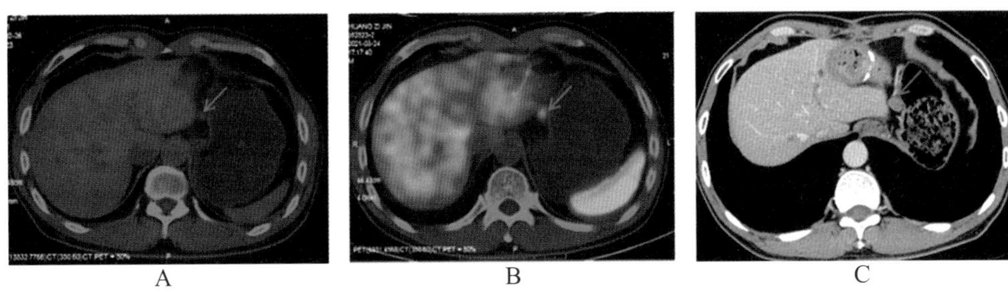

A　　　　　B　　　　　C

图1　治疗初期影像学检查结果

A.2021年2月26日^{18}F–FDG PET/CT检查结果；B.2021年3月24日^{68}Ga–DOTATATE PET/CT检查结果；C.2021年4月5日全腹部增强CT检查结果

【影像学检查】2021年4月5日行全腹部增强CT检查，结果如图1C所示：肝胃间隙胃左动脉旁见大小约1.5cm × 1.2cm软组织结节影，考虑转移可能性大。

4. 诊断

（1）胃神经内分泌癌术后（pTxN1M0）；

（2）慢性乙肝。

5. 诊治经过

2021年5月20日至2021年11月1日行依托泊苷+顺铂（EP）方案化疗6次。后定期随访复查。2022年10月14日复查^{18}F–FDG PET/CT示：胃角处胃壁病变倾向肿瘤复发，并伴肝及腹膜肿瘤转移；回盲部病变亦倾向肿瘤腹膜种植转移；腹水，如图2所示。2022年11月3日全腹部增强CT检查提示腹盆腔大量积液，考虑腹盆腔转移，如图3所示。2022年11月5日行第1周期EP减量方案化疗。

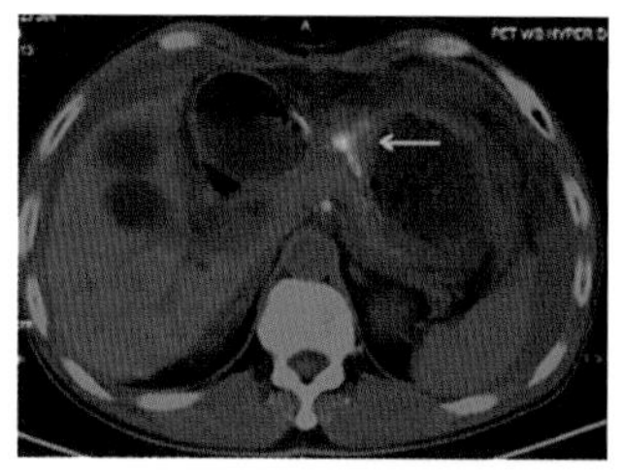
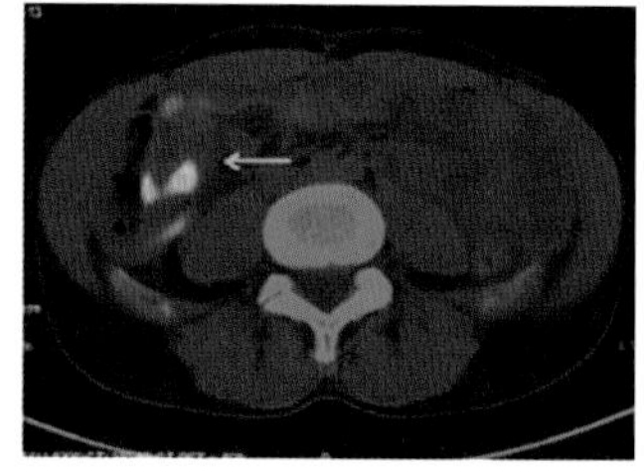

图2　2022年10月14日^{18}F–FDG PET/CT检查结果

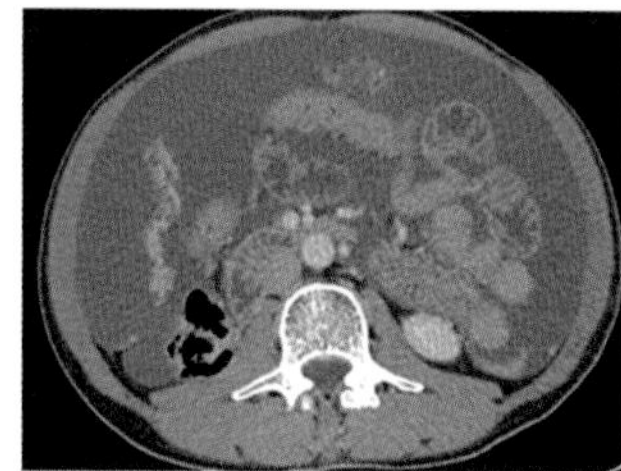
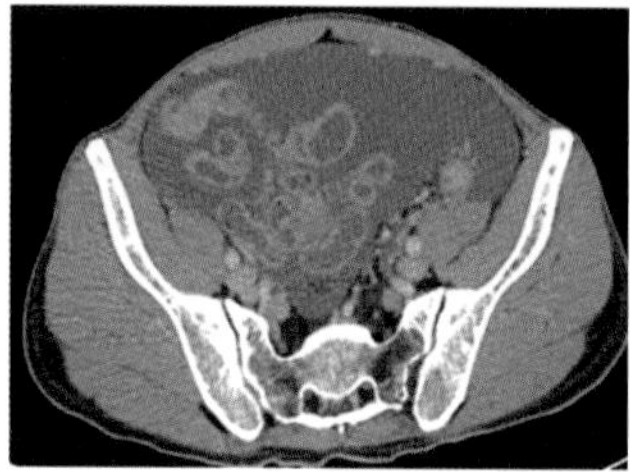

图3　2022年11月3日全腹部增强CT检查结果

6. 病例解析

胃神经内分泌癌是胃恶性肿瘤中一种较为罕见的类别。根据2019年WHO消化系统神经内分泌肿瘤的分类标准，神经内分泌肿瘤分为分化好的神经内分泌瘤和分化差的神经内分泌癌。相比于胃腺癌，胃神经内分泌癌具有恶性程度更高、复发和远处转移概率更高、预后更差的特性。目前胃神经内分泌癌的外科治疗原则类似于胃腺癌（根治性切除+D2淋巴结清扫）。大多数临床医生考虑到胃神经内分泌癌患者根治术后复发的概率较大，推荐术后化疗，对术后辅助化疗的患者推荐EP方案或者依托泊苷+卡铂（EC）方案。一线化疗方案参考小细胞肺癌，为依托泊苷+顺铂或伊立替康+顺铂。此例患者为胃神经内分泌癌，术后给予EP方案行辅助化疗6周期。辅助化疗完成后约1年时间，患者出现局部复发和腹盆腔转移，伴腹盆腔大量积液。考虑到患者无病生存期近1年，EP方案仍然可能有效，因此，在晚期一线，我们仍然选择了EP方案进行治疗。

7. 专家点评

胃神经内分泌癌是胃神经内分泌肿瘤中恶性程度较高的一种病理类型，即分化差的神经内分泌癌。肿瘤细胞分为大细胞和小细胞，肿瘤细胞排列呈片层状或混杂不规则，有时可表现有类器官特点。有报道显示，0.1%~0.6%的胃癌存在神经内分泌分化。由于胃神经内分泌癌具有强烈的侵袭行为，早期就有淋巴结及肝的转移，所以胃神经内分泌癌患者的预后很差。外科根治性切除是胃神经内分泌癌首选的治疗方法，一般遵循胃癌的治疗原则。对胃神经内分泌癌来说，手术是唯一可能治愈的手段。手术方式与胃腺癌要求及标准相同，术中要仔细探查是否存在多发病灶。由于患者预后差，术后容易复发，因此，术后需要行化疗降低术后复发率。对于胃神经内分泌癌，目前术后辅助化疗方案及一线化疗方案主要还是参考小细胞肺癌，主要采用EP、IP、EC等方案。

参考文献

[1] Nagtegaal I D, Odze R D, Klimstra D, et al. The 2019 WHO classification of tumours of the digestive system[J]. Histopathology, 2020, 76(2): 182−188.

[2] Lin J, Zhao Y, Zhou Y, et al. Comparison of survival and patterns of recurrence in gastric neuroendocrine carcinoma, mixed adenoneuroendocrine carcinoma, and adenocarcinoma[J]. JAMA Network Open, 2021, 4(7): e2114180.

[3] Garcia−Carbonero R, Sorbye H, Baudin E, et al. ENETS consensus guidelines for high−grade gastroenteropancreatic neuroendocrine tumors and neuroendocrine carcinomas[J]. Neuroendocrinology, 2016, 103(2): 186−194.

[4] Ishida M, Sekine S, Fukagawa T, et al. Neuroendocrine carcinoma of the stomach: morphologic and immunohistochemical characteristics and prognosis[J]. American Journal of Surgical Pathology, 2013, 37(7): 949−959.

（朱洪）

二、小肠神经内分泌肿瘤

（一）十二指肠神经内分泌肿瘤典型病例1例

1. 病史摘要

患者女性，37岁。

主诉：腹痛2月。

现病史：患者2月前无明显诱因出现腹痛，上腹部为主，无明显节律性，无黑便，于遵义医科大学附属医院门诊就诊，行胃镜检查示："十二指肠癌？"上腹部CT检查示：十二指肠水平部–升部不规则增厚，考虑肿瘤性病变，肝多发转移瘤？

既往史、个人史、家族史无特殊。

2. 体格检查

体温36.5℃，呼吸20次/分钟，脉搏97次/分钟，血压114/80mmHg，浅表淋巴结未扪及肿大，腹平软，剑突下轻压痛，无反跳痛及肌紧张，腹部未触及肿块，肝未触及肿大，肝区无叩击痛，余查体无特殊。

3. 辅助检查

【影像学检查】治疗前（2022年3月4日）胃镜检查，结果如图1A所示：十二指肠水平部见一肿物，表面附有溃疡、白苔，质脆，触之易出血，不能窥及全貌。

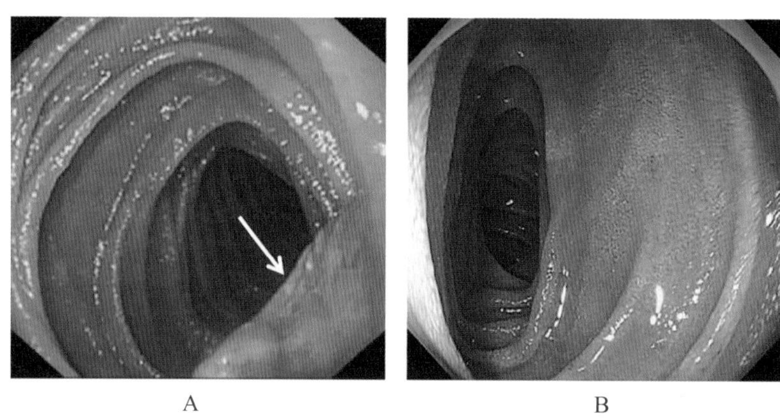

图1　治疗前后十二指肠肿瘤变化

A.治疗前（2022年3月4日）胃镜检查结果；B.治疗后（2022年7月18日）胃镜检查结果

2022年3月4日上腹部CT检查，结果如图2所示：十二指肠水平部–升部不规则增厚，考虑肿瘤性病变，肝多发转移瘤？

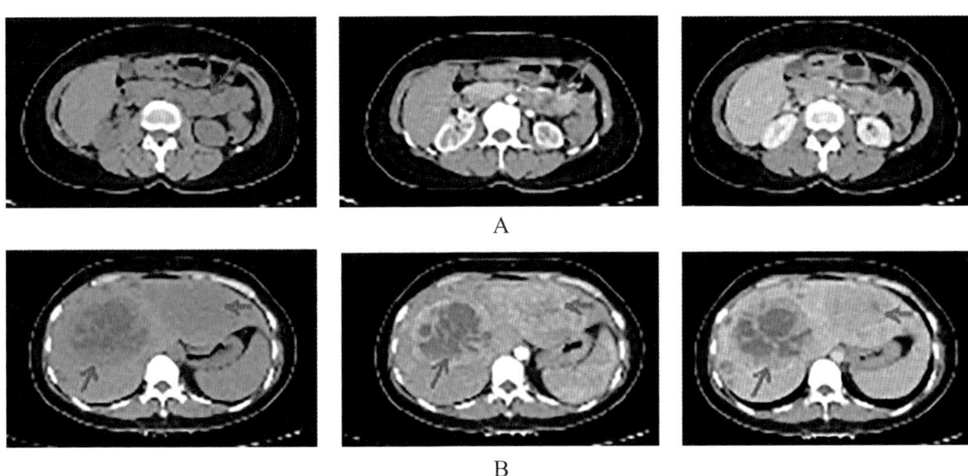

图2　2022年3月4日上腹部CT检查结果

A.十二指肠水平部–升部；B.肝

【病理检查】<十二指肠>黏膜活检标本：神经内分泌瘤，G2，核分裂<2个。免疫组化：CK（++）、CDX2（++）、Villin（+++）、CD56（+）、CgA（+）、Syn（+++）、胰岛素（–）、NKX2.2（++）、P53（–）、SSTR2（+++）、Ki67（+，3%），如图3所示。

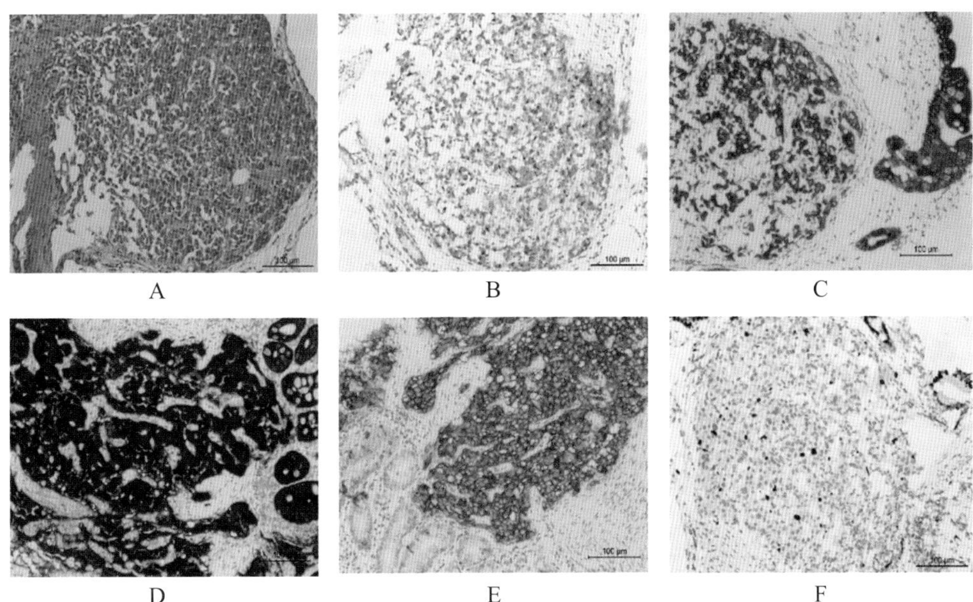

图3　2022年3月12日十二指肠病灶病理结果

A.HE；B.CgA；C.CK；D.SSTR2；E.Syn；F.Ki67

4. 诊断

主诊断：十二指肠神经内分泌瘤G2，伴肝、骨骼、淋巴结多发转移（TxN1M1c）。

5. 诊治经过

患者入院后完善相关检查，实验室检查：血常规、大便常规、尿常规无特殊；肝肾功能基本正常；肿瘤标志物CEA、CA199、CA125、AFP、NSE均正常。CgA 526.5ng/mL，5–羟色胺浓度正常。进一步完善CT引导下肝穿刺活检，病理提示：<肝>结合组织形态及临床病史考虑神经内分泌肿瘤。ECT：右侧骶髂关节处小片状代谢增高病灶，转移性病变可疑。^{68}Ga–DOTATATE/^{18}F–FDG PET/CT检查，结果如图4所示：肝多发占位伴糖代谢（SUV_{max} 9.7~10.8）、DOTATATE（SUV_{max} 59.4）表达增高；十二指肠水平部管壁增厚伴糖代谢（SUV_{max} 4.7）、DOTATATE（SUV_{max} 44.4）表达增高；十二指肠水平部周围糖代谢（SUV_{max} 8.1）、DOTATATE表达增高；淋巴结、第12胸椎右附件、左髂骨、左坐骨糖代谢、DOTATATE（SUV_{max} 3.9）表达增高。上述病灶符合神经内分泌肿瘤全身多发累及表现。

2022年3月22日MDT讨论意见：目前该患者明确诊断为十二指肠神经内分泌瘤G2，伴肝、骨骼、淋巴结多发转移（TxN1M1c），为不可切除进展期分化好的神经内分泌瘤，SSTR2及^{68}Ga–DOTATATE PET/CT强阳性。目前肿瘤主要负荷在肝，影像学显示血供丰富，故予以长效生长抑素类似物醋酸奥曲肽微球30mg肌内注射，抗肿瘤增殖，并联合TAE肝转移瘤减瘤治疗。2022年3月23日至今予以生长抑素类似物30mg，肌内注射，每28天1次治疗，分别于2022年3月25日及2022年5月20日行TAE肝转移瘤减瘤治疗，术中选择若干直径为40~120μm的栓塞微粒球对肿瘤供血动脉进行栓塞，栓塞终点为肿瘤供血区域肝动脉二级分支血流停止。2022年7月18日复查胃镜，结果如图1B所示：十二指肠未见黏膜隆起病变。上腹部CT检查，结果如图5所示：十二指肠水平部–升部不规则增厚，肝多发转移，转移瘤较前明显缩小、减少。

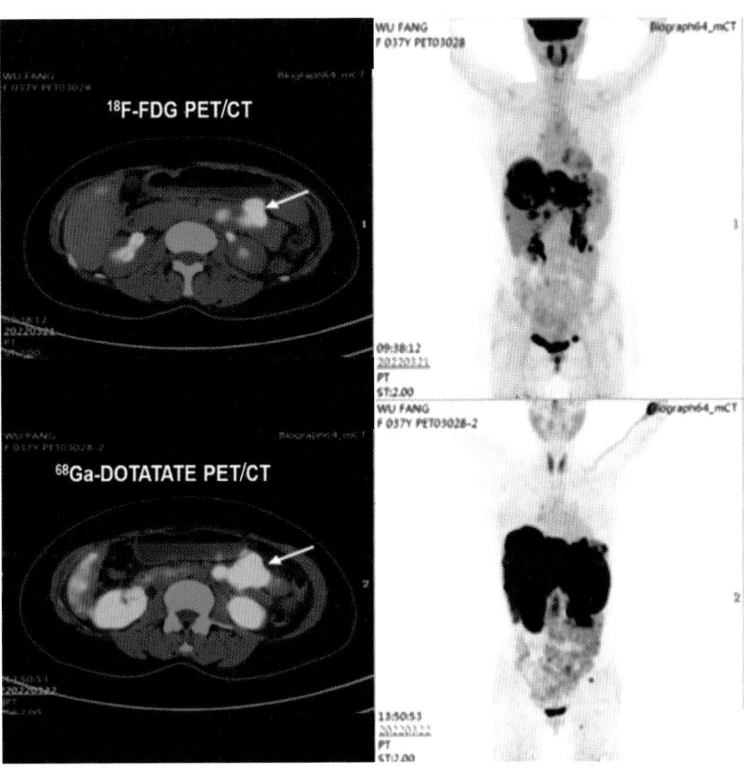

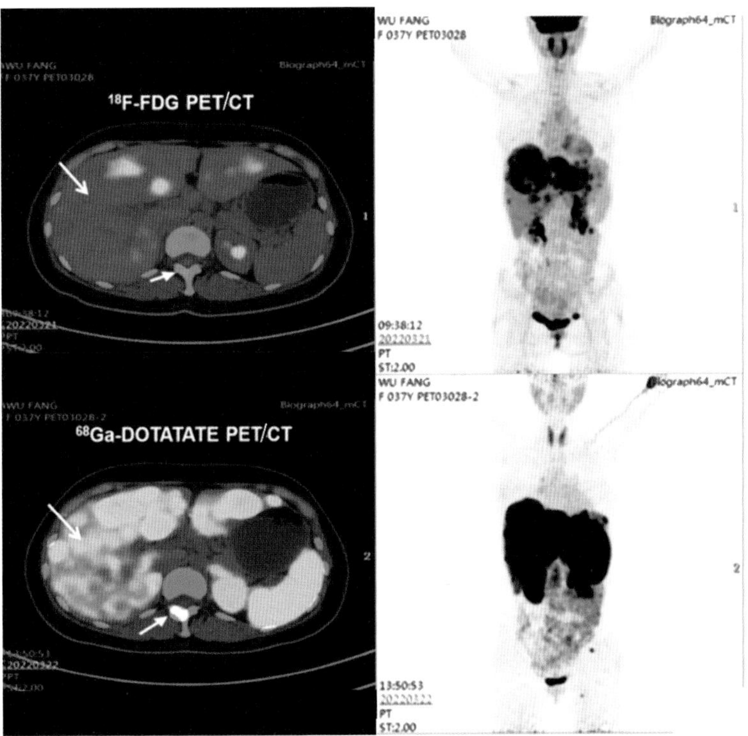

图4 2022年3月22日^{68}Ga–DOTATATE/^{18}F–FDG PET/CT检查结果

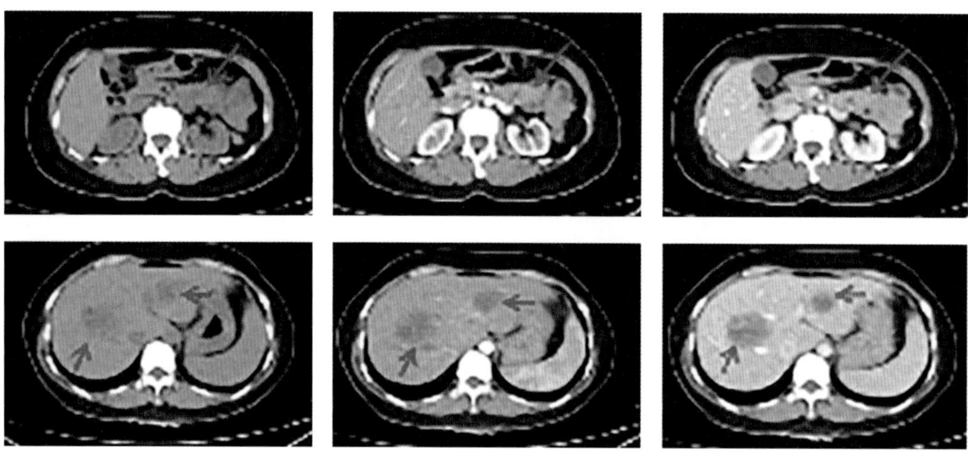

图5　2022年7月18日（治疗后）复查上腹部CT结果

6. 病例解析

该患者诊断明确，肿瘤主要负荷在肝，影像学显示血供丰富，故予以长效生长抑素类似物醋酸奥曲肽微球30mg抗肿瘤增殖，并联合TAE肝转移瘤减瘤治疗。肝转移瘤成功减瘤后，全身其他部位转移予以生长抑素类似物30mg，每28天1次治疗，控制肿瘤增殖生长，目前肿瘤控制稳定。故经MDT讨论后的生长抑素类似物联合TAE诊疗方案使患者获益。

7. 专家点评

十二指肠神经内分泌肿瘤非常罕见，约占所有胃肠神经内分泌肿瘤的3.8%，缺乏特异性临床表现，大部分患者无症状，部分患者可能出现腹痛、体重减轻、黑便等症状，20%~30%的患者合并转移。根据ENETS 2016及CACA 2022指南，对于直径<1cm的非壶腹周围区域且无淋巴结及远处转移的十二指肠神经内分泌肿瘤患者，推荐内镜下切除并随访，预后良好。对于合并远处转移者，目前尚无大型数据比较转移性神经内分泌肿瘤系统治疗与姑息手术的生存获益。应根据原发病灶、肿瘤负荷、SSTR2及Ki67等进行MDT讨论下的个体化诊疗。对于SSTR阳性、生长缓慢且Ki67≤10%的晚期神经内分泌肿瘤患者，推荐使用生长抑素类似物控制肿瘤生长，而针对肝转移且转移瘤负荷大的患者，应尽早采取介入治疗进行减瘤，为择期处理原发病灶创造机会，根据肝转移病灶类型，手术切除或射频消融（Ⅰ型和Ⅱ型的肝转移）及肝动脉栓塞术（Ⅲ型肝转移）等均可作为治疗手段。

参考文献

[1] Modlin IM, Lye KD, Kidd M. A 5−decade analysis of 13,715 carcinoid tumors[J]. Cancer, 2003, 97(4): 934−959.

[2] Fave GD, O'Toole D, Sundin A, et al. ENETS consensus guidelines update for gastroduodenal neuroendocrine neoplasms[J]. Neuroendocrinology, 2016, 103(2): 119−124.

[3] 中国抗癌协会神经内分泌肿瘤专业委员会. 中国抗癌协会神经内分泌肿瘤诊治指南(2022年版)[J]. 中国癌症杂志, 2022, 32(6): 545−580.

（鲁生念　刘雪梅　庹必光）

（二）十二指肠神经内分泌肿瘤局部内镜微创治疗1例

1. 病史摘要

患者女性，51岁。

主诉：体检发现十二指肠肿块1周。

现病史：患者1周前于院外体检时发现十二指肠肿块，无恶心、呕吐，无腹痛、腹胀，无呕血、黑便，为进一步诊治就诊于遵义医科大学附属医院门诊，门诊行超声内镜检查提示：十二指肠球部黏膜下隆起，考虑神经内分泌肿瘤可能（请结合临床）。

既往史、个人史、家族史无特殊。

2. 体格检查

生命体征平稳，心肺无异常，全腹软，无压痛及反跳痛，未触及明显肿块。

3. 辅助检查

【超声内镜检查】2022年4月11日内镜及超声内镜检查，结果如图1所示：十二指肠球部病变处见黏膜下累及固有肌层低回声团块，切面大小约0.6cm × 0.6cm，边界模糊，内部回声尚均匀，向腔内突出，触之活动度欠佳。考虑神经内分泌肿瘤可能。

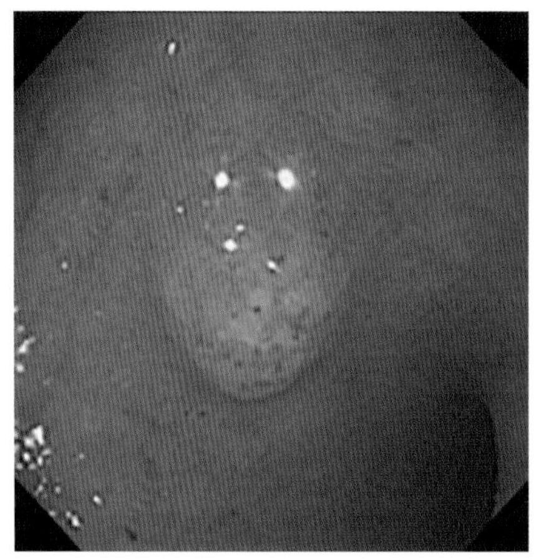
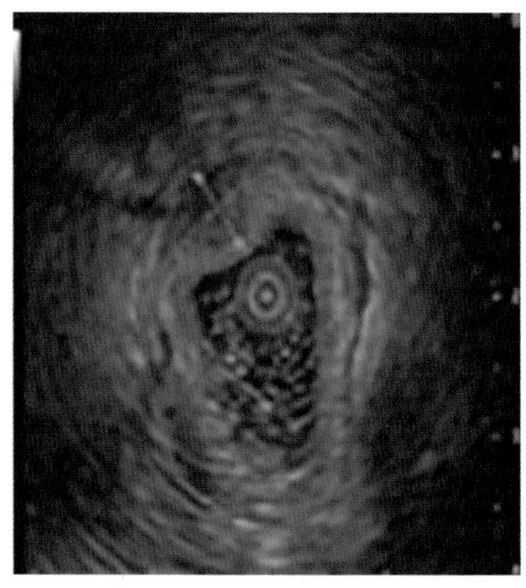

图1　2022年4月11日内镜及超声内镜检查结果

4. 诊治经过

患者入院后完善相关检查：血常规、肝肾功能无明显异常。2022年4月12日行^{68}Ga–DOTATATE/^{18}F–FDG PET/CT检查，结果如图2所示：十二指肠降部，糖代谢未见增高，^{68}Ga–DOTATATE轻度表达；双侧扁桃体稍增大，代谢增高，考虑炎性病变；双侧甲状腺代谢增高，考虑良性病变；双侧颈部Ⅰ区、Ⅱ区、腋下及双侧腹股沟区淋巴结增生；肝右叶钙化病灶或肝内胆管结石，约左侧髂骨水平肠系膜上结节，代谢轻度增高。结合患者相关检查结果，考虑该患者为十二指肠球部神经内分泌肿瘤可能，肿瘤直径<1cm，且无局部及远处转移。经过MDT讨论后，首选内镜微创治疗，于2022年4月15日行ESD，如图3所示。术后病理结果如图4所示：十二指肠神经内分泌肿瘤（NET，G2），分化好，2核分裂/mm^2，免疫组化结果：CK（+）、CD56（+）、CgA（+）、Syn（+）、SSTR2（++）、Ki67（+，4%），水平切缘（–），垂直切缘（–）。患者于术后第3天顺利出院，目前规律随访中。

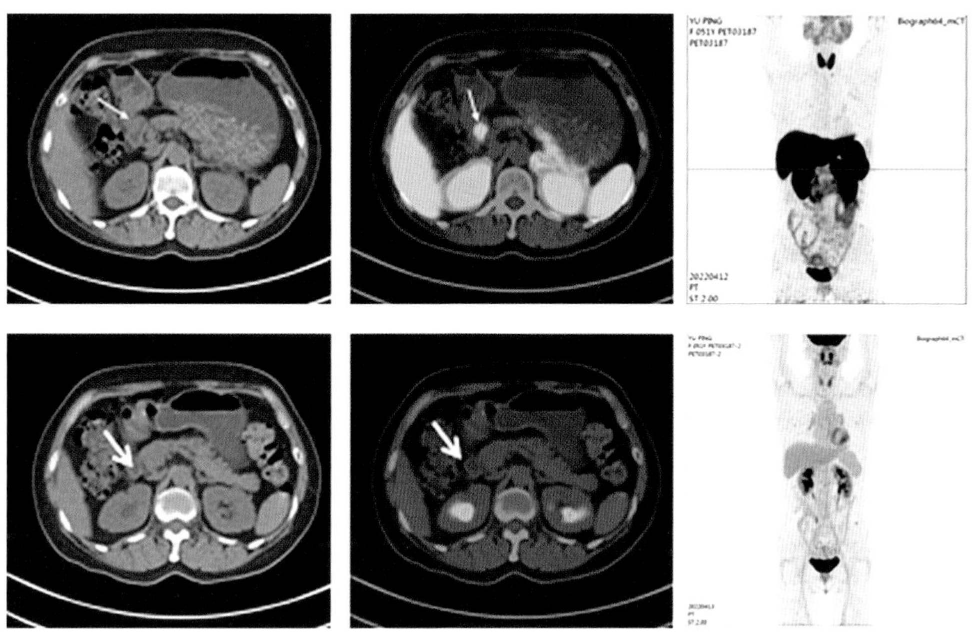

图2　2022年4月12日^{68}Ga–DOTATATE/^{18}F–FDG PET/CT检查结果

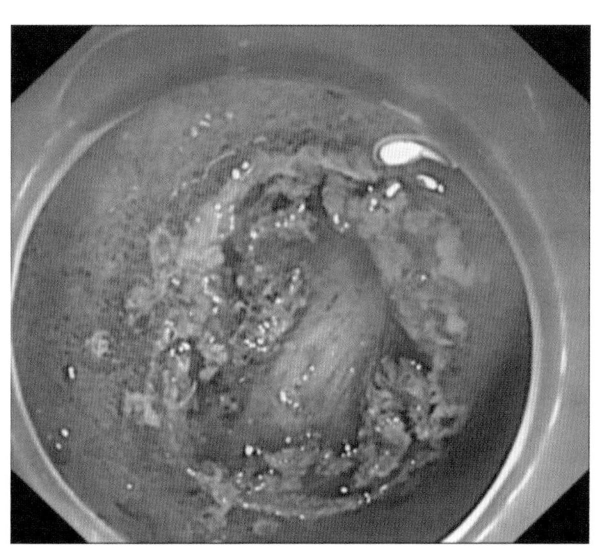

图3　2022年4月15日ESD术中所见

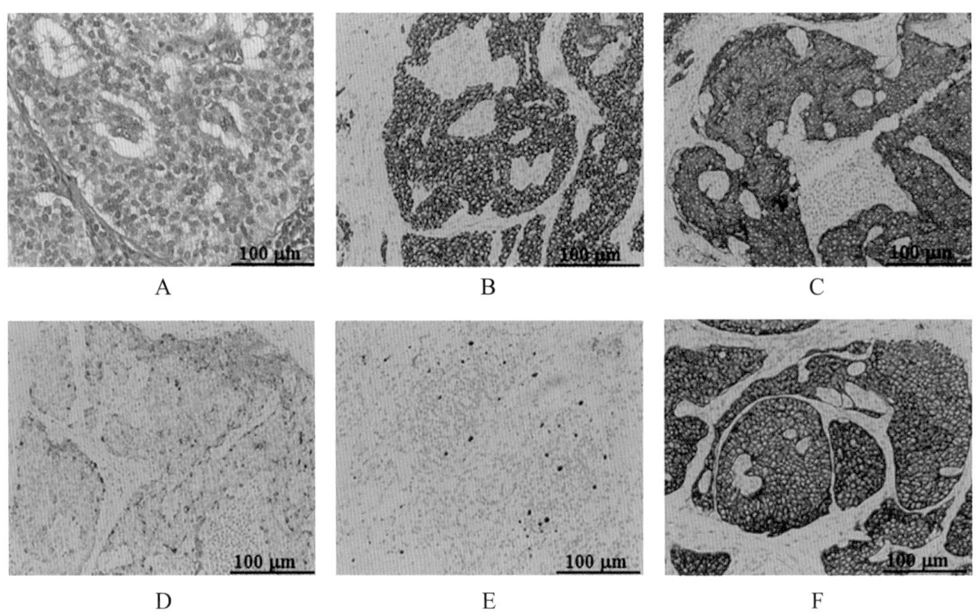

图4 2022年4月ESD后十二指肠病理结果

A.HE染色；B.CK；C.Syn；D.CgA；E.Ki67；F.SSTR2

5. 诊断

主诊断：十二指肠神经内分泌肿瘤（G2）。

6. 病例解析

十二指肠神经内分泌肿瘤占十二指肠肿瘤的3.4%~11.9%，十分少见。十二指肠神经内分泌肿瘤多见于男性，好发于十二指肠近段。十二指肠神经内分泌肿瘤生长缓慢，临床上主要表现为非特异性的消化系统症状，不易早期发现和诊断。十二指肠神经内分泌肿瘤多为单发，内镜下主要表现为半球形、息肉样或盘状黏膜隆起，表面可有充血、糜烂或溃疡，质韧或硬，可推动，病变累及固有肌层时则较为固定。病灶表现为息肉样隆起时，应注意与十二指肠息肉、布氏腺鉴别；有黏膜糜烂等表现时，需与炎症糜烂、早期肿瘤鉴别；如表现为黏膜下隆起，则需与间质瘤、平滑肌瘤等鉴别。

该患者十二指肠球部黏膜下隆起切面大小约0.6cm×0.6cm，为无功能的直径<1cm，且无淋巴结转移及远处转移的非壶腹神经内分泌肿瘤（G2），^{18}F–FDG PET/CT检查未提示转移，遵义医科大学附属医院组织MDT讨论后，根据ENETS 2016、NCCN 2022及中国抗癌协会神经内分泌肿瘤专委会（CACA）神经内分泌肿瘤诊治指南首选内镜下切除，随访即可。目前该患者仍在继续随访中，生活质

量及预后良好。

7. 专家点评

该病例经过内镜、超声内镜及^{68}Ga–DOTATATE/^{18}F–FDG PET/CT检查，结果显示为无功能、分化好的、直径<1cm且无淋巴结转移及远处转移的非壶腹部神经内分泌肿瘤（G2），经过MDT讨论，结合权威学术指南，首选内镜微创治疗，患者获益，预后良好。

参考文献

[1] Chiang CS, Shyr BU, Chen SC, et al. Periampullary gangliocytic paraganglioma[J]. Journal of Gastrointestinal Surgery, 2019, 23(11): 2247−2254.

[2] Nagtegaal ID, Odze RD, Klimstra D, et al. The 2019 WHO classification of tumours of the digestive system[J]. Histopathology, 2020, 76(2): 182−188.

[3] CSCO神经内分泌肿瘤专家委员会. 中国胃肠胰神经内分泌肿瘤专家共识[J]. 临床肿瘤学杂志, 2013, 18(9): 815−832.

[4] 中国抗癌协会神经内分泌肿瘤专业委员会. 中国抗癌协会神经内分泌肿瘤诊治指南(2022年版)[J]. 中国癌症杂志, 2022, 32(6): 545−580.

（苏薇　刘雪梅　庹必光）

（三）十二指肠神经内分泌肿瘤靶向治疗1例

1. 病史摘要

患者男性，68岁。

主诉：发现肝占位1年余。

现病史：1年余前（2015年5月）体检时行腹部超声检查提示肝多发占位，建议进一步治疗，未予以重视。2016年4月20日于外院复查，胃镜示：十二指肠降部隆起性病变，病理活检未见明显异常。外院行PET/CT检查提示：十二指肠降部肿瘤，肝多发转移。后于外院行肝包块活检，2016年5月17日行肝穿刺活检病理检查示：异型细胞巢，支持神经内分泌肿瘤。2016年6月3日于西安交通大学第一附属医院病理科会诊：符合肝转移性神经内分泌肿瘤（G2）。患者拒绝行化疗、生长抑素类似物等抗肿瘤治疗。就诊于西安交通大学第一附属医院期间参加一项评价索凡替尼治疗晚期非胰腺神经内分泌肿瘤疗效和安全性的Ⅲ期SANET–ep临床研究。

个人史：吸烟30年，40支/天，戒烟1年。饮酒43年，250g/d，戒酒1年。

既往史、家族史无特殊。

2. 体格检查

ECOG评分0分。双肺呼吸音清晰，未闻及干啰音、湿啰音及胸膜摩擦音。心率齐，心音有力，各瓣膜区未闻及病理性杂音，无心包摩擦音，无心包叩击音。无周围血管征。腹软，腹部无压痛及反跳痛，腹部未触及包块，肝肋下未触及，胆囊未触及，墨菲征阴性，脾肋下未触及，腹部叩诊呈鼓音，肝区无叩击痛，肾区无叩击痛，腹部移动性浊音阴性，听诊示肠鸣音正常。

3. 辅助检查

【病理检查】2016年5月17日在外院行肝穿刺活检病理检查示：异型细胞巢，免疫组化：CD56（弱+）、CgA（+）、CK19（+）、CK7（–）、CK8/18（+）、GPC–3（–）、Hep（–）、Ki67（+，20%）、Syn（+），支持神经内分泌肿瘤。

2016年6月3日于西安交通大学第一附属医院病理科会诊：符合肝转移性神经内分泌肿瘤G2级。

ERCP下十二指肠镜活检病理检查：十二指肠乳头活检未见癌细胞。

【实验室检查】血常规、尿常规、大便常规、24小时尿蛋白、肝肾功能、电解质、传染性指标、凝血、甲功检查结果基本正常，未见明显特殊。肿瘤标志物：CA125 325U/mL，CA199 75.280U/mL，NSE 20.48ng/mL，CA724、CEA、AFP正常。

【影像学检查】2016年6月6日行全腹部增强CT检查，结果如图1所示：十二指肠降部管壁不规则增厚，符合肿瘤性改变；肝内多发结节强化影，考虑转移瘤。

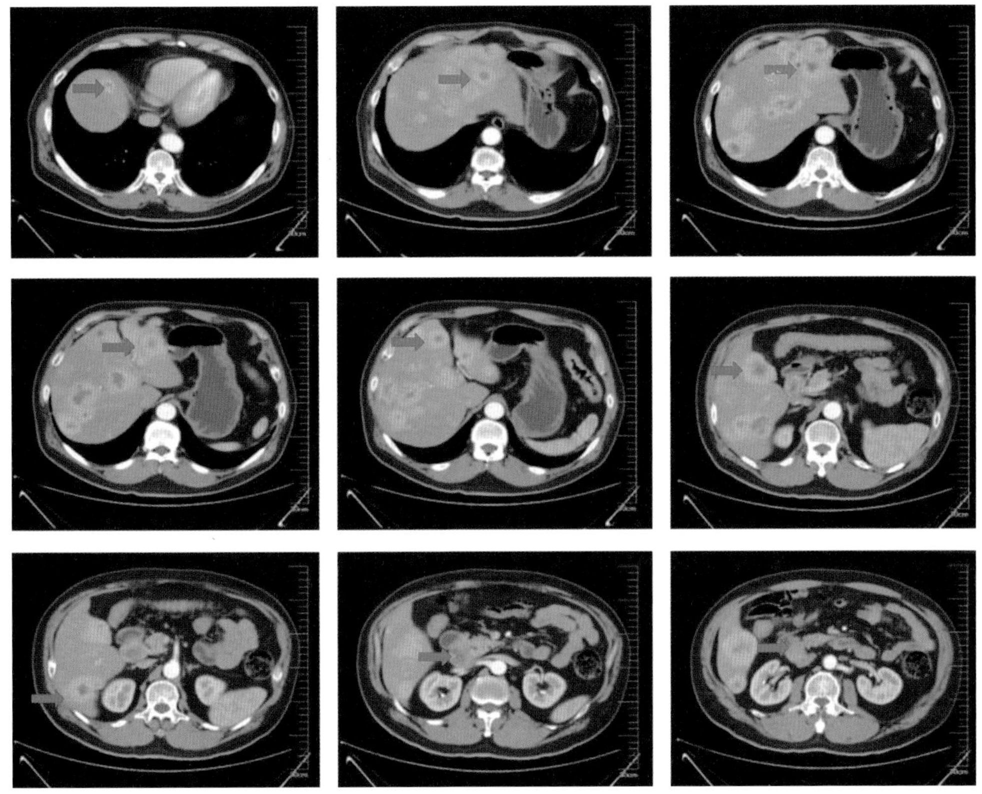

图1　2016年6月6日全腹部增强CT检查结果

【核医学检查】2016年4月20日于外院行PET/CT检查：①肝多发低密度病灶，FDG摄取增高，考虑肿瘤转移可能性大。②十二指肠降部后方软组织结节，FDG摄取增高，考虑恶性肿瘤，建议结合消化内镜检查。诊断考虑十二指肠降部癌，肝多发转移。

【其他检查】心电图检查：室性早搏二联律。24小时动态心电图监测：①窦性心律；②偶发房性早博伴短阵房性心动过速；③频发室性早搏伴二联律、三联律。

心脏超声检查：升主动脉增宽，左室舒缓功能减低，射血分数（EF）：68%。

4. 诊断

主诊断：十二指肠降部神经内分泌肿瘤伴肝多发转移（G2，非功能性，TxNxM1a，Ⅳ期）。

5. 诊治经过

2016年5月17日于外院行肝穿刺活检病理检查提示：神经内分泌肿瘤G2级。

患者拒绝化疗。于2016年6月至西安交通大学第一附属医院参加临床研究，治疗方案：索凡替尼/安慰剂（具体方案：每天300mg，每天1次）。

2016年8月10日复查全腹部增强CT，提示病灶较前缩小，疗效评价为SD；2016年10月8日复查全腹部增强CT，提示病灶较前缩小，疗效评价为PR，如图2所示。

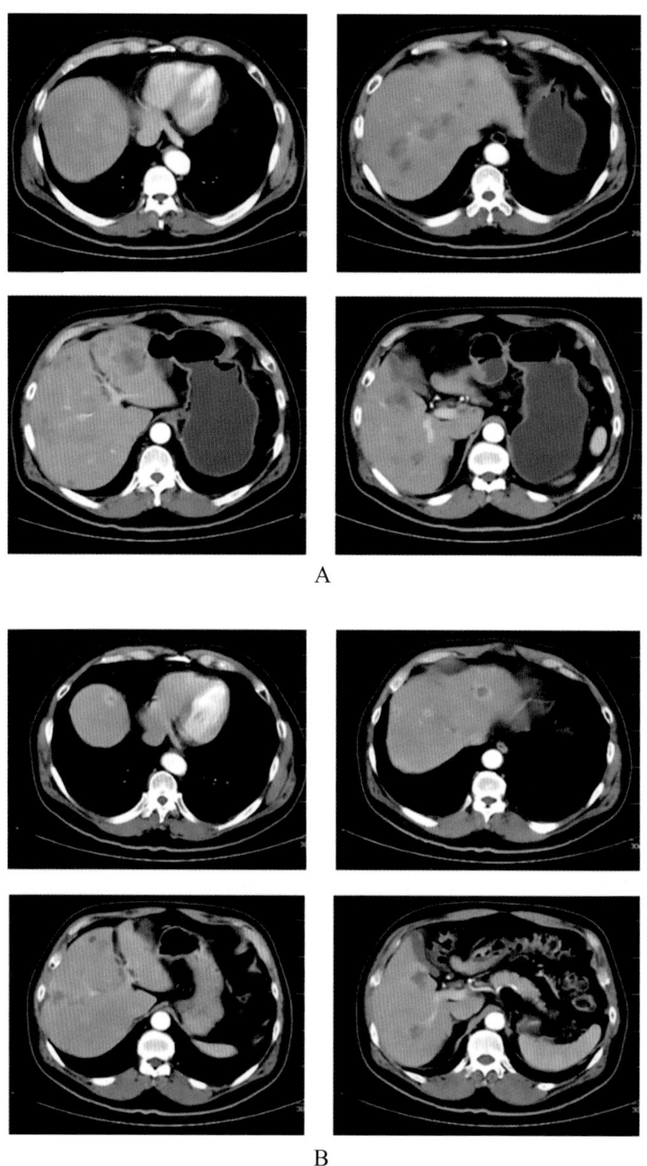

图2　2016年8月10日与2016年10月8日全腹部增强CT检查结果对比

A.2016年8月10日；B.2016年10月8日

2017年5月17日复查全腹部增强CT，提示病灶较前增大，疗效评价为PD（盲态独立影像学审查委员会BIIRC评估疗效评价为SD）。期间出现不良反应：3级高血压（予盐酸贝那普利5mg，每天1次）和1级高胆红素血症（予以观察）。2017年9月6日复查全腹部增强CT，结果如图3所示，病灶较前增大，BIIRC评估疗效评价为PD（患者出组），后停止口服索凡替尼治疗。

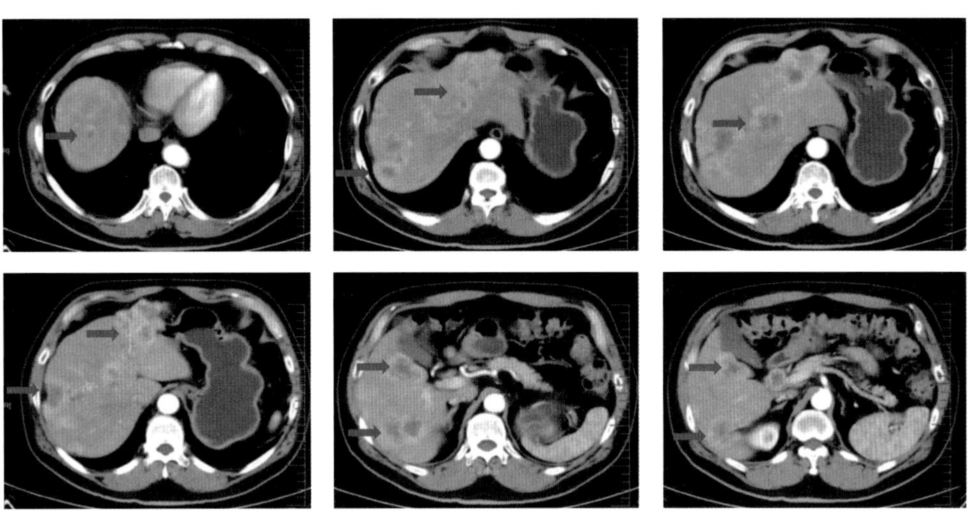

图3　2017年9月6日全腹部增强CT检查结果

2018年3月至2018年4月患者口服依维莫司治疗，因出现不可耐受的不良反应，停服。2018年6月15日患者感上腹部不适，就诊于西安交通大学第一附属医院，复查全腹部增强CT，提示PD，2018年8月至2019年2月行6周期CAPTEM方案［替莫唑胺200mg（口服，第10天至第14天）+卡培他滨1500mg（每天2次，第1天至第14天）］化疗，化疗后疗效评价为SD。2019年11月复查全腹部增强CT，提示疗效评价为PD，后口服安罗替尼，定期复查提示疗效评价为SD。2021年7月16日因上腹部不适到当地医院就诊，行全腹部增强CT检查，结果如图4所示，腹腔淋巴结转移伴腹水（PD），给予止痛等对症治疗。

2021年8月10日患者感腹痛不适加重，于2021年8月至2021年10月接受3周期免疫联合靶向治疗：替雷利珠单抗200mg（静脉输注，第1天）+索凡替尼250mg（口服，第1天至第14天），每3周1次。经随访了解，该患者已于2022年3月因肠梗阻死亡，总生存期为66月。

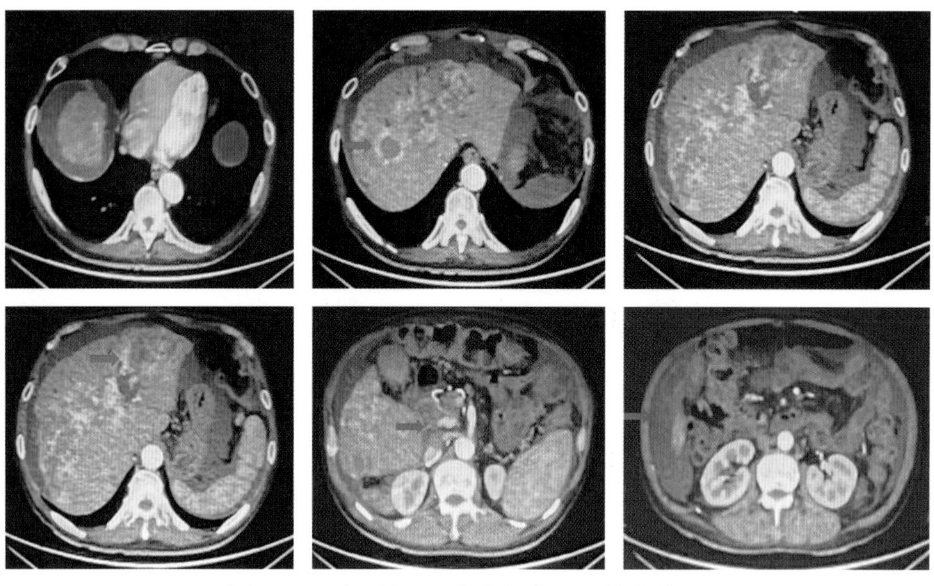

图4 2021年7月16日全腹部增强CT检查结果

治疗时间线如图5所示。

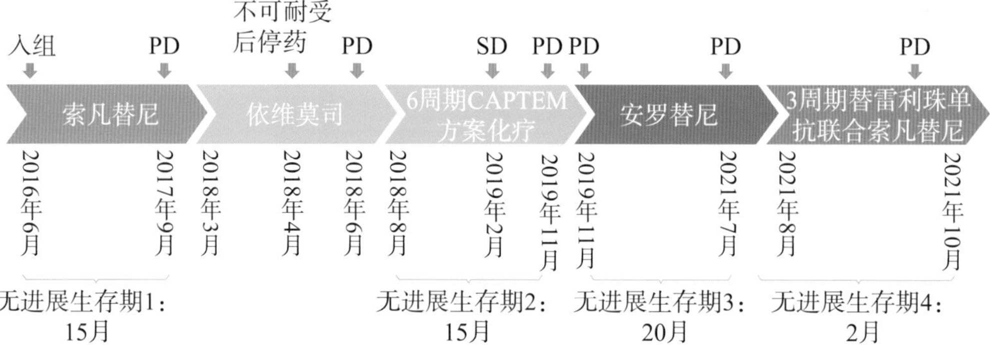

图5 治疗时间线

索凡替尼疗效评价见表1。

表1 索凡替尼疗效评价

治疗周期	检查日期	靶病灶大小（mm）	疗效评价
基线	2016年6月6日	105	NA
c3	2016年8月10日	90	SD
c5	2016年10月8日	65	PR
c7	2016年12月2日	64	PR
c9	2017年1月24日	58	PR

续表

治疗周期	检查日期	靶病灶大小（mm）	疗效评价
c11	2017年3月24日	55	PR
c13	2017年5月17日	80	PD
c15	2017年7月13日	84	PD
c17	2017年9月6日	100	PD
临床研究终止访视	2017年10月20日	98	PD

6. 病例解析

2020年9月，欧洲肿瘤内科学会（ESMO）年会上有学者口头报告了一项评价索凡替尼治疗晚期胰腺神经内分泌肿瘤疗效和安全性的Ⅲ期SANET–p研究结果，其与2019年9月报告的SANET–ep研究一同被收录到国际顶级学术期刊*The Lancet Oncology*中。

索凡替尼具备独特的协同抗肿瘤机制，是一种多靶点口服酪氨酸激酶抑制剂（TKI）。其一方面通过抑制血管内皮生长因子受体（VEGFR–1、2、3）和成纤维细胞生长因子受体（FGFR–1）来抑制肿瘤新生血管生成；另一方面通过抑制集落刺激因子–1受体（CSF–1R）来调节巨噬细胞，减少M2型肿瘤相关巨噬细胞（TAM），促进机体对肿瘤细胞的免疫应答，改善免疫微环境，从而发挥抗血管生成和免疫调节的双重作用。

SANET–epⅢ期临床研究中，198名非胰腺神经内分泌肿瘤患者被随机分至索凡替尼组（n=129）和安慰剂组（n=69），索凡替尼组患者的中位无进展生存期为9.2月，安慰剂组患者的中位无进展生存期为3.8月。此外，索凡替尼组患者的疾病进展或死亡风险降低率达67%，且具有可接受的安全性特征，最常见的3级或以上治疗相关不良事件是高血压（索凡替尼组患者：36%；安慰剂组患者：13%）、蛋白尿（索凡替尼组患者：19%；安慰剂组患者：0%）和贫血（索凡替尼组患者：5%；安慰剂组患者：3%）。

在SANET–pⅢ期临床研究中，172名胰腺神经内分泌肿瘤患者被随机分至索凡替尼组（n=113）和安慰剂组（n=59），索凡替尼组患者的中位无进展生存期为10.9月，安慰剂组患者的中位无进展生存期为3.7月。治疗效果亦得到了BIIRC的支持，索凡替尼组的中位无进展生存期为13.9月，而安慰剂组的中位无进展生存期则为4.6月（HR 0.339，95%CI 0.209~0.549，P<0.0001）。

此患者属于非胰腺神经内分泌肿瘤，入组SANET–ep研究，并且是接受一线治疗，取得了无进展生存期15月的疗效，是非常成功的病例，从索凡替尼治疗中获益。相比于二线、三线治疗所采取的依维莫司靶向治疗、化疗来讲，无进展生存期明显延长。在末线治疗阶段，也采用了免疫治疗联合索凡替尼的策略，显示出一定的疗效。遗憾的是，此例患者在诊治过程中未取得十二指肠病变的病理诊断用于进一步借鉴和完善。另外，若能在再次进展后二次活检，也可能会为进一步调整治疗策略提供一些新的诊疗思路。

7. 专家点评

在过去的几十年里，神经内分泌肿瘤曾被认为是一种罕见的“疑难杂症”，这是由于其在早期进展缓慢、没有特异性症状，难以被发现，往往在发生转移后才能被诊断出来。

我国学者徐建明教授作为主要研究者进行的SANET研究，在具有良好分化的G1、G2级胰腺神经内分泌肿瘤（SANET–p）和非胰腺神经内分泌肿瘤（SANET–ep）的患者中进行了两项双盲、安慰剂对照的Ⅲ期研究。两项研究均表明，与安慰剂相比，索凡替尼具有统计学意义、临床意义的抗肿瘤活性，并且具有可耐受的安全性。虽然SANET研究的患者特征与西方患者相比存在差异，如小肠神经内分泌肿瘤患者的入组率相对较低（SANET–ep为8%~9%），但亚组分析证明了索凡替尼的优越性，表明总体结果并非由部分患者驱动。因此，SANET研究的结果可推广到西方患者。美国正在进行的一项索凡替尼研究进一步支持了这一结论，该研究显示出与在中国进行的研究相似的疗效和相似的安全性。这些积极的结果可以证明无论肿瘤起源，索凡替尼对晚期、进行性、好的分化神经内分泌肿瘤患者均有一定疗效。索凡替尼为这一部分医疗需求未得到满足且人数不断增长的患者群体提供了一种具有新作用机制的治疗选择。

参考文献

[1] Xu J, Shen L, Bai C, et al. Surufatinib in advanced pancreatic neuroendocrine tumours(SANET–p): a randomized, double–blind, placebo–controlled, phase 3 study[J]. The Lancet Oncology, 2020, 21(11): 1489 –1499.

[2] Zhou Z, Xu J, Shen L, et al. Subgroup analysis by Ki67 and primary tumour origins of the randomized, placebo–controlled phase III study of surufatinib in advanced well–differentiated extrapancreatic neuroendocrine tumours(SANET–ep)[J]. Annals of Oncology, 2020, 31(Suppl 4): S775.

[3] Das M. Surufatinib in neuroendocrine tumours[J]. The Lancet Oncology, 2019, 20(4): e196.

[4] 徐建明, 杨晨. 胃肠胰腺神经内分泌肿瘤国际诊断共识的解读[J]. 临床肿瘤学杂志, 2011, 16(11): 1033-1038.

[5] Xu J. Current treatments and future potential of surufatinib in neuroendocrine tumors(NETs)[J]. Therapeutic Advances in Medical Oncology, 2021, 13: 17588359211042689.

（杨宇倩　吴胤瑛）

（四）转移性小肠神经内分泌癌病例1例

1. 病史摘要

患者女性，57岁。

主诉：发现全身多发淋巴结肿大3月。

现病史：患者3月前无明显诱因出现颈部淋巴结肿大，无疼痛、发热、皮肤溃烂、咳嗽、潮热、盗汗等不适，至当地医院就诊，完善胸腹部CT检查提示：左侧颈根部、纵隔、双肺门、左上腹腔、腹膜后淋巴结增多、增大，考虑淋巴瘤可能；肝左外叶类圆形结节影，考虑肝内淋巴瘤或转移瘤。患者于2022年5月20日至西南医科大学附属医院就诊，左侧颈部淋巴结穿刺活检，病理检查提示：转移癌伴坏死（分化差）。

既往史、个人史、家族史无特殊。

2. 体格检查

ECOG评分1分，体温：36.6℃，脉搏：81次/分钟，呼吸：18次/分钟，血压：116/70mmHg。左侧颈根部可扪及大小约3cm×2cm肿大淋巴结，质硬，边界欠清，无压痛，活动度欠佳，余全身浅表淋巴结未扪及确切肿大。

3. 辅助检查

【实验室检查】血常规、肝肾功能、凝血功能、消化系统肿瘤标志物未见明显异常。

【影像学检查】当地医院胸腹部CT检查：左侧颈根部、纵隔、双肺门、左上腹腔、腹膜后淋巴结增多、增大。

【核医学检查】2022年5月20日行^{18}F-FDG PET/CT检查，结果如图1所示：①中上腹腔部分小肠壁增厚，糖代谢增高；左侧锁骨上区、肝胃间隙、胰周、腹膜后、腹主动脉旁、肠系膜区多发淋巴结增大，部分融合，糖代谢增高（SUV_{max} 11.6）。②肝左外叶两枚稍低密度结节，糖代谢增高。上述病变考虑小肠恶性肿瘤伴淋巴结、肝转移可能性大，淋巴瘤待排。③右侧髂外血管旁淋巴结显示，糖代谢增高，转移不除外。

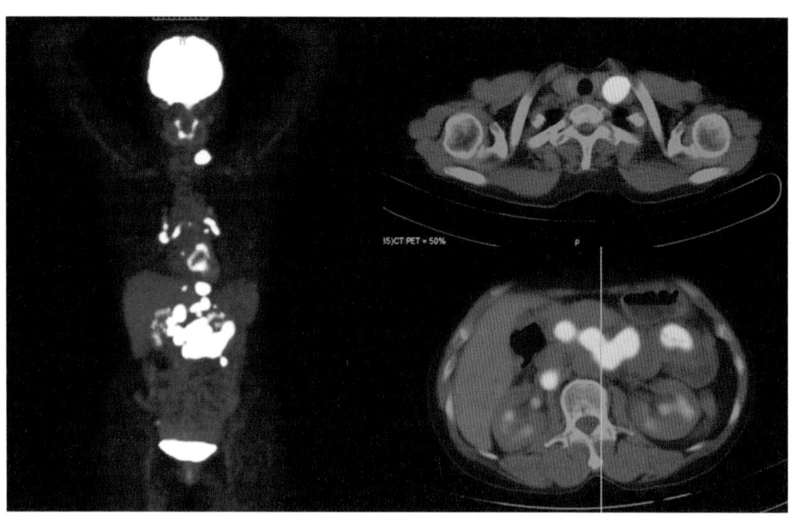

图1　2022年5月20日^{18}F–FDG PET/CT检查结果

2022年5月30日行^{68}Ga–DOTATATE PET/CT检查，结果如图2所示：小肠活检术后改变，中上腹腔部分小肠壁稍增厚，SSTR表达稍增高；左侧锁骨上区、肝胃间隙、胰周、腹膜后、腹主动脉旁、肠系膜区多发淋巴结增大，部分融合，SSTR表达增高（SUV_{max} 4.85）；肝左外叶两枚稍低密度结节，SSTR表达未见增高。

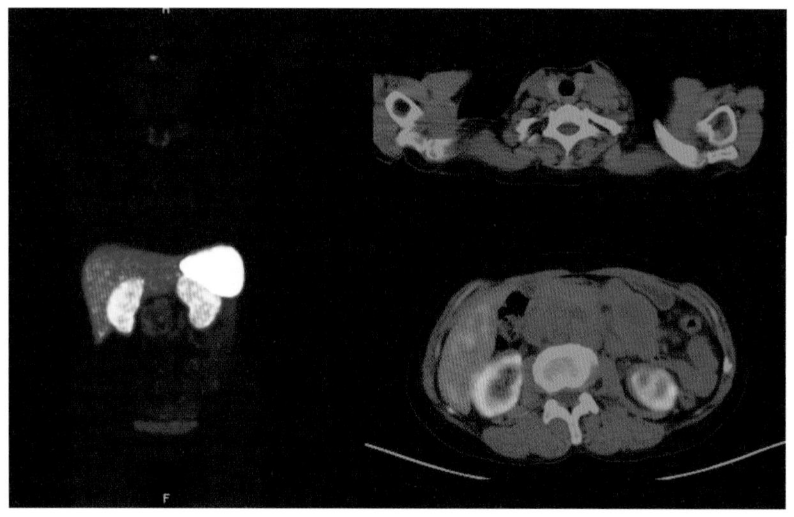

图2　2022年5月30日^{68}Ga–DOTATATE PET/CT检查结果

【病理检查】2022年5月25日于局麻下行左侧颈部淋巴结切除活检术后病理：<颈部淋巴结>查见神经内分泌癌，符合大细胞神经内分泌癌转移（结合临床重点检查胃肠道等）。免疫组化：CK（膜点型+）、P63（–）、CK7（部分+）、CK20（膜点型+）、Villin（+）、CDX2（–）、CD3（–）、CD20（–）、P53（+，60%）、Ki67（+，60%）、HepPar–1（–）、TTF–1（–）、Syn（+）、CgA（+）、CD56（+）。

2022年5月30日行双气囊辅助小肠镜检查+活检术后病理：<小肠>活检小组织，恶性肿瘤，结合免疫组化结果，提示神经内分泌癌。因肿瘤组织少，且部分组织挤压变形严重，分型较困难，部分为大细胞神经内分泌癌形态，部分为小细胞神经内分泌癌形态。免疫组化：PCK（+）、CD3（–）、CD20（–）、Ki67（+，70%）、CK7（–）、CK20（膜点型+）、Villin（+）、CEA（膜点型+）、CDX2（–）、CD10（–）、P53（+，60%）、CgA（弥漫+）、Syn（弥漫+）、CD56（弥漫+）、NSE（弥漫+）、MUC2（–）、原位杂交EBER（–）。

4. 诊断

主诊断：小肠神经内分泌癌（大细胞神经内分泌癌混合小细胞神经内分泌癌）伴全身多发淋巴结转移、肝转移（cTxN2M1，Ⅳ期）。

5. 诊治经过

患者第一次颈部淋巴结活检支持大细胞神经内分泌癌，考虑胃肠道来源。第二次小肠活检提示神经内分泌癌，因肿瘤组织少且部分组织挤压变形严重，考虑部分为大细胞神经内分泌癌，部分为小细胞神经内分泌癌。患者拒绝再次行小肠占位活检术，经第一次MDT讨论，患者小肠神经内分泌癌诊断明确，临床考虑大细胞神经内分泌癌，但无法完全排除混合小细胞神经内分泌癌。患者全身多发淋巴结转移，治疗上以全身治疗为主，可予以神经内分泌癌广谱方案治疗。排除禁忌，患者于2022年6月21日至2022年10月24日接受EP（依托泊苷+顺铂）方案化疗3次，期间因化疗不可耐受未规律化疗。2022年10月24日返院行影像学检查，疗效评价为SD，如图3所示，故继续当前化疗方案，并加强化疗后不良反应管理。

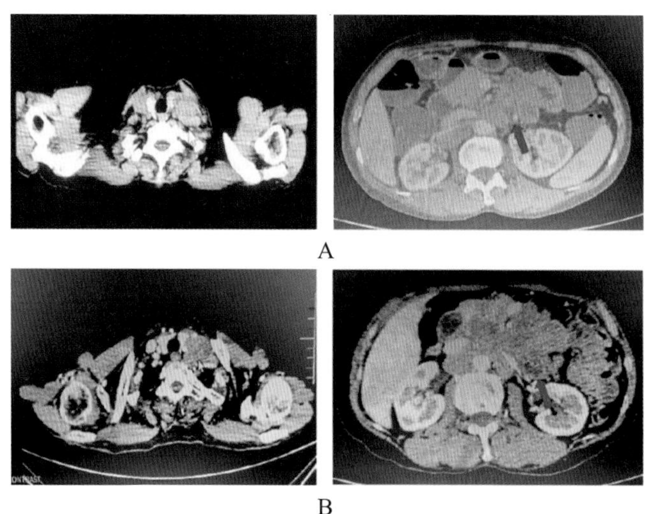

图3　化疗前后影像学检查结果

A.2022年6月21日；B.2022年10月24日

6. 病例解析

神经内分泌癌较为罕见，分为大细胞型和小细胞型。神经内分泌癌可发生于呼吸系统、消化系统、生殖系统，也可以原发病灶不明确。其中，原发小肠神经内分泌癌极为罕见，一项大型多中心回顾性研究显示，小肠神经内分泌癌占全部消化道以及胰腺神经内分泌癌的2%（6/258）。目前针对小肠神经内分泌癌的综合治疗仍缺乏专家共识，针对早期神经内分泌癌，首先行手术治疗，术后行辅助化疗。但神经内分泌癌与小细胞肺癌相似，恶性程度极高，大部分患者初诊时已发生转移，因此治疗上以全身治疗为主，一线化疗方案推荐顺铂或卡铂联合依托泊苷，其客观缓解率为30%～70%，二线治疗可选择FOLFOX/FOLFIRI等方案。由于小肠神经内分泌癌报道较少，大部分为单纯小细胞神经内分泌癌或大细胞神经内分泌癌，本病例颈部淋巴结活检查见大细胞神经内分泌癌成分，但小肠活检还查见小细胞神经内分泌癌成分，因此本病例为大细胞神经内分泌癌混合小细胞神经内分泌癌。经MDT讨论，该患者一线治疗选择EP方案。

7. 专家点评

小肠神经内分泌癌是极其罕见的消化道肿瘤，临床上可表现为腹痛、消化道出血、肠穿孔等。该患者小肠神经内分泌癌的不同核素检查呈现高度异质性，通过^{18}F–FDG PET/CT检查，该患者病灶显著高信号，而^{68}Ga–DOTATATE PET/CT检查示代谢仅稍增高。研究发现，^{18}F–FDG PET/CT检查对高级别神经内分泌肿瘤（G2或G3）和神经内分泌癌有较好的特异性和预后价值，而^{68}Ga–DOTATATE PET/CT检查适用于增殖活性较低或中等级别的神经内分泌肿瘤（G1或G2），其SUV_{max}与患者无进展生存期相关，同时也是PRRT疗效预测的重要指标。该患者为小肠神经内分泌癌，因此^{18}F–FDG PET/CT检查的SUV_{max}较^{68}Ga–DOTATATE PET/CT检查明显升高。小肠神经内分泌癌恶性程度高，容易发生转移，目前一线治疗方案有限，首选化疗。多项回顾性和前瞻性Ⅱ期研究显示，帕博利珠单抗单药治疗神经内分泌癌基本无效。研究报道神经内分泌癌中一线免疫治疗联合化疗，客观缓解率为9%～36%，较传统化疗并未显著改善。因此，结合文献和指南，该转移性小肠神经内分泌癌患者的一线治疗选择EP方案化疗。

参考文献

[1] Dasari A, Mehta K, Byers L A, et al. Comparative study of lung and extrapulmonary poorly differentiated neuroendocrine carcinomas: a SEER database analysis of 162, 983 cases[J]. Cancer, 2018, 124(4): 807–815.

[2] Nuñez–Valdovinos B, Carmona–Bayonas A, Jimenez–Fonseca P, et al. Neuroendocrine tumor heterogeneity adds uncertainty to the World Health Organization 2010 Classification: real–world data from the Spanish tumor registry(R–GETNE)[J]. Oncologist, 2018, 23(4): 422–432.

[3] Yamaguchi T, Machida N, Morizane C, et al. Multicenter retrospective analysis of systemic chemotherapy for advanced neuroendocrine carcinoma of the digestive system[J]. Cancer Science, 2014, 105(9): 1176–1181.

[4] Sorbye H, Welin S, Langer S W, at al. Predictive and prognostic factors for treatment and survival in 305 patients with advanced gastrointestinal neuroendocrine carcinoma (WHO G3): the NORDIC NEC study[J]. Annals of Oncology, 2013, 24(1): 152–160.

[5] Pavel M, Berg K, Falconi M, et al. Gastroenteropancreatic neuroendocrine neoplasms: ESMO Clinical Practice Guidelines for diagnosis, treatment and follow–up[J]. Annals of Oncology, 2020, 31(7): 844–860.

[6] Garcia–Carbonero R, Sorbye H, Baudin E, et al. ENETS consensus guidelines for high–grade gastroenteropancreatic neuroendocrine tumors and neuroendocrine carcinomas[J]. Neuroendocrinology, 2016, 103(2): 186–194.

[7] Brenner B, Tang L H, Klimstra D S, et al. Small–cell carcinomas of the gastrointestinal tract: a review[J]. British Journal of Cancer, 2004, 22(13): 2730–2739.

[8] Ambrosini V, Zanoni L, Filice A, et al. Radiolabeled somatostatin analogues for diagnosis and treatment of neuroendocrine tumors[J]. Cancers(Basel), 2022, 14(4): 1055.

[9] Ambrosini V, Campana D, Polverari G, et al. Prognostic value of Ga−68−DOTANOC PET/CT SUVmax in patients with neuroendocrine tumors of the pancreas[J]. Journal of Nuclear Medicine, 2015, 56(12): 1843−1848.

[10] Campana D, Ambrosini V, Pezzilli R, et al. Standardized uptake values of ^{68}Ga−DOTANOC PET: a promising prognostic tool in neuroendocrine tumors[J]. Journal of Nuclear Medicine, 2010, 51(3): 353−359.

[11] Kratochwil C, Stefanova M, Mavriopoulou E, et al. SUV of [^{68}Ga]DOTATOC−PET/CT predicts response probability of PRRT in neuroendocrine tumors[J]. Molecular Imaging and Biology, 2015, 17(3): 313−318.

[12] Mulvey C, Chan J A, Aggarwal R R, et al. Phase Ⅱ study of pembrolizumab−based therapy in previously treated extrapulmonary poorly differentiated neuroendocrine carcinomas: results of part A (pembrolizumab alone) [J].Journal of Clinical Oncology, 2019, 37(4 Suppl): 363.

[13] Vijayvergia N, Dasari A, Deng M, et al. Pembrolizumab monotherapy in patients with previously treated metastatic high−grade neuroendocrine neoplasms: joint analysis of two prospective, non−randomised trials[J]. British Journal of Cancer, 2020, 122(9): 1309−1314.

[14] Owen D H, Wei L, Goyal A, et al. CLO20−054: a phase 2 trial of nivolumab and temozolomide in advanced neuroendocrine tumors(NETs): interim efficacy analysis[J]. Journal of the National Comprehensive Cancer Network, 2020, 18(3.5): CLO20−054.

[15] Chan J A, Aggarwal R R, Calabrese S, et al. Phase Ⅱ study of pembrolizumab−based therapy in previously treated extrapulmonary poorly differentiated neuroendocrine carcinomas: results of part B (pembrolizumab + chemotherapy)[J]. Journal of Clinical Oncology, 2021, 39(15 Suppl): 4148.

[16] Gile J J, Liu A J, McGarrah P W, et al. Efficacy of checkpoint inhibitors in neuroendocrine neoplasms: Mayo Clinic experience[J]. Pancreas, 2021, 50(4): 500−505.

（罗雨豪　范娟）

三、直肠神经内分泌肿瘤

（一）小于1cm直肠神经内分泌肿瘤的诊治1例

1. 病史摘要

患者男性，48岁。

主诉：体检发现直肠黏膜下隆起3年半。

现病史：3年半前（2019年3月8日）患者于体检行内镜检查发现直肠黏膜下隆起，内镜检查提示：距肛8cm可见直径约0.6cm黏膜隆起，表面发黄，血管纹理明显扩张，边界与周围黏膜延续。进一步行超声内镜检查提示：病变起源于黏膜下层，回声不均匀，截面大小约0.3cm×0.4cm。半月前（2022年6月24日）复查内镜，提示病变无明显变化，此次为求进一步治疗入院。

既往史：2005年因“阑尾炎”行阑尾切除术，2010年被诊断为“IgA肾炎”。

个人史、家族史无特殊。

2. 体格检查

ECOG评分0分。正常面容，心肺查体无特殊。腹软，无压痛、反跳痛，未扪及包块。直肠指检未扪及确切隆起或包块。

3. 辅助检查

【实验室检查】血常规：无特殊；肝肾功能：无特殊。

【影像学检查】2019年3月8日行内镜检查，结果如图1所示：距肛8cm可见直径约0.6cm黏膜隆起，表面发黄，血管纹理明显扩张，边界与周围黏膜延续。

2022年6月24日行放大内镜及超声内镜检查，结果如图2所示：距肛8cm可见约0.5cm半球黏膜隆起，表面血管纹理明显扩张。超声内镜检查提示来源于黏膜下层的低回声椭圆形肿物，回声均匀，边界清楚，截面大小约0.5cm×0.5cm。

【核医学检查】未做。

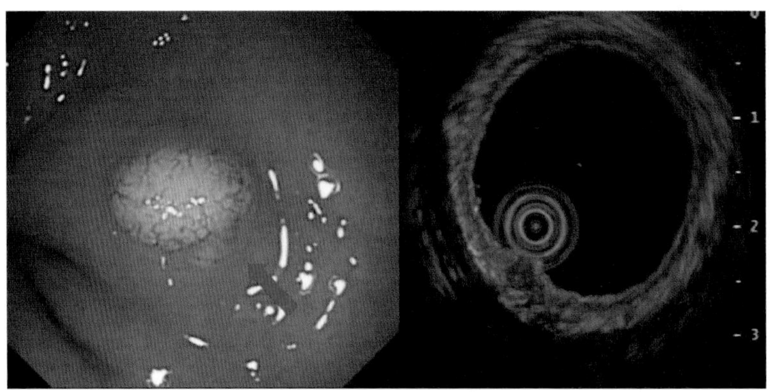

图1　2019年3月8日内镜检查结果

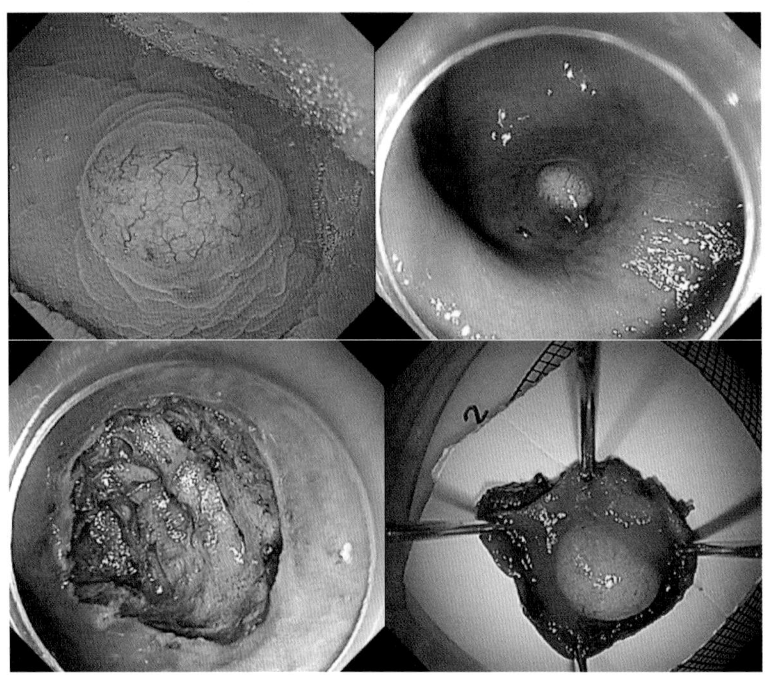

图2　2022年6月24日放大内镜及超声内镜检查结果

4. 诊断

主诊断：直肠神经内分泌肿瘤？

5. 诊治经过

2022年6月行ESD，术后病理诊断：直肠神经内分泌肿瘤，大小约0.5cm × 0.5cm；四周及基底切缘均未见肿瘤。免疫组化：Syn（+）、CgA（+）、CKpan（+）、CD56（+）、P53（–）、Ki67（+，1%）。术后最终诊断：直肠神经内分泌肿瘤（G1）。术后未追加治疗，定期随访。

6. 病例解析

神经内分泌肿瘤在消化道中常见于直肠、胃、结肠及阑尾等。在直肠中，神经内分泌肿瘤曾被认为是少见的肿瘤类型。但随着高清内镜检查及相应内镜治疗技术的飞速发展，越来越多的直肠神经内分泌肿瘤被诊断及治疗。由于神经内分泌肿瘤的肿瘤细胞来源于黏膜深层，随着肿瘤的增殖向肠腔内突出，所以在白光内镜下表现为黏膜下肿瘤（submucosa tumor，SMT），颜色呈现略橘色调或与周围黏膜同色调，部分病例可以在表面看到扩张的微血管，经验丰富的内镜医生通常可以通过上述特征诊断或疑诊直肠神经内分泌肿瘤。随着肿瘤的生长及进展，直肠黏膜可能因为肿瘤的浸润出现凹陷甚至溃破形成溃疡。对于怀疑直肠神经内分泌肿瘤的病变，可以再结合超声内镜检查进一步明确诊断。典型的直肠神经内分泌肿瘤在超声内镜下表现为第二层至第三层、边界清楚、回声均匀的低回声形态，随着神经内分泌肿瘤的进展，瘤体中央可能出现不均匀回声甚至周围肠壁层次的破坏。当然，最终的直肠神经内分泌肿瘤的诊断需要依赖病理学证据。虽然直肠神经内分泌肿瘤是黏膜下来源的肿瘤，但是由于结肠黏膜较薄，大部分直肠神经内分泌肿瘤能够通过常规活检确诊。对于较深层次的病变，超声内镜引导下的细针穿刺，也是获取病理信息明确神经内分泌肿瘤的诊断方式之一。参考一般结肠腺癌的诊治流程，术前活检明确诊断似乎是合理的，但是对于小于1cm直肠神经内分泌肿瘤（尤其是小于0.5cm），在活检后难以找到原病变位置，对于后期的治疗有一定影响。所以现行针对直肠神经内分泌肿瘤的诊治流程，一般是在典型白光内镜或者超声内镜引导下，进行完整切除，根据术后的具体病理学信息，进一步确定下一步治疗方式。

直肠神经内分泌肿瘤的治疗决策，主要是根据神经内分泌肿瘤的大小及有无淋巴结转移证据。诊断或疑诊的情况下，完善腹部增强CT检查或更优情况下做^{68}Ga–DOTATATE PET/CT检查可以评估淋巴结甚至远处转移的可能。在影像学评估为淋巴结转移阴性的基础上，治疗决策的关键在于神经内分泌肿瘤的大小。基于以往的大量临床研究，小于1cm直肠神经内分泌肿瘤的淋巴结转移率及远处转移率极低。《中国抗癌协会神经内分泌肿瘤诊治指南（2022年版）》中提到，小于1cm的局限在黏膜及黏膜下层的G1/G2病变，在无转移证据情况下，可以采取内镜下局部切除的治疗方式。推荐的内镜治疗方式包括带结扎装置内镜下黏膜切除术（endoscopic mucosal resection with ligation device，EMR–L）和ESD。前者操作简单，但仍然存在垂直切缘阳性的风险；后者操作技术较复杂，但能够更好地达到完整切除神经内分泌肿瘤的目的。由中华医学会消化病学分会胃肠激素与神经内分泌肿瘤学组牵头制定的《胃肠胰神经内分泌肿瘤诊治专家共识（2020・广州）》，也提及小于1cm直肠神经内分泌肿瘤适合内镜下治疗，但是对于病理为G2级的神经内分泌肿瘤的内镜治疗持有保留态度。更多可参考其他国家或地区的指南，如美国NCCN指南支持小于1cm G1/G2级神经内分泌肿瘤的内镜下局部切除，日本JNETS治疗指南中进一步指出即便小于1cm，术后有累及固有肌层、脉管浸润、垂直切缘阳性及G3级神经内分泌肿瘤均需要追加外科治疗，进行淋巴结的清扫。以目前内镜技术的推广，小于1cm直肠神经内分泌肿瘤的内镜治疗已经在各级医院开展并且取得良好的效果。但是需要注意的是，临床工作中仍然经常遇到以常规息肉方式被"误"切除的直肠神经内分泌肿瘤，内镜医生由于未能意识到神经内分泌肿瘤的可能性，采用针对结肠腺瘤（来源于黏膜层）的Forceps或EMR切除神经内分泌肿瘤，可能发生肿瘤细胞的残留。所以内镜医生要熟练掌握直肠神经内分泌肿瘤的内镜诊断，及时选择适宜的内镜治疗方式，在初治时完整切除病变。另外，对于可能残留的肿瘤细胞，可以选择在残留的位置追加ESD甚至外科补救治疗。

7. 专家解析

对于小于1cm直肠神经内分泌肿瘤，在影像学评估无转移证据的情况下，可以进行内镜下切除。通过内镜检查识别病变，选择合适的内镜初次治疗方式至关重要。EMR–L和ESD是推荐的内镜治疗方式，可以尽可能达到完整切除的目的。对于小于1cm直肠神经内分泌肿瘤，在内镜完整切除后不需要进一步追加外科或全身治疗，临床预后较好；但对于部分非完整切除，或病理存在脉管浸润、G2级神经内分泌肿瘤时，局部切除的远期预后数据不足，所以此类患者的定期随访需要参考直肠其他恶性肿瘤，警惕远期复发转移可能。

参考文献

[1] 中国抗癌协会神经内分泌肿瘤专业委员会. 中国抗癌协会神经内分泌肿瘤诊治指南(2022年版)[J]. 中国癌症杂志, 2022, 32(6): 545−558.

[2] 中华医学会消化病学分会胃肠激素与神经内分泌肿瘤学组. 胃肠胰神经内分泌肿瘤诊治专家共识(2020・广州)[J]. 中华消化杂志, 2021, 41(2): 76−87.

[3] Shah M H, Goldner W S, Benson A B, et al. Neuroendocrine and adrenal tumors, version 2.2021, NCCN Clinical Practice Guidelines in Oncology[J]. Journal of the National Comprehensive Cancer Network, 2021, 19(7): 839−868.

[4] Ito T, Masui T, Komoto I, et al. JNETS clinical practice guidelines for

gastroenteropancreatic neuroendocrine neoplasms: diagnosis, treatment, and follow-up: a synopsis[J]. Journal of Gastroenterology, 2021, 56(11): 1033-1044.

（王竹）

（二）1~2cm直肠神经内分泌肿瘤的诊治1例

1. 病史摘要

患者男性，23岁。

主诉：反复便血2月。

现病史：2月前患者无诱因出现便血1次，色鲜红，量10~20mL，无腹泻、腹痛、发热等不适。上述症状反复，伴有里急后重，于当地医院就诊，行肠镜检查提示“直肠占位”。未予特殊治疗。2021年7月30日于四川大学华西医院门诊，行肠镜检查提示：距肛5cm可见约1.5cm黏膜隆起，表面充血发红。活检病理提示神经内分泌肿瘤（G2）。

既往史、个人史、家族史无特殊。

2. 体格检查

正常面容，心肺查体无特殊。腹软，无压痛、反跳痛，未扪及包块。距肛5cm于直肠前壁扪及一直径约1.5cm质韧新生物，边界清楚，活动度可，退指无血染。

3. 辅助检查

【病理检查】直肠活检：肿瘤，PCK（+/-）、CD56（+）、CgA（-）、Syn（+）、LCA（-）、P53（-）、SSTR2（+）、Ki67（+，3%）。未检出*MGMT*基因启动子区域甲基化。结合组织学形态，支持为神经内分泌肿瘤（G2）。

【实验室检查】血常规：无特殊；肝肾功能：无特殊；肿瘤标志物：CEA、CA199、CA125、AFP、NSE均正常。

【肠镜检查】距肛5cm可见约1.5cm黏膜隆起，表面充血发红，如图1所示。

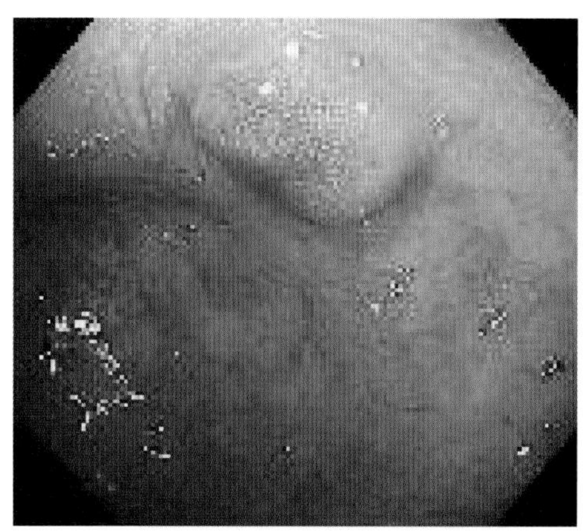

图1　肠镜检查结果

【影像学检查】未做超声内镜及增强CT检查。

【核医学检查】2021年7月26日行^{68}Ga–DOTATATE/^{18}F–FDG PET/CT检查，结果如图2所示：①右侧前髂内血管旁淋巴结病变，神经内分泌肿瘤转移？②直肠未见神经内分泌肿瘤征象。

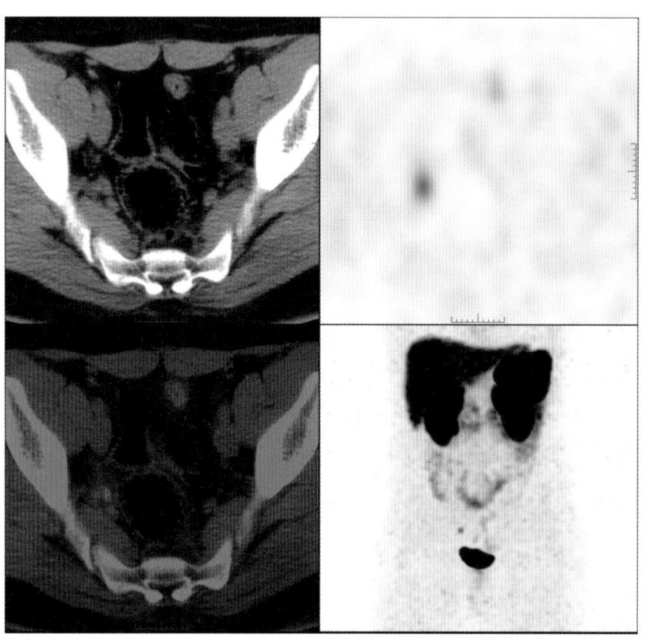

图2　2021年7月26日^{68}Ga–DOTATATE/^{18}F–FDG PET/CT检查结果

4. 诊断

主诊断：直肠神经内分泌肿瘤伴髂内血管旁淋巴结转移（T1N1M0，ⅢB期）。

5. 诊治经过

2021年8月行外科手术治疗，术中见直肠侧方髂内可疑肿大淋巴结、闭孔肿大淋巴结及髂外肿大淋巴结，予以清扫。肿瘤位于直肠下段，距肛4cm，腹膜反折下，约0.5cm × 0.5cm，活动度好，肿瘤未侵透肠壁，予以局部切除。术后病理诊断：病变部位，直肠及淋巴结。样本类型：切除标本。<直肠>肿瘤，大小约1.2cm × 1.0cm × 0.7cm。<淋巴结>“闭孔”（0/7）、“髂内”（1/1）、“髂内可疑”（0/4）、“髂外”（0/2）及“侧方组织”（0/1）查见肿瘤转移。补充报告：<直肠>神经内分泌肿瘤（G2），侵及黏膜下层，四周及基底切缘均未见肿瘤。免疫组化：Syn（+）、CgA（+）、CK（散在+）、EMA（–）、ATRX无缺失、Rb无缺失、SSTR2（+）、P16（个别+）、P53（散在+）、Ki67（+，约5%），支持上述诊断。术后诊断：直肠神经内分泌肿瘤（T1N1M0，ⅢB期，G2）。术后未行特殊治疗，术后1年行肠镜及胸腹部增强CT检查，未提示复发或转移病灶。

6. 病例解析

在前文中，我们提及直肠神经内分泌肿瘤的内镜下表现及小于1cm直肠神经内分泌肿瘤的治疗以EMR–L及ESD为主。但对于1~2cm直肠神经内分泌肿瘤的治疗是存在较多争议的。一方面，从外科治疗直肠神经内分泌肿瘤的数据来看，1~2cm直肠神经内分泌肿瘤淋巴结转移率达到18.5%~30.4%，因此国内指南与专家共识，仅推荐对于小于1cm直肠神经内分泌肿瘤进行内镜下治疗，1~2cm的肿瘤局部切除必须慎重评估。但是在存在高龄、基础合并症等不可耐受外科手术情况下，内镜下治疗仍然被证实是安全的操作。日本国立癌症研究中心对于1.0~1.5cm直肠神经内分泌肿瘤，在没有固有肌层累及且无淋巴结转移证据的情况下，会采用内镜下切除方式。美国NCCN指南中同样认可1~2cm直肠神经内分泌肿瘤的内镜下切除效果。但是任何国家的指南或共识，均提出了充分术前评估的重要性，对于影像学提示淋巴结转移或固有肌层累及的病变，外科切除联合局部淋巴结清扫是最优先推荐的治疗方式。本例病例在术前PET/CT检查中，发现可疑淋巴结转移病灶，直接接受了外科切除及淋巴结清扫，术后病理也证实了即使肿瘤未累及肌层，仍有确切的髂内淋巴结转移病灶。因此，选择局部切除（包括内镜及经肛直接切除），一定要建立在充分的术前评估基础上。此例病例因直接选择PET/CT检查，故未进行超声内镜、MRI及增强CT检查，在临床实践中需要结合医疗机构及病例的实际情况完善相应的检查，超声内镜及MRI适用于判断肿瘤浸润深度，增强CT/MRI及PET/CT检查适用于判断转移病灶。另外，从本例病例可知，小体积直肠神经内分泌肿瘤在PET/CT检查中可能漏诊。曾经出现过以肝神经内分泌肿瘤转移病灶首发，在影像学检查中未找到原发病灶，最终通过肠镜发现肠道原发病灶的情况。

ESD作为最早用于黏膜层肿瘤性病变的内镜治疗方式，已经被熟练地用于早期结直肠癌的治疗。ESD对于T1a及部分T1b结直肠癌能够达到根治的效果，但是对于有脉管浸润的结直肠癌，淋巴结转移风险较高，需要追加淋巴结清扫。直肠神经内分泌肿瘤与早期结直肠癌不同，即便病灶很小，也易出现脉管浸润，更重要的是，直肠神经内分泌肿瘤的脉管浸润似乎不增加淋巴结转移风险，所以现在并没有推荐直肠神经内分泌肿瘤出现脉管浸润就必须追加外科手术，更多的是根据瘤体大小而进行治疗抉择。另外，包括合并溃疡、肿瘤出芽等传统用于评估早期肿瘤淋巴结转移风险的病理指标是否同样适用于神经内分泌肿瘤，均无相关证据，需要更多的研究证实。

7. 专家点评

对于1~2cm直肠神经内分泌肿瘤在治疗上是否考虑内镜治疗或外科治疗，有不同的意见。对于此类神经内分泌肿瘤，需慎重评估是否符合内镜治疗条件，结合CT或PET/CT检查排除淋巴结转移的可能。此例病例肿瘤最大直径约1.2cm，累及黏膜下层，日本、美国等国家的指南中提出可先行评估内镜治疗的可能性，但是本例病例通过PET/CT检查发现了髂内淋巴结转移病灶，直接采用外科手术更为适宜。但是在没有淋巴结转移证据的情况下，若患者充分知晓淋巴结转移风险，甚至拒绝外科手术，可以采用ESD局部切除肿瘤。相比常规ESD，为了力求垂直切缘阴性，针对直肠神经内分泌肿瘤尤其是大小为1~2cm的情况，术中应该紧贴黏膜下深层甚至是浅肌层进行剥离手术，术后也需要进行严谨的病理标本评估以及密集的随访监测工作，警惕淋巴结转移或远处转移的可能。

参考文献

[1] Shah M H, Goldner W S, Benson A B, et al. Neuroendocrine and adrenal tumors, version 2.2021, NCCN Clinical Practice Guidelines in Oncology[J]. Journal of the National Comprehensive Cancer Network, 2021, 19(7): 839−868.

[2] 中国抗癌协会神经内分泌肿瘤专业委员会. 中国抗癌协会神经内分泌肿瘤诊治指南(2022年版)[J]. 中国癌症杂志, 2022, 32(6): 545−580.

[3] Sekiguchi M, Hotta K, Takeuchi Y, et al. Characteristics of colorectal neuroendocrine

tumors in patients prospectively enrolled in a Japanese multicenter study: a first report from the C-NET STUDY[J]. Journal of Gastroenterology, 2022, 57(8): 547-558.

（王竹）

（三）大于2cm直肠神经内分泌肿瘤诊治1例

1. 病史摘要

患者男性，48岁。

主诉：大便带血1年余。

现病史：患者1年余前（2019年2月）出现大便带血，多见于辛辣饮食及饮酒后，大便稀软成形，末端带少许鲜血，纸上带血，1~2次/天，无肛门肿物脱出，无腹痛、腹泻、头晕、心慌等不适。2020年1月至当地医院就诊，行肠镜检查发现横结肠至降结肠黏膜散在数枚直径0.2~0.6cm广基息肉，表面光滑；直肠距肛8cm见一直径约2.5cm类圆形隆起，表面见一环状凹陷糜烂病灶，表面粗糙，隆起周围黏膜尚光滑，活检质硬。诊断考虑“直肠隆起性病变，性质待查；结肠多发息肉”。活检病理提示直肠取材表浅，送检物为增生性息肉，建议结合临床，必要时再取组织活检。

既往史：高血压9年余，血压最高达190/130mmHg，规律服用“美托洛尔47.5mg（每天1次），氯沙坦100mg（每天1次）”，血压控制在120~130/80~90mmHg。

个人史、家族史无特殊。

2. 体格检查

ECOG评分0分，浅表淋巴结未扪及肿大，全腹软，无压痛及反跳痛，未触及明显肿块，肝、脾肋下未触及。直肠指检时进指6cm未扪及明显肿块，退指时指套无血染。

3. 辅助检查

【实验室检查】血常规：Hb 136g/L，余无特殊；肝肾功能：无特殊；肿瘤标志物：CEA、CA199、CA125、AFP、NSE均正常。

【影像学检查】2020年3月5日行全腹部增强CT检查，结果如图1所示：直肠近段壁内软组织结节（约1.2cm×1.1cm），明显均匀强化，考虑直肠癌？其他？左侧髂血管旁及骶前淋巴结肿大（最大者约3.0cm×2.5cm），轻度均匀强化。

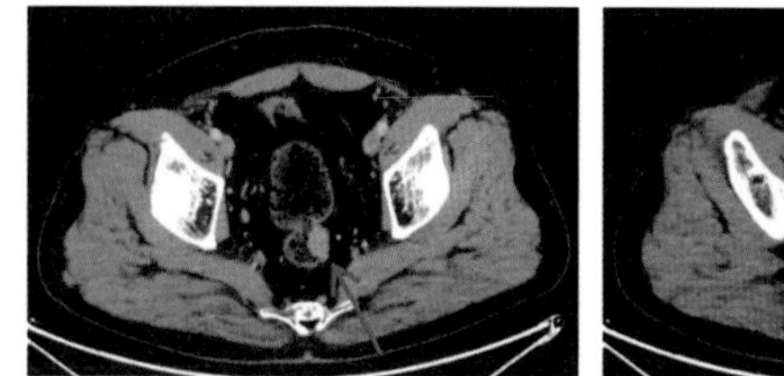
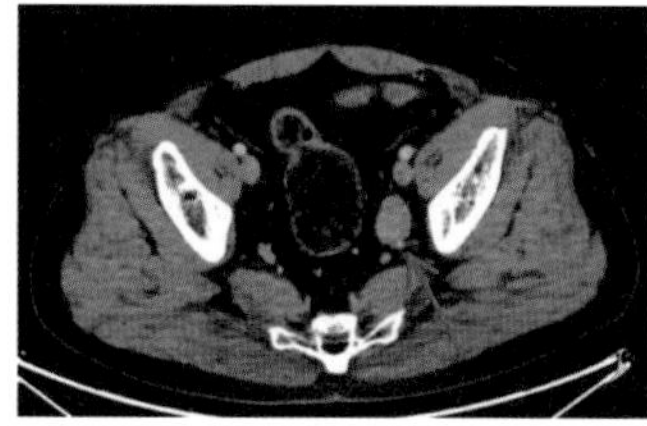
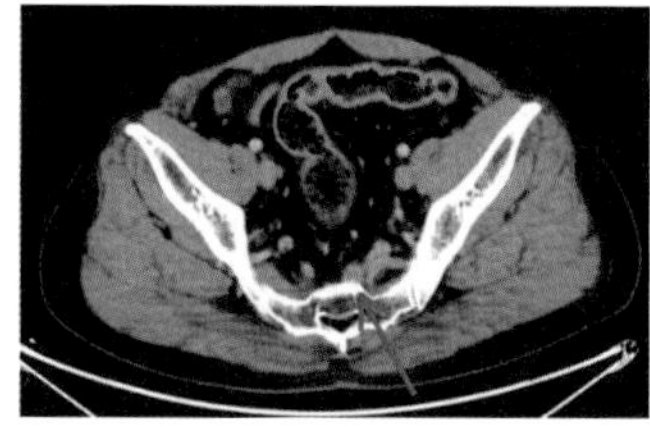

图1　2020年3月5日全腹部增强CT检查结果（病灶如箭头所示）

【内镜检查】2020年3月9日行内镜检查，结果如图2所示。距肛8cm可见一蕈伞盘状隆起，大小约2.3cm×2.0cm，表面黏膜光滑连续，有黏膜桥形成，顶端有凹陷，无明显溃疡，占据肠腔四分之一周，顶端黏膜有白色颗粒样改变。微血管明显增粗、密集、迂曲。内镜诊断：直肠黏膜隆起，黏膜下层来源。

【超声内镜检查】2020年3月9日行超声内镜检查，结果如图2所示：距肛8cm见隆起病灶呈月牙形，呈低回声，内部回声不均匀，向腔内突出，边界尚清楚，大小为1.0cm×2.2cm，起源于固有肌层浅层（偏内环肌处）。内镜诊断：直肠黏膜隆起，黏膜下层或固有肌层来源？

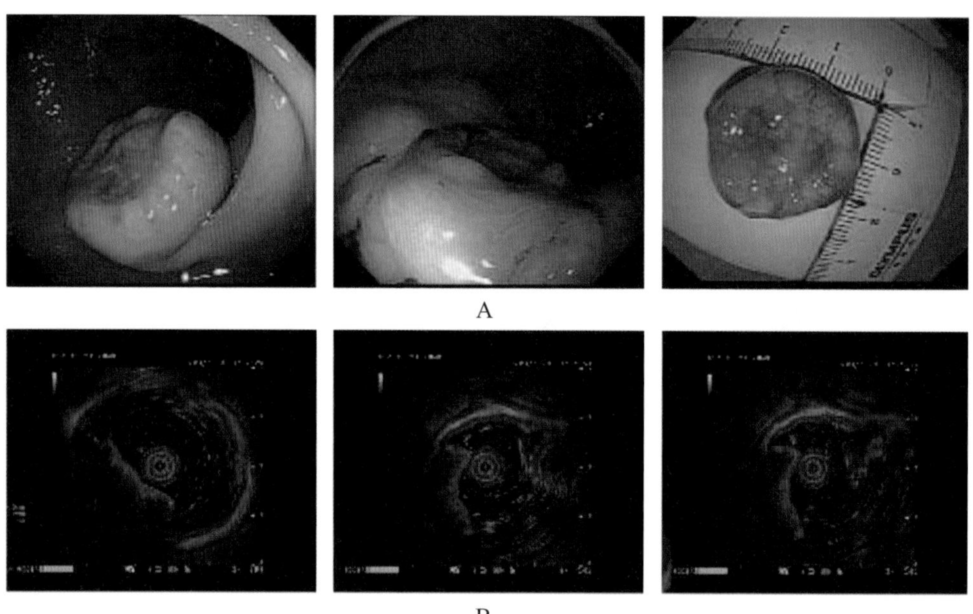

A

B

图2　2020年3月9日内镜及超声内镜检查结果

A.内镜检查结果；B.超声内镜检查结果

【病理检查】2020年3月10日行结肠息肉切除+ESD，术后病理：肉眼所见（直肠距肛8cm）泡沫钉板的黏膜样组织一块，未标记口肛侧，大小3.2cm×2.3cm，厚0.2~1.0cm，黏膜表面见一隆起区，2.1cm×2.0cm，高出黏膜表面0.7~0.8cm。病理诊断：考虑（直肠距肛8cm）神经内分泌肿瘤（G2）。免疫组化：PCK（+）、CK20（–）、Syn（+）、CD56（+）、CgA（–）、CDX2（部分+）、SATB2（–）、Ki67（+，5%）。基底切缘局灶查见肿瘤累及。

4. 诊断

（1）直肠神经内分泌肿瘤（G2，Ki67 5%，基底切缘阳性）ESD后；

（2）左侧髂血管旁及骶前淋巴结肿大；

（3）高血压。

5. 诊治经过

2020年3月第一次MDT讨论意见：回顾既往影像学检查，发现患者初诊时已有左侧髂血管旁及骶前淋巴结肿大，考虑转移，建议进一步完善^{68}Ga–DOTATATE PET/CT检查及直肠盆腔薄层高分辨MRI检查，如无远处转移，应追加直肠根治性切除术+周围淋巴结清扫术。

2020年4月17日完善直肠盆腔薄层高分辨MRI检查，结果如图3所示：直肠壁厚均匀，未见异常信号，左侧髂血管旁见软组织肿块影，弥散明显受限，肿瘤淋巴结转移可能性大。2020年4月20日行^{68}Ga–DOTATATE/^{18}F–FDG PET/CT检查，结果如图4所示：骶前及左侧髂血管旁淋巴结肿大（^{68}Ga–DOTATATE：SUV_{max} 13.63；^{18}F–FDG：未见摄取增高），系肿瘤转移。

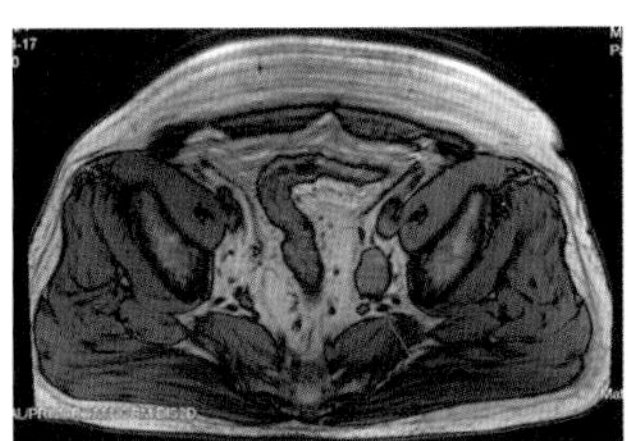

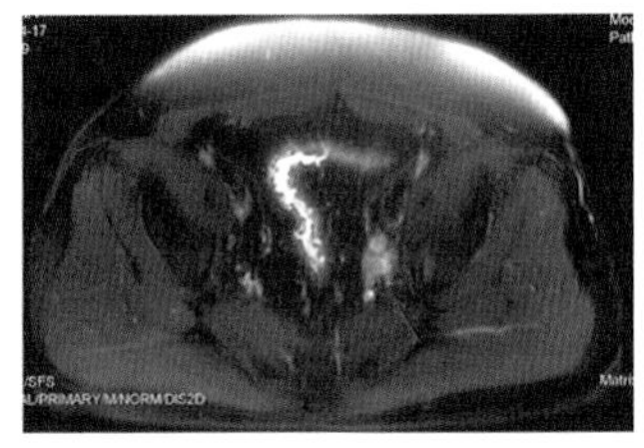

图3　2020年4月17日直肠盆腔薄层高分辨MRI检查结果

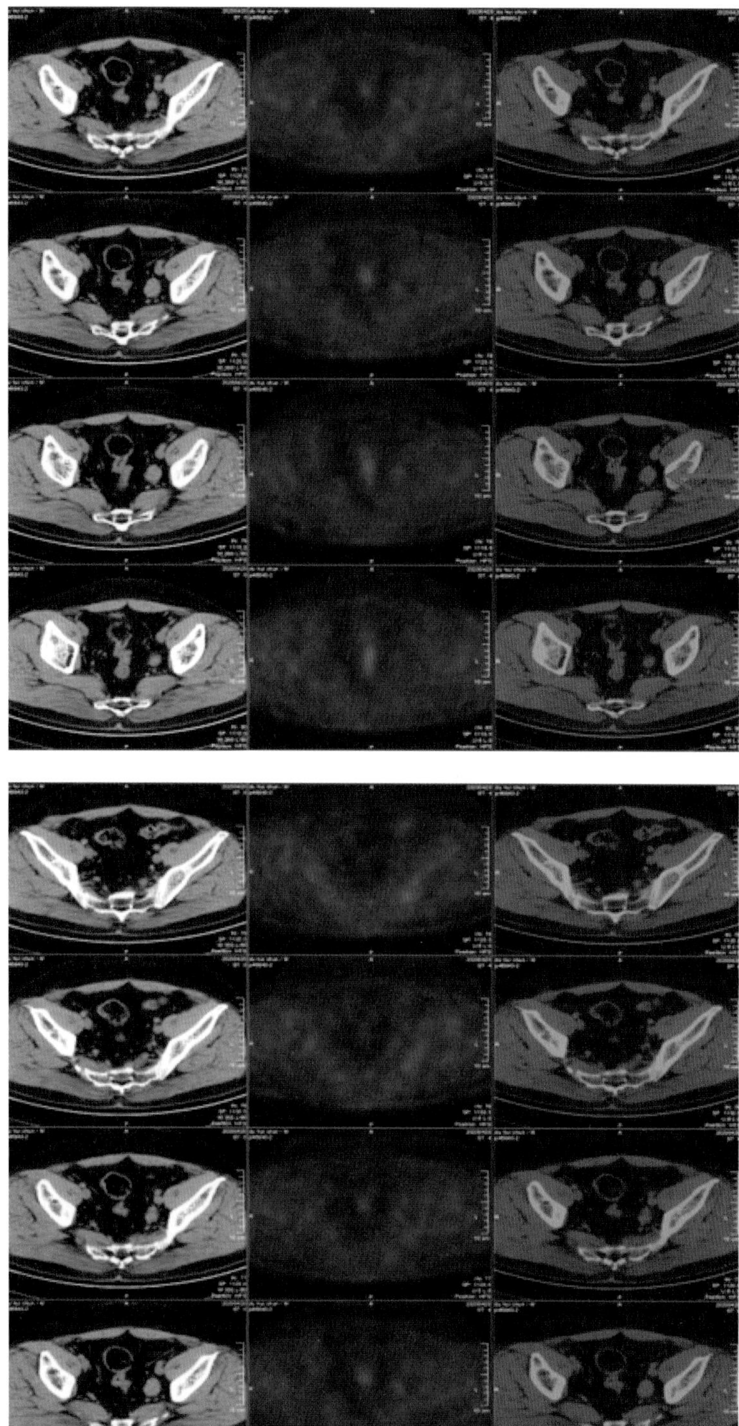

A

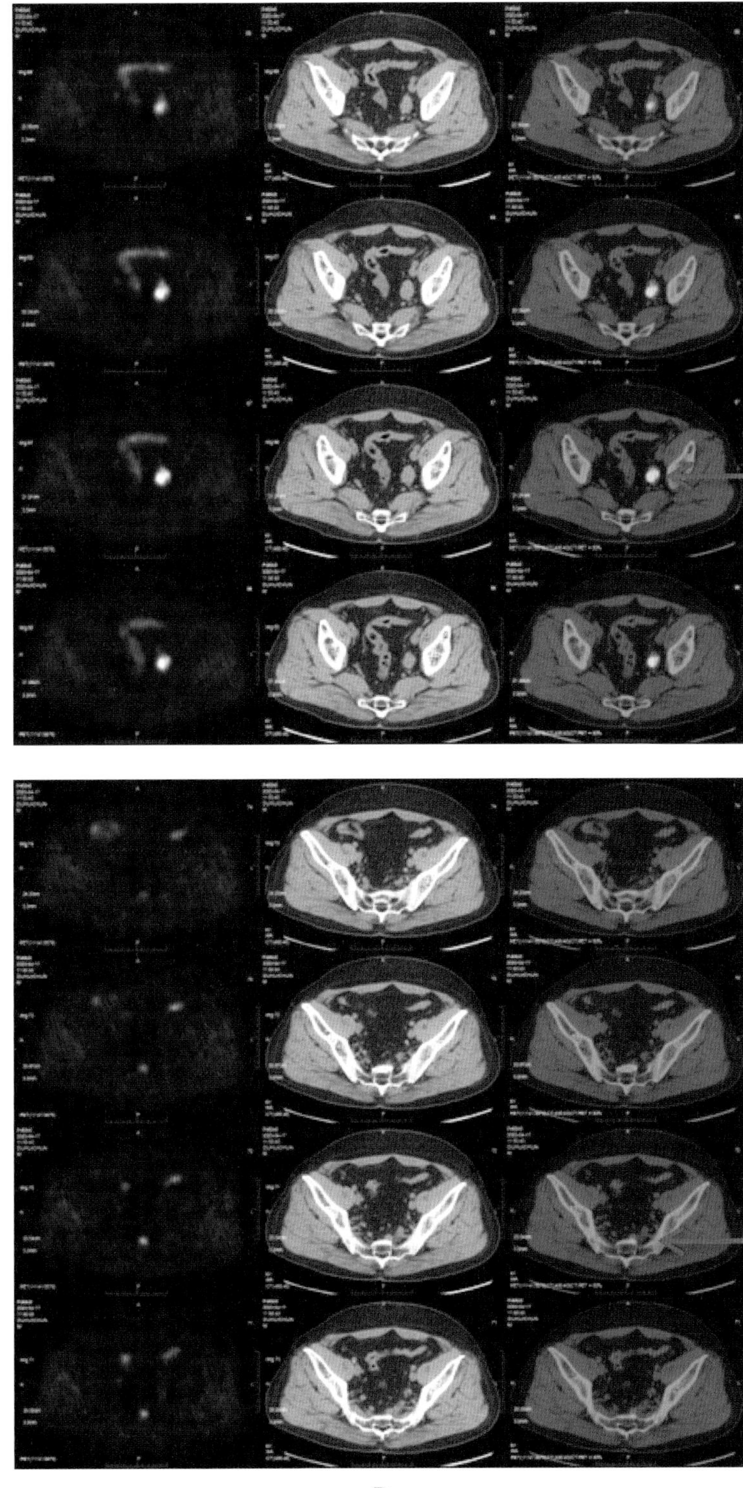

B

图4　2020年4月20日^{68}Ga–DOTATATE/^{18}F–FDG PET/CT检查结果

A.^{18}F–FDG检查结果；B.^{68}Ga–DOTATATE检查结果

2020年5月12日在全麻下行腹腔镜根治性高位直肠切除+左侧侧方淋巴结清扫+术中肠镜检查术。术中所见如图5所示：腹腔内无腹水，腹腔轻度粘连；术中肠镜检查发现直肠肿瘤ESD瘢痕，位于直肠下段，距肛8cm，腹膜反折下，占据肠腔小于四分之一周，大小约1cm × 1cm，行高位直肠切除；左侧髂血管旁扪及肿大淋巴结，最大者直径约3cm，予以腹腔镜下左侧髂血管旁淋巴结清扫。骶前淋巴结清扫困难，未行手术切除。术后病理：<直肠>黏膜慢性炎症伴黏膜下纤维组织增生，多核巨细胞反应，未见确切肿瘤残留，切缘阴性。<左侧方淋巴结>1枚查见肿瘤转移，免疫组化：PCK（部分+）、CK20（–）、Syn（+）、CD56（+）、CgA（少数+）、SATB2（–）、Ki67（+，5%~8%），符合神经内分泌肿瘤（G2）。

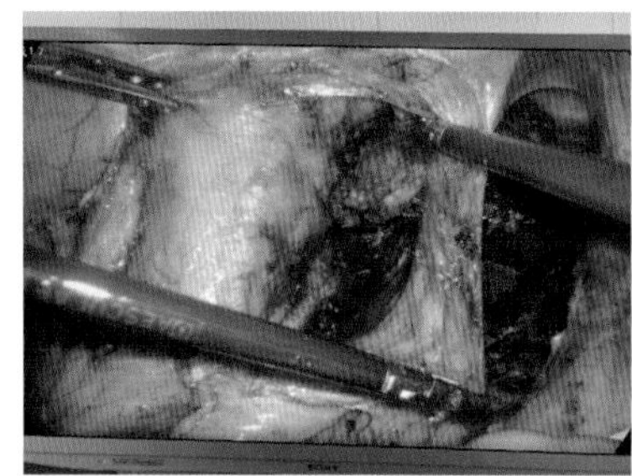
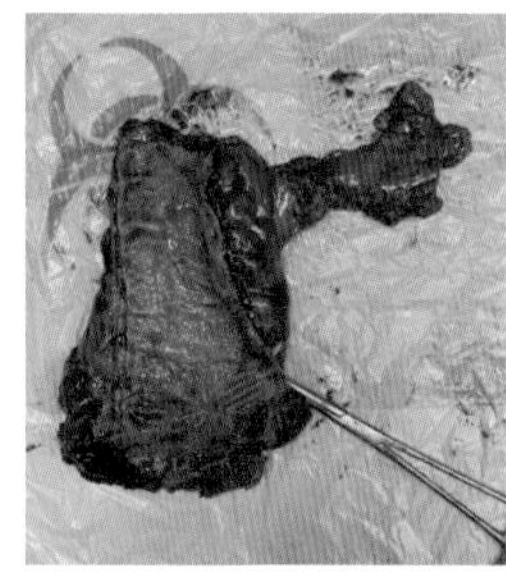
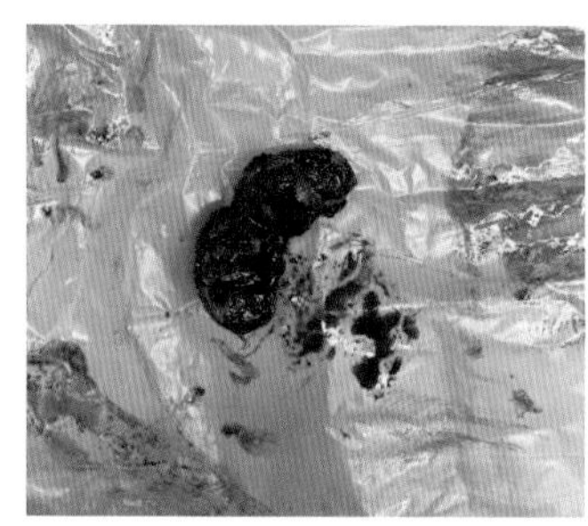

图5　2020年5月12日术中所见及切除标本

2020年5月第二次MDT讨论意见：患者直肠病灶及左侧方淋巴结已切除，骶前淋巴结由于清扫困难未行手术切除，目前诊断考虑直肠神经内分泌肿瘤伴左侧髂血管旁及骶前淋巴结转移姑息术后（pT2N1M0，ⅢB期，G2，Ki67 8%，R2切除），建议使用长效生长抑素类似物治疗。与患者充分沟通后，患者于2020年6月开始使用醋酸奥曲肽微球30mg，臀部肌肉深部注射（每28天1次）治疗。期间患者定期复查，2021年8月24日行全腹部增强CT检查提示骶前淋巴结缓慢增大，疗效评价为SD，如图6所示。2022年4月28日患者复查直肠盆腔薄层高分辨MRI，提示骶前淋巴结与2020年3月5日相比明显增大，疗效评价为PD，如图6所示。

2022年5月第三次MDT讨论意见：患者2020年6月开始使用醋酸奥曲肽微球治疗，一线无进展生存期为23月，肿瘤生物学行为较好，Ki67较低，目前肿瘤范围局限在骶前淋巴结，建议醋酸奥曲肽微球增量治疗，同时参考直肠癌的放疗指征和放疗在神经内分泌肿瘤伴肝转移、骨转移中的应用（小样本研究），建议考虑骶前淋巴结放疗。

患者于2022年5月开始使用醋酸奥曲肽微球60mg，臀部肌肉深部注射（每28天1次）治疗，同时行骶前淋巴结局部放疗5次（4500cGy/5F）。目前患者生活质量良好，定期复查及随访。

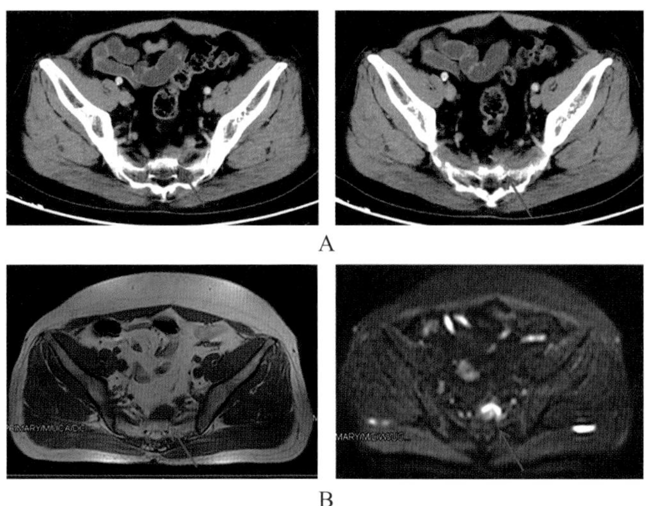

图6　2021年8月24日全腹部增强CT检查结果及2022年4月28日直肠盆腔薄层高分辨MRI检查结果

A.2021年8月24日全腹部增强CT检查结果；B.2022年4月28日直肠盆腔薄层高分辨MRI检查结果

6. 病例解析

根据CSCO神经内分泌肿瘤诊疗指南及CACA神经内分泌肿瘤整合诊治指南，大于2cm直肠神经内分泌肿瘤患者，发生远处转移的概率大大增加（60%~80%），应行全身影像学检查排除远处转移；如无远处转移，建议行根治性切除术。本例患者直肠原发病灶大小2.1cm × 2.0cm，影像学检查提示骶前及左侧髂血管旁淋巴结转移，直肠病灶及左侧方淋巴结经手术切除，而骶前淋巴结由于清扫困难未行切除，因此应进行内科治疗。2009年报道的PROMID研究提示长效生长抑素类似物醋酸奥曲肽微球相比于安慰剂显著延长了中肠神经内分泌肿瘤患者的无进展生存期（14.3月vs. 6月，P=0.000072）。基于此，国内外指南均推荐长效生长抑素类似物为胃肠胰神经内分泌肿瘤的标准治疗药物。考虑本例病例肿瘤负荷低、肿瘤生物学行为较好、Ki67较低、^{68}Ga–DOTATATE摄取增高，因此选用长效生长抑素类似物作为一线治疗药物。约在一线治疗23月后患者骶前淋巴结明显增大，考虑患者肿瘤生物学行为较好，Ki67较低，肿瘤范围较局限，建议长效生长抑素类似物增量治疗，同时参考直肠癌的放疗指征和放疗在神经内分泌肿瘤伴肝转移、骨转移中的应用，建议考虑骶前淋巴结放疗。

7. 专家点评

直肠神经内分泌肿瘤是常见的神经内分泌肿瘤之一。根据美国癌症研究所SEER（The Surveillance，Epidemiology，and End Results）数据库的统计数据，在过去几年中，直肠神经内分泌肿瘤的发病率有所增加。一项国内研究数据表明，大多数直肠神经内分泌肿瘤在诊断时小于1.0cm，处于预后良好的G1/G2级，治疗以ESD为主。而肿瘤大于2.0cm的直肠神经内分泌肿瘤，转移风险较高，建议完善胸腹部增强CT、^{68}Ga–DOTATATE PET/CT等检查进行全面评估，如无远处转移，应行直肠根治性切除+周围淋巴结清扫术。对于G1/G2级胃肠胰神经内分泌肿瘤的术后辅助治疗，目前并无高级别循证医学证据，国内外指南也无常规推荐。对于G1/G2级不可手术或转移性胃肠胰神经内分泌肿瘤，结合SSTR表达、肿瘤生物学行为、肿瘤负荷等因素，可选择长效生长抑素类似物治疗。G3级及分化差的不可手术或转移性胃肠胰神经内分泌肿瘤则以靶向治疗及化疗为主。

参考文献

[1] Rinke A, Müller H H, Schade–Brittinger C, et al. Placebo–controlled, double–blind, prospective, randomized study on the effect of octreotide LAR in the control of tumor growth in patients with metastatic neuroendocrine midgut tumors: a report from the PROMID Study Group[J]. Journal of Clinical Oncology, 2009, 27(28): 4656–4663.

[2] Dasari A, Shen C, Halperin D, et al. Trends in the incidence, prevalence, and survival outcomes in patients with neuroendocrine tumors in the United States[J]. JAMA Oncology, 2017, 3(10): 1335–1342.

[3] Yu Y J, Li Y W, Shi Y, et al. Clinical and pathological characteristics and prognosis of 132 cases of rectal neuroendocrine tumors[J]. World Journal of Gastrointestinal Oncology, 2020, 12(8): 893–902.

[4] Concors S J, Sinnamon A J, Folkert I W, et al. Predictors of metastases in rectal neuroendocrine tumors: results of a national cohort study[J]. Diseases of the Colon and Rectum, 2018, 61(12): 1372–1379.

[5] Folkert I W, Sinnamon A J, Concors S J, et al. Grade is a dominant risk factor for metastasis in patients with rectal neuroendocrine tumors[J]. Annals of Surgical Oncology, 2020, 27(3): 8565–863.

[6] Anthony L B, Strosberg J R, Klimstra D S, et al. The NANETS consensus guidelines

for the diagnosis and management of gastrointestinal neuroendocrine tumors (nets): well–differentiated nets of the distal colon and rectum[J]. Pancreas, 2010, 39(6): 767–774.

[7] Fields A C, McCarty J C, Ma–Pak L, et al. New lymph node staging for rectal neuroendocrine tumors[J]. Journal of Surgical Oncology, 2019, 119(1): 156–162.

（常晨　曹丹）

第三节
肺/支气管及胸腺神经内分泌肿瘤

一、肺/支气管神经内分泌肿瘤

（一）肺典型类癌1例

1. 病史摘要

患者女性，44岁。

主诉：头晕、头痛10年余，加重伴血压升高10天余。

现病史：患者10年余前无明显诱因出现头晕，间断复发，可自行缓解。10天余前患者再次出现头晕伴头痛，至当地医院检查发现收缩压220mmHg，血钾3.00mmol/L，查胸片提示左肺下叶背段结节，经降压、补钾治疗后症状减轻。3天前患者再次出现头晕伴呼之不应，查得：血压186/118mmHg，血钾2.42mmol/L。予以降压、补钾等治疗后无明显改善，患者遂至四川大学华西医院急诊科，行头部+胸部CT检查，提示左肺下叶背段软组织结节，约1.7cm × 1.4cm。右侧额枕叶稍低密度病灶，小缺血病灶可能。查血提示血钾2.87mmol/L，皮质醇1331.00nmol/L，ACTH 1583.00ng/L。予降压、补钾治疗后患者神志恢复，被收入四川大学华西医院。

既往史、个人史、家族史无特殊。

2. 体格检查

ECOG评分2分，血压145/96mmHg，满月脸，四肢相对躯干较瘦，可疑向心性肥胖，多血质面容，无紫纹，颈后无脂肪垫。浅表淋巴结未扪及肿大，双肺呼吸音增粗，未闻及干湿啰音，心脏、腹部查体无明显异常。腹部血管、肾血管走行区未闻及血管杂音。双下肢无水肿，四肢肌力5级。病理反射征未引出。

3. 辅助检查

【实验室检查】入院后查得皮质醇（8点至10点）1362.00nmol/L，皮质醇

（24点）1292.00nmol/L，尿游离皮质醇4028.8μg/24h，ACTH>2000.00ng/L。地塞米松抑制试验结果为阴性。腰椎穿刺查脑脊液常规、生化和微生物学，均未见异常。血常规、肝肾功能：无特殊。肿瘤标志物：CEA、NSE均正常。

【影像学检查】垂体MRI检查：垂体未见占位病变。

4. 诊断

（1）异位ACTH综合征；

（2）左肺下叶结节待诊。

5. 诊治经过

2022年2月9日行CT引导下经皮肺穿刺活检：提示肿瘤，需加做免疫组化以鉴别。2022年2月11日行^{68}Ga–DOTATATE PET/CT检查，结果如图1所示：左肺下叶背段结节SSTR表达增高，倾向神经内分泌肿瘤。临床考虑患者为肺神经内分泌肿瘤伴异位ACTH综合征，经胸外科评估后行“VATS左肺下叶切除+淋巴结清扫+胸膜粘连烙断+肺修补术”。术中见：肿块位于左肺下叶，直径约为1.7cm，未侵及脏层胸膜，距隆突大于2cm，未见周围组织侵及。术后病理：<左肺下叶>神经内分泌肿瘤，典型类癌。支气管断端阴性，无胸膜受累，无脉管癌栓，无神经侵犯，淋巴结：“5组LN”1枚、“7组LN”5枚、“9组LN”3枚、“11组LN”1枚、“12组LN”3枚，未见癌转移。“6组LN”送检为纤维脂肪组织，未见肿瘤累及。免疫组化：CK7（–）、TTF–1（少数+）、CK5/6（–）、P63（–）、PCK（–）、CD56（+）、CgA（+）、Syn（+）、Ki67（+，约1%~2%）、ACTH（+）、P53（–）、Rb（未缺失）、SSTR2（部分+）。术后第二天（2022年2月25日）复查，ACTH 6.19ng/L，皮质醇251.00nmol/L，较术前明显下降。术后予强的松口服，每天2次（上午5mg，下午2.5mg），血压控制在135/85mmHg左右。

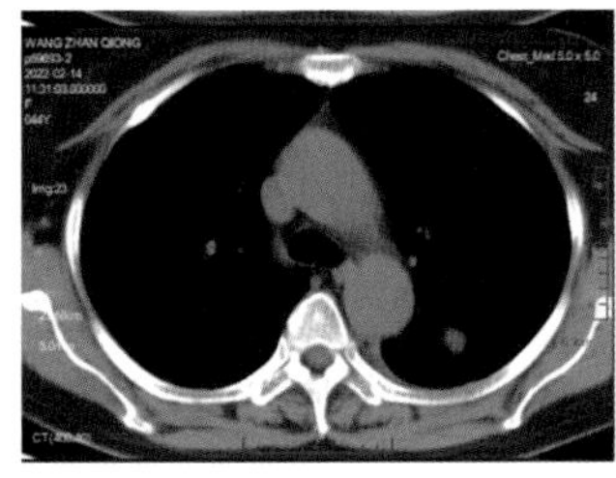
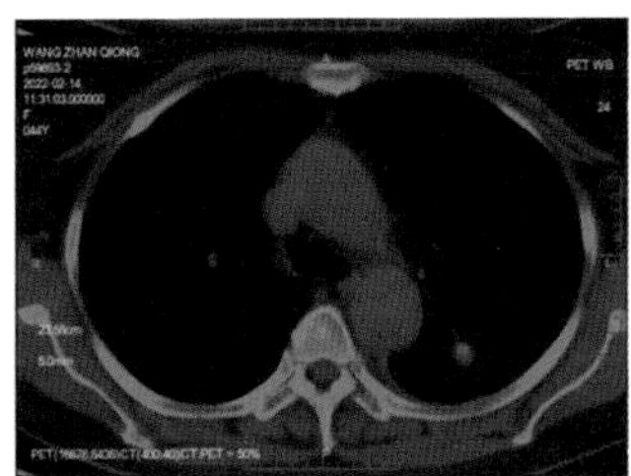
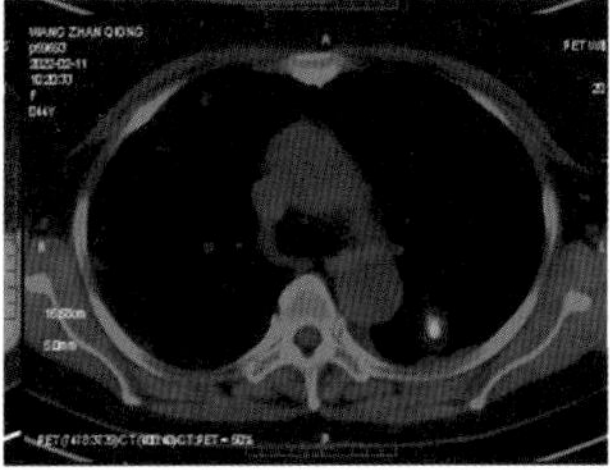

图1　2022年2月11日^{68}Ga–DOTATATE PET/CT检查结果

术后诊断：①左肺下叶典型类癌（T1N0M0，Ⅰa期）；②异位ACTH综合征。术后未做放化疗，患者在当地医院定期复查未见转移。

6. 病例解析

本例患者以头晕伴意识障碍起病，经查体和实验室检查迅速诊断为库欣综合征，经垂体MRI检查和地塞米松抑制试验鉴别为异位ACTH综合征，SSTR PET/CT检查提示肺结节为神经内分泌肿瘤，且全身无其他部位转移。对于异位分泌ACTH的局限性肿瘤，首选手术切除。肺神经内分泌肿瘤手术首选肺叶切除，无法做肺叶切除的患者，可以考虑亚肺叶切除，但楔形切除会增加肿瘤复发率。手术切除的肺类癌患者中，有17%的典型类癌和46%的不典型类癌出现淋巴结转移，因此推荐进行完全的淋巴结清扫，以准确地评估淋巴结转移情况。本例患者进行了肺叶切除和淋巴结清扫，最终证实为T1N0M0，Ⅰa期。

一项来自美国国家癌症数据库（NCDB）的分析显示，有13.6%的肺典型类癌患者在手术时淋巴结阳性，其中有5.9%的患者接受了辅助化疗。接受辅助化疗的患者5年生存率更低（69.7% vs. 81.9%；*P*=0.042）。因此，肺典型类癌患者无需做术后辅助化疗。本例患者术后ACTH及皮质醇迅速下降，库欣综合征相关症状控制良好，未做术后辅助化疗，定期随访至今未见肿瘤复发转移。

7. 专家点评

异位ACTH综合征多由神经内分泌肿瘤所致，虽然在肺神经内分泌肿瘤中异位ACTH分泌的发生率低，但约40%的异位ACTH综合征是由肺神经内分泌肿瘤所致，尤其以肺类癌更为常见，排名第二的是胃肠神经内分泌肿瘤。其他来源还有甲状腺髓样癌、胸腺类癌、副神经节瘤等。因此，临床中如发现异位ACTH分泌，应考虑存在神经内分泌肿瘤的可能并进行积极的搜索。对于可耐受手术切除的肺类癌患者，即使有N2淋巴结转移，也首选外科手术根治性切除。推荐行解剖性肺切除和系统性淋巴结清扫术。大型回顾性研究显示，肺类癌术后辅助治疗多无生存获益。因此，肺类癌患者术后不推荐常规接受辅助治疗。在具有特别高复发风险（如肺不典型类癌伴N2淋巴结阳性）的患者中可以考虑使用辅助治疗。辅助治疗可选择以替莫唑胺或达卡巴嗪为基础的化疗方案，或依托泊苷联合顺铂/卡铂，可联合或不联合放疗。

参考文献

[1] Kneuertz P J, Kamel M K, Stiles B M, et al. Incidence and prognostic significance of carcinoid lymph node metastases[J]. Annals of Thoracic Surgery, 2018, 106(4): 981–988.

[2] Filosso P L, Guerrera F, Falco N R, et al. Anatomical resections are superior to wedge resections for overall survival in patients with stage 1 typical carcinoids[J]. European Journal of Cardiothoracic Surgery, 2019, 55(2): 273−279.

[3] Nussbaum D P, Speicher P J, Gulack B C, et al. Defining the role of adjuvant chemotherapy after lobectomy for typical bronchopulmonary carcinoid tumors[J]. Annals of Thoracic Surgery, 2015, 99(2): 428−434.

[4] Young J, Haissaguerre M, Viera−Pinto O, et al. Management of endocrine disease: Cushing's syndrome due to ectopic ACTH secretion: an expert operational opinion[J]. European Journal of Endocrinology, 2020, 182(4): R29−R58.

[5] García−Yuste M, Matilla J M, Cueto A, et al. Typical and atypical carcinoid tumours: analysis of the experience of the Spanish multi−centric study of neuroendocrine tumours of the lung [J]. European Journal of Cardiothoracic Surgery, 2007, 31(2): 192−197.

[6] Anderson K L Jr, Mulvihill M S, Speicher P J, et al. Adjuvant chemotherapy does not confer superior survival in patients with atypical carcinoid tumors[J]. Annals of Thoracic Surgery, 2017, 104(4): 1221−1230.

（李艳莹）

（二）肺不典型类癌1例

1. 病史摘要

患者女性，45岁。

主诉：间断咳嗽、咳痰1年余，发现左肺占位4月。

现病史：入院前1年余，患者反复咳嗽、咳痰，4月前于当地医院查CT见左肺占位。2019年9月4日于上级医院行纤维支气管镜活检，病理提示：左肺下叶外后基底段肿瘤；免疫组化：EMA（+）、CK7（+）、Syn（+）、CgA（+）、CD56（+）、TTF−1（少数+）、CD117（−）、S100（−）、HMB45（−）、P63（−）、Ki67（+，约10%）。标记结果支持神经内分泌肿瘤的诊断，考虑为不典型类癌。

既往史、个人史、家族史无特殊。

2. 体格检查

ECOG评分0分，浅表淋巴结未扪及肿大，心肺腹查体无明显异常。

3. 辅助检查

【实验室检查】血常规：无特殊；肝肾功能：无特殊；肿瘤标志物：NSE正常。

【影像学检查】2019年10月行胸部CT检查，结果如图1所示：左肺下叶3cm包块，肺门、纵隔淋巴结肿大。

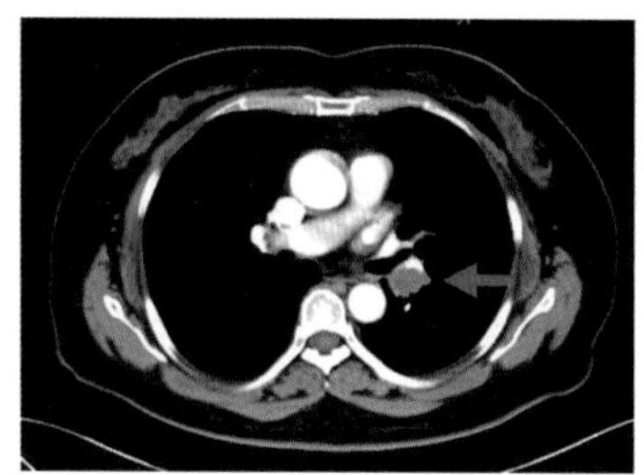
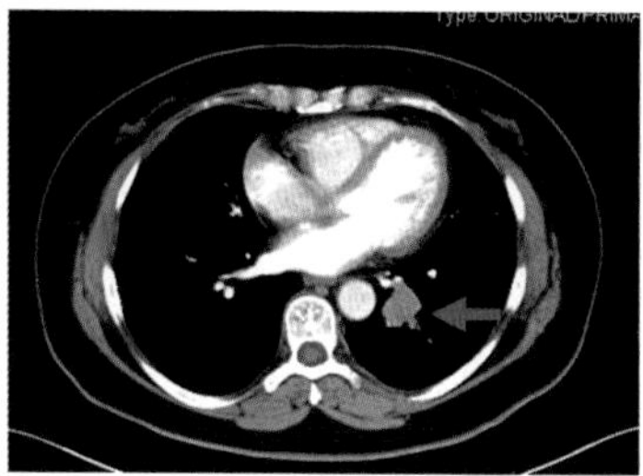

图1　2019年10月术前胸部CT检查结果

4. 诊断

左肺下叶不典型类癌（cT1N2M0，Ⅲa期）。

5. 诊治经过

2019年12月5日于全麻下行“支气管袖式左肺下叶切除+系统淋巴结清扫+左侧胸膜粘连烙断术”，术中见：左肺下叶近肺门处有体积约3cm × 3cm × 3cm类椭球形包块，表面胸膜无皱缩；包块边界不清晰，剖面呈灰白色鱼肉状，质地均匀，稍韧。肺内部分淋巴结黄豆至花生米大小，融合钙化，侵及左肺下叶支气管起始部，形成致密粘连；隆突下和主肺动脉窗纵隔内多枚淋巴结，黄豆至花生米大小，黑色，部分融合、钙化；术中支气管断端冰冻切片报告：支气管切缘未查见癌累及。术后病理：病变部位<左肺下叶标本>不典型类癌，无胸膜受累，有脉管癌栓，有神经侵犯。淋巴结：送检“4组LN”（1/1）枚，查见癌转移。“5组LN”1枚、“6组LN”1枚、“7组LN”6枚、“9组LN”7枚、“10组LN”1枚、“11组LN”1枚、“支气管周淋巴结”4枚，均未见癌转移。“支气管周淋巴结”另见少许肺组织，查见癌累及。免疫组化：EMA（+）、CK7（部分+）、TTF–1（部分+）、P63（–）、PCK（+）、CD56（+）、CgA（+）、Syn（+）。

术后诊断：左肺下叶不典型类癌伴肺门淋巴结转移术后（pT1cN2M0，Ⅲa

期）。术后于2020年2月6日至2020年6月14日予以4周期EC方案（依托泊苷+卡铂，每3周1次）化疗。之后定期复查未见肿瘤进展。

2022年3月22日复查胸部CT，发现前正中胸壁皮下软组织密度结节，大小约2.8cm×2.2cm，如图2所示。2022年4月25日行“前胸壁肿瘤切除术”，术后病理：肺神经内分泌肿瘤转移。免疫组化：CK（+）、TTF–1（小灶+）、CD56（+）、CgA（+）、Syn（+）、P40（–）、P53（–）、RB（无缺失）、GATA3（–）、PCK（小灶+）、Ki67（+，局灶40%）。符合大细胞神经内分泌癌（多系肺不典型类癌演变而来）。2022年6月10日开始给予4周期EC方案（依托泊苷+卡铂，每3周1次）化疗。2周期后复查CT，未见复发转移。

目前诊断：左肺下叶不典型类癌伴纵隔淋巴结转移术后（pT1cN2M0）前下胸壁皮下转移（Ⅳ期）。

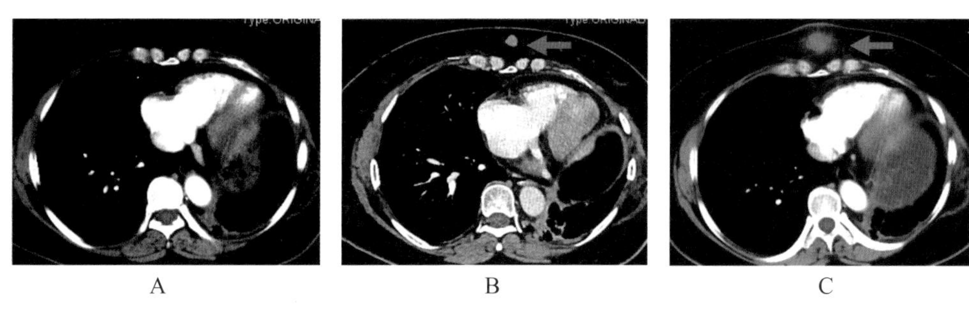

A　　B　　C

图2　术后定期复查胸部CT结果

A.2021年5月；B.2021年11月；C.2022年3月

6. 病例解析

无远处转移的肺类癌患者应积极评估手术情况，能耐受手术的患者首选外科手术根治性切除。美国国家癌症数据库数据分析显示，在581例诊断为肺不典型类癌的患者中，218例（37.5%）手术时发现淋巴结阳性。淋巴结阳性患者接受辅助化疗与单纯手术的患者1年生存率分别为98.9%、98.4%，两组5年生存率分别为47.9%、67.1%，淋巴结阳性患者术后辅助化疗有提高1年生存率的趋势，但未达到统计学差异。不推荐肺不典型类癌患者常规进行术后辅助化疗，但对于N2淋巴结阳性的患者可考虑术后辅助化疗。本例患者在术后证实为N2淋巴结阳性，故给予了术后辅助化疗。本例患者在术后约28月发现胸壁皮下孤立结节，性质不明，且皮下不是肺类癌的常见转移部位，故予手术完整切除的同时明确性质。术后证实仍为神经内分泌肿瘤，但Ki67由初诊时约10%变为了局灶40%，病理考虑为大细胞神经内分泌癌。这样的疾病演进在临床中时有发生，随着时间的推移，患者的恶性肿瘤可以从低度恶性向中高度恶性逐渐演进。该患者虽经手术完整切除，但皮下转移为血行转移，仍应给予全身化疗。

7. 专家点评

肺不典型类癌是一类罕见疾病，根据美国SEER数据库的分析显示在肺/支气管恶性肿瘤中仅有0.05%为肺不典型类癌。女性较男性更常见。确诊时20%的患者存在远处转移。在生存率方面，存在远处转移、区域淋巴结转移和仅有肺内肿瘤者3年生存率分别为26%、69%和85%。对于可耐受手术切除的肺类癌患者，即使有N2淋巴结转移，也首选外科手术根治性切除。推荐行解剖性肺切除和系统性淋巴结清扫术。大型回顾性研究显示，肺类癌术后辅助治疗多无生存获益。因此，肺类癌患者术后不推荐常规接受辅助治疗。在具有特别高复发风险（如肺不典型类癌伴N2淋巴结阳性）的患者中可以考虑使用辅助治疗。转移性肺类癌的治疗也需考虑两个方面：控制肿瘤增殖治疗和对功能性神经内分泌肿瘤的症状控制。控制肿瘤增殖的治疗方式：①SSTR类似物，需用于SSTR阳性的患者；②靶向治疗：依维莫司、索凡替尼、舒尼替尼等；③化疗；④PRRT。SSTR类似物治疗用于SSTR阳性且疾病进展的类癌患者。靶向治疗推荐用于疾病进展的晚期胸腺类癌患者。化疗可以选择以达卡巴嗪、替莫唑胺、依托泊苷等药物为基础的方案。免疫治疗在肺类癌方面的数据多为小样本的亚组分析，且疗效不一致，目前仅建议在临床研究中使用。

参考文献

[1] Anderson K L Jr, Mulvihill M S, Speicher P J, et al. Adjuvant chemotherapy does not confer superior survival in patients with atypical carcinoid tumors[J]. Annals of Thoracic Surgery, 2017, 104(4): 1221−1230.

[2] Steuer C E, Behera M, Kim S, et al. A typical carcinoid tumor of the lung: a surveillance, epidemiology, and end results database analysis[J]. Journal of Thoracic Oncology, 2015, 10(3): 479−485.

[3] García−Yuste M, Matilla J M, Cueto A, et al. Typical and atypical carcinoid tumours: analysis of the experience of the Spanish multi−centric study of neuroendocrine tumours of the lung [J]. European Journal of Cardiothoracic Surgery, 2007, 31(2): 192−197.

（李艳莹）

（三）小细胞肺癌1例

1. 病史摘要

患者男性，77岁。

主诉：头晕、行走不稳1月余。

现病史：2020年6月患者无明显诱因出现头晕、行走不稳，伴耳鸣、听力下降，右耳较甚，无头痛、畏寒、发热，无腹痛、腹泻，无视物旋转黑蒙，无晕厥等不适，无明显咳嗽、咳痰。

既往史、个人史、家族史无特殊。

2. 体格检查

KPS 60分，NRS 0分，神志清楚，精神一般，皮肤、巩膜无明显黄染，浅表淋巴结未触及肿大，心律齐，各瓣膜听诊区未闻及明显杂音，双肺呼吸音减低，腹软，无明显压痛、反跳痛及肌紧张。双侧肢体肌张力正常，左侧病理反射征（+），左侧肢体肌力4级。

3. 辅助检查

【实验室检查】血常规：无特殊；肝肾功能：无特殊；肿瘤标志物：CEA、CA199、CA125、AFP、NSE均正常。

【影像学检查】头颅MRI检查：右侧额叶见一明显强化结节，伴周围大片状水肿。

胸部CT检查：左肺下叶后基底段软组织密度影，形态欠规则，伴左肺门及纵隔淋巴结肿大。

4. 诊断

（1）左肺占位病变；

（2）右侧额叶占位病变。

5. 诊治经过

2020年7月9日于全麻下行“开颅右侧额叶占位切除术+颅内减压术+脑脊液漏修补术”。术后病理：右侧额叶占位，免疫组化：CK（+）、CgA（+）、Syn（+）、CD56（+）、TTF–1（+）、Napsin A（–）、Olig–2（–）、GFAP（–）、CK5/6（–）、P53（+，约80%）、Des（–）、CD34（–）、

Ki67（+，约90%）。结合形态学及免疫表型提示转移性小细胞癌，免疫表型提示肺来源可能。

2020年7月23日进一步完善胸部CT检查，结果如图1A、图2A所示：左肺下叶后基底段支气管截断，相应区域见软组织肿块，呈哑铃状改变，大小约5.2cm×2.5cm；增强扫描不均匀强化。纵隔见多发淋巴结肿大，大者短径约1.5cm。

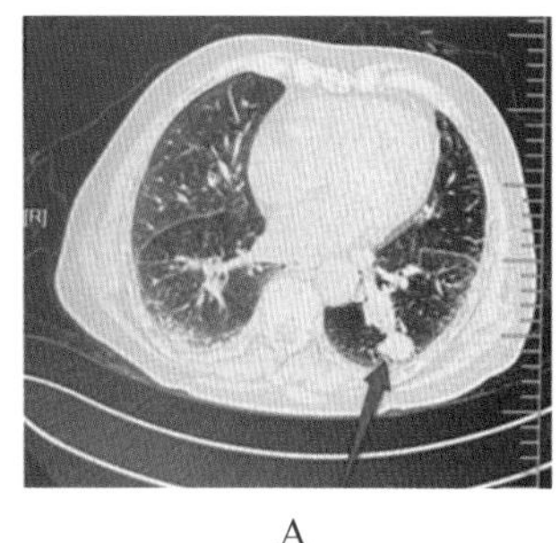
A

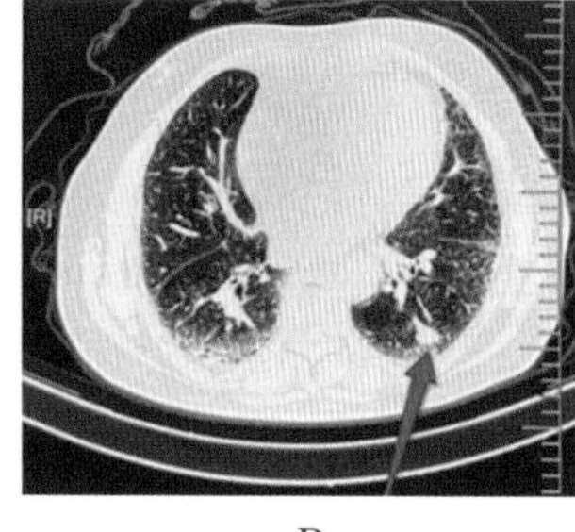
B

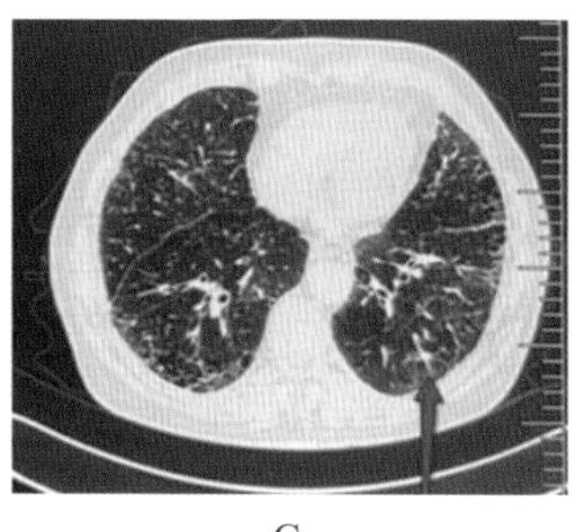
C

图1　左肺下叶胸部CT检查结果

A.2020年7月23日；B.2020年11月9日；C.2022年7月25日

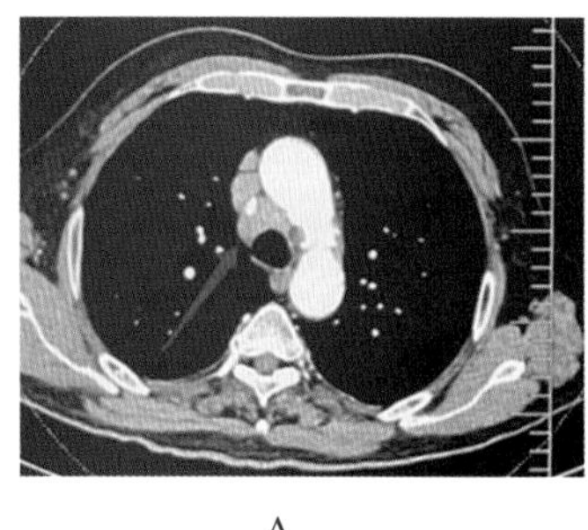
A

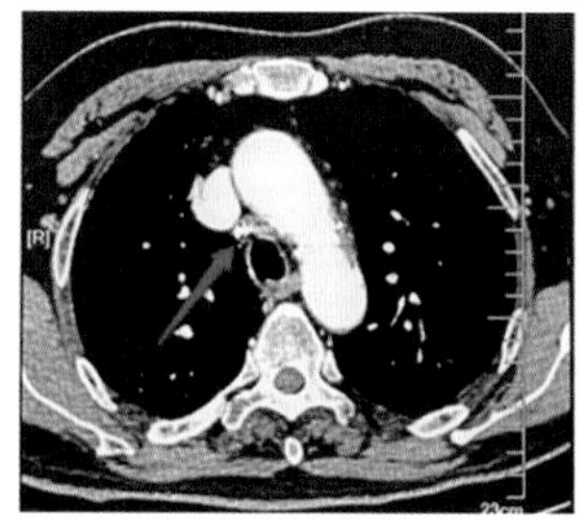
B

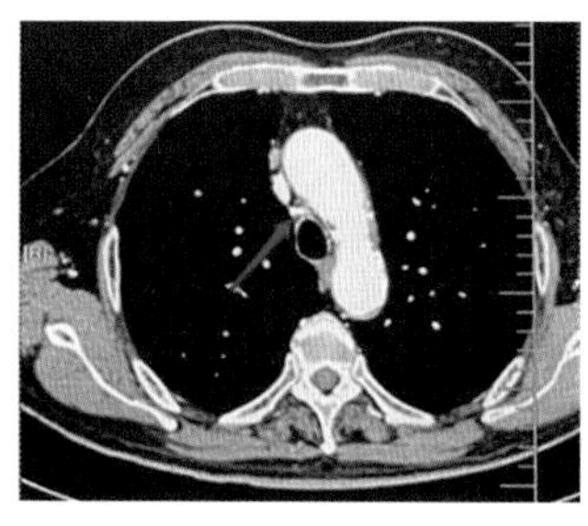
C

图2　纵隔淋巴结胸部CT检查结果

A.2020年7月23日；B.2020年11月9日；C.2022年7月25日

经MDT讨论诊断考虑左肺小细胞癌脑转移（T4N2M1，Ⅳ期）。与患者充分沟通后，于2020年8月11日开始予以化疗联合免疫治疗［具体方案：顺铂40mg+依托泊苷160mg（第1天至第3天）+度伐利尤单抗1500mg（第2天，静脉滴注，每21天1次）］。

后续复查CT，结果如图1B、图2B所示：左肺下叶后基底段结节较前缩小，实性成分减少，纵隔淋巴结较前缩小。4周期化疗联合免疫治疗后予以度伐利尤单抗1500mg（每28天1次）维持治疗。目前规律复查，病情稳定，后续复查CT如图1C、图2C所示。

6. 病例解析

该患者以中枢神经系统症状就诊，影像学检查示右侧额叶见孤立强化结节，伴周围大片状水肿，左肺占位病变，临床应考虑左肺癌脑转移。对于局限性脑转移病变，未明确或者无法明确组织类型时，手术切除脑部病变是一种明确诊断及治疗的手段；肺癌中非小细胞肺癌和小细胞肺癌有着不同的临床特征、治疗、预后和转归；小细胞肺癌高度恶性，发展迅速，影像学表现常呈现大肺门、大纵隔占位，易出现上腔静脉综合征及多发脑转移。虽然本例患者从临床上看小细胞肺癌特征相对不典型，但在头颅MRI检查发现脑部占位，胸部CT检查同时发现左肺下叶占位的情况下，应该尽可能行穿刺活检，首先明确左肺病变的组织学和分子学病理特征，为后续治疗决策提供依据。

7. 专家点评

小细胞肺癌是一种分化差的神经内分泌癌，在肺癌中占比10%~15%；其与吸烟高度相关，烟草可诱导肺部产生大量的体细胞突变；小细胞肺癌生长快，侵袭力强，高度恶性，早期极易发生远处转移，确诊时多为晚期，70%的患者就诊时病变范围广泛，预后极差。适合于手术治疗的T1~2N0M0患者占比不到5%，包括一部分可能手术完整切除的T3N0M0患者，术后都需要给予辅助化疗。近几十年来，以依托泊苷和铂类药物为基础的化疗方案是小细胞肺癌的一线治疗方案。化疗敏感，但疾病短期容易复发进展，采用传统EP方案化疗，广泛期小细胞肺癌患者2年生存率仅为3%左右。进入免疫治疗时代后，基于IMpower133和CASPIAN研究结果，EP化疗联合PD–L1抑制剂成为广泛期小细胞肺癌的一线治疗方案；CASPIAN研究中中位总生存期首次超过1年，2年总生存率达22.2%。另外，小细胞肺癌脑转移通常应用全脑照射治疗，对于脑转移病灶较少的特定患者，可能采用立体定向放射治疗/放射外科。对于肺部病灶经系统治疗效果显著的患者，给予胸部、纵隔病变放疗及全脑预防照射可以进行更多全身或者局部控制。免疫治疗时代，如何综合应用这些治疗策略还需要更多研究和探索。本例患者系Ⅳ期广泛期小细胞肺癌，脑部占位病变切除后，给予化疗联合度伐利尤单抗治疗，肺部及纵隔病变很好缓解，度伐利尤单抗维持治疗2年多，目前病情稳定。

参考文献

[1] Ettinger DS, Aisner J. Changing face of small−cell lung cancer: real and artifact[J]. Journal of Clinical Oncology, 2006, 24(28): 4526−4527.

[2]Govindan R, Page N, Morgensztern D, et al. Changing epidemiology of small–cell lung cancer in the United States over the last 30 years: analysis of the surveillance, epidemiologic, and end results database[J]. Journal of Clinical Oncology, 2006, 24(28): 4539–4544.

[3] Roth BJ, Johnson DH, Einhorn LH, et al. Randomized study of cyclophosphamide, doxorubicin, and vincristine versus etoposide and cisplatin versus alternation of these two regimens in extensive small–cell lung cancer: a phase III trial of the Southeastern Cancer Study Group[J]. Journal of Clinical Oncology, 1992, 10(2): 282–291.

[4] Sundstrom S, Bremnes RM, Kaasa S, et al. Cisplatin and etoposide regimen is superior to cyclophosphamide, epirubicin, and vincristine regimen in small–cell lung cancer: results from a randomized phase III trial with 5 years' follow–up[J]. Journal of Clinical Oncology, 2002, 20(24): 4665–4672.

[5] Skarlos DV, Samantas E, Kosmidis P, et al. Randomized comparison of etoposide–cisplatin vs. etoposide–carboplatin and irradiation in small–cell lung cancer. A Hellenic Co–operative Oncology Group study[J]. Annals of Oncology, 1994, 5(7): 601–607.

[6] Lee SM, James LE, Qian W, et al. Comparison of gemcitabine and carboplatin versus cisplatin and etoposide for patients with poor–prognosis small cell lung cancer[J]. Thorax, 2009, 64(1): 75–80.

[7] Horn L, Mansfield AS, Szczęsna A, et al. First–line atezolizumab plus chemotherapy in extensive–stage small–cell lung cancer[J]. The New England Journal of Medicine, 2018, 379(23): 2220–2229.

[8] Paz–Ares L, Dvorkin M, Chen Y, et al. Durvalumab plus platinum–etoposide versus platinum–etoposide in first–line treatment of extensive–stage small–cell lung cancer(CASPIAN): a randomised, controlled, open–label, phase 3 trial[J]. The Lancet, 2019, 394(10212): 23–29.

[9] Slotman BJ, van Tinteren H, Praag JO, et al. Use of thoracic radiotherapy for extensive stage small–cell lung cancer: a phase 3 randomised controlled trial[J]. The Lancet, 2015, 385(9962): 36–42.

[10] Jeremic B, Shibamoto Y, Nikolic N, et al. Role of radiation therapy in the combined–modality treatment of patients with extensive disease small–cell lung cancer: a randomized study[J]. Journal of Clinical Oncology, 1999, 17(7): 2092–2099.

[11] Aupérin A, Arriagada R, Pignon JP, et al. Prophylactic cranial irradiation for patients with small–cell lung cancer in complete remission. Prophylactic cranial

irradiation overview collaborative group[J]. The New England Journal of Medicine, 1999, 341(7): 476–484.

[12] Takahashi T, Yamanaka T, Seto T, et al. Prophylactic cranial irradiation versus observation in patients with extensive–disease small–cell lung cancer: a multicentre, randomised, open–label, phase 3 trial[J]. The Lancet Oncology, 2017, 18(5): 663–671.

[13] Postmus PE, Haaxma–Reiche H, Smit EF, et al. Treatment of brain metastases of small–cell lung cancer: comparing teniposide and teniposide with whole–brain radiotherapy––a phase III study of the European Organization for the Research and Treatment of Cancer Lung Cancer Cooperative Group[J]. Journal of Clinical Oncology, 2000, 18(19): 3400–3408.

（兰海涛）

（四）肺大细胞神经内分泌癌1例

1. 病史摘要

患者男性，73岁。

主诉：反复发热、咳嗽、咳痰1月。

现病史：1月前出现反复发热、咳嗽、咳痰，无盗汗，无胸痛、咯血，无腹痛、腹泻等不适。完善胸部增强CT检查，提示右肺占位。为进一步诊治于四川省人民医院住院治疗。

既往史、个人史、家族史无特殊。

2. 体格检查

KPS 90分，NRS 0分，神志清楚，精神一般，皮肤、巩膜无明显黄染，浅表淋巴结未触及肿大，心律齐，各瓣膜听诊区未闻及明显杂音，双肺呼吸音减低，双下肺闻及湿啰音，腹软，无明显压痛、反跳痛及肌紧张。脊柱、四肢未见异常。

3. 辅助检查

【实验室检查】血常规：无特殊；肝肾功能：无特殊。

【影像学检查】2020年12月7日胸部增强CT检查，结果如图1所示：①左肺见片状软组织密度影，其内支气管走行僵直，小叶间隔结节状增厚。部分边缘模糊。右肺下叶见肿块影，大小约3.4cm×5.1cm，增强扫描呈不均匀强化。右肺上叶见多枚磨玻璃、部分实性肿块影。纵隔淋巴结增大。右肺占位病变并淋巴结转移可能性大，必要时进一步行穿刺活检。②双肺密度不均，多发不规则空气密度影，胸膜下多发肺大疱，双肺下叶呈蜂窝状。考虑双肺气肿并感染。③左侧胸腔少量积液。

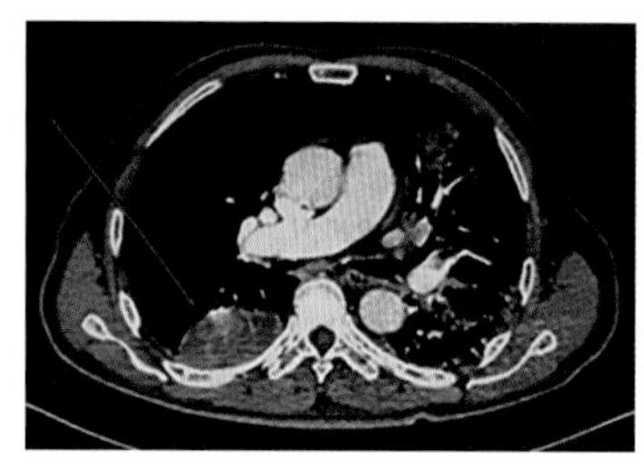
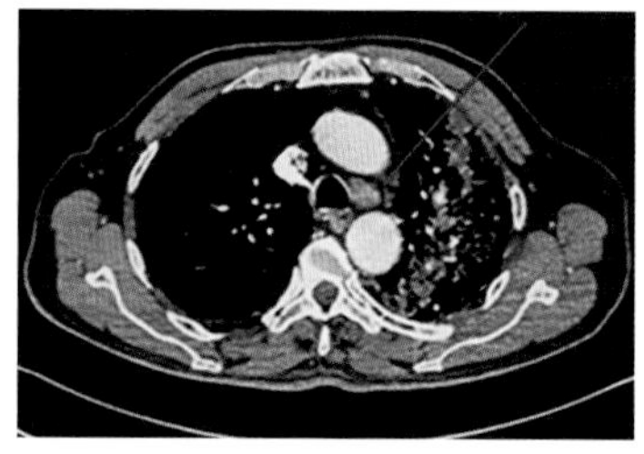

图1　2020年12月7日胸部增强CT检查结果

4. 诊断

主诊断：右肺占位伴多发淋巴结肿大。

5. 诊治经过

2020年12月7日在CT引导下行经右肺占位病变经皮穿刺活检。病理报告提示：异型小圆细胞伴坏死，倾向肿瘤，免疫组化：CK（灶+）、CK7（－）、TTF–1（－）、Napsin A（－）、CK5/6（－）、P63（－）、P40（－）、CgA（灶+）、Syn（+）、CD56（部分+）、Ki67（+，75%）。<右肺占位病变>穿刺组织，恶性肿瘤伴坏死，免疫表型提示神经内分泌癌，形态提示小细胞癌。

后经病理科再次复核病理：肺活检标本，查见恶性肿瘤，结合免疫组化诊断为神经内分泌癌（CA），胞质较丰富，综合分析诊断为大细胞神经内分泌癌（CA）。免疫组化：PCK（个别+）、EMA（+）、CD56（灶+）、TTF–1（－）、CgA（部分+）、Syn（部分+）、P63（－）、Des（－）、Myogenin（－）、Ki67（+，50%）。

考虑诊断为右肺大细胞神经内分泌癌伴双侧肺门、纵隔淋巴结转移（T3N3M0，Ⅲc期）。2021年1月至2021年5月给予顺铂40mg+依托泊苷160mg（第1天至第3天）化疗4周期。因第4周期化疗期间出现“重度骨髓抑制、心力衰竭”等并发症，遂停止化疗，予以中药治疗。2022年1月，患者扪及右侧臀部包块，伴有疼痛，彩超提示：右侧臀部外侧肌层内弱回声团（约6.2cm×3.7cm×6.2cm），肉瘤不能除外。2022年1月10日行右侧臀部包块穿刺，病理提示：高级别神经内分泌癌（大细胞为主）。免疫组化：Ki67（+，90%）、CD56（+++）、Syn（+）、TTF-1（-）、Napsin A（-）、EMA（+++）、CK19（+）、Villin（-）、PSA（-）、Bcl-2（-）。

“右侧臀部”穿刺标本NGS检测：*TP53*基因5号外显子p.H179D错义突变，丰度63.69%；PD-L1 CPS指数为0。

2022年1月30日复查胸部增强CT：①右肺下叶可见肿块影，约8.1cm×6.3cm×11.7cm，可见空洞形成，增强扫描呈不均匀强化，纵隔内见多个增大淋巴结，较大者位于气管隆突下，短径约2.6cm，增强后密度不均匀。考虑右肺下叶肺癌伴纵隔淋巴结转移，原发病灶及转移淋巴结均较前明显增大。右侧胸腔少量积液，胸膜增厚，不除外胸膜转移。②双肺内散在纤维条索影。③双肺间隔旁肺气肿，伴肺大疱。腹部增强CT检查，结果如图2所示：①肝右叶占位（两枚），肝右叶见一略低密度肿块影，大小约7.5cm×6.3cm，增强扫描不均匀强化，肝右叶后下段包膜下见小结节状类似强化病灶，直径约0.8cm，考虑转移瘤，伴门静脉右前支癌栓形成。肝门区、腹腔干周围及腹主动脉周围多发淋巴结转移，腹腔干、门脉干局部受压变窄。②左侧肾上腺团块影，考虑转移。右侧臀部团块影，考虑转移。

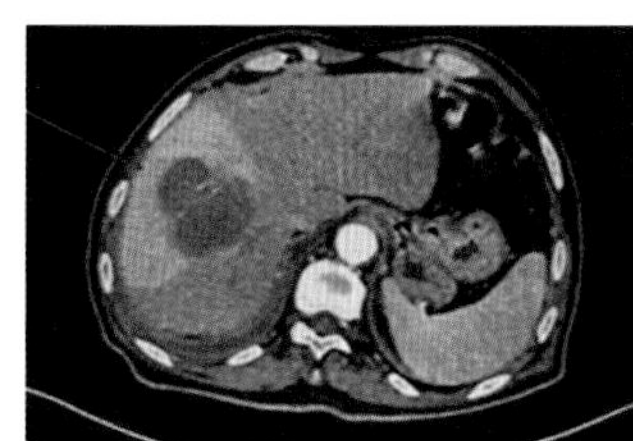
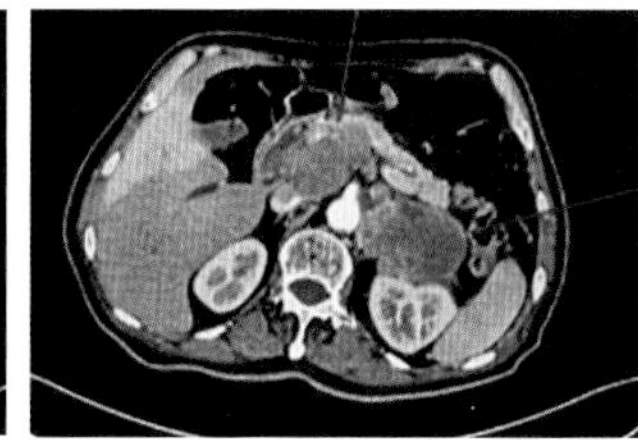
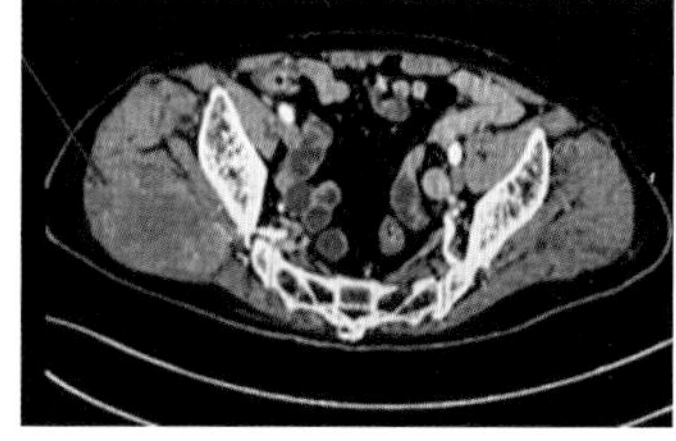

图2 2022年1月30日腹部增强CT检查结果

患者病情明显进展，于2022年1月30日行紫杉醇联合卡铂化疗1周期后再次出现严重骨髓抑制：WBC 0.51×10^9/L，Hb 75g/L，PLT 33×10^9/L，积极支持治疗后好转。门诊随访，诉腹部及右侧髋部疼痛，给予止痛等对症治疗，2022年3月31日后失访。

6. 病例解析

患者因反复发热、咳嗽、咳痰就诊，影像学检查提示右肺占位病变，纵隔淋巴结转移，病理提示神经内分泌癌（小细胞？大细胞？）；在临床实践中，小细胞肺癌的形态学特征可能出现意想不到的情况，例如被称为“中间型”的SCLC亚型，尤其活检标本，这些肿瘤的整体或局部区域细胞核更大，细胞质更明显，细胞界限不清。形态学特征很难识别，评估细胞大小和细胞质来确定大细胞神经内分泌癌和小细胞神经内分泌癌是困难的，给病理诊断带来了挑战。在模棱两可的情况下，评估*RB1*表达可能对诊断有所帮助，因为在95%以上的小细胞肺癌中发现*RB1*表达缺失，但仅在约50%的大细胞神经内分泌癌中发现*RB1*表达缺失（本例患者NGS检测未见*RB1*表达缺失）。在目前临床实践中，考虑到大细胞神经内分泌癌的罕见性及与肺癌中小细胞神经内分泌癌和非小细胞肺癌的临床病理的相似性，大细胞神经内分泌癌的治疗方法是从小细胞神经内分泌癌和非小细胞肺癌的治疗方法中推断出来的。本例患者经过顺铂+依托泊苷及紫杉醇+卡铂化疗，总体化疗效果不佳，且化疗的毒副作用明显，治疗中断，又因经济等原因亦未行免疫治疗及靶向治疗，疾病持续进展。

7. 专家点评

2021年WHO分类将肺神经内分泌肿瘤归为一组肿瘤，其中包括低级别典型类癌、中级别典型类癌和不典型类癌，以及高级别神经内分泌癌（包括大细胞神经内分泌癌和小细胞神经内分泌癌）。这种分类对应于其他器官的一般类别（神经内分泌肿瘤），包括与类癌对应的分化良好的神经内分泌瘤，以及与小细胞神经内分泌癌、大细胞神经内分泌癌对应的神经内分泌癌。临床上大细胞神经内分泌癌是一种罕见但具有神经内分泌分化的高侵袭性肿瘤，约占所有肺癌的3%，其患者多数为老年男性，其中吸烟患者比例达到94.0%~98.6%，多数大细胞神经内分泌癌患者为外周型病变，多数报道提示大细胞神经内分泌癌治疗困难，预后不佳，5年生存率为15%~57%。由于缺乏前瞻性证据，早期和晚期患者的治疗策略尚未确定。而遗传学和分子研究正在取得重大进展，大细胞神经内分泌癌具有异质性分子谱系，至少存在3个亚组，其中占比最小的包含了*MEN1*突变病例，这些病例最可能代表具有高增殖率的类癌。另外2个亚组包括一个*TP53*和*RB1*基因突变的集群，如在小细胞神经内分泌癌观察到的分子谱系，以及一个具有*KRAS*和*STK11*/*KEAP1*突变的亚组，如在非小细胞肺癌观察到的分子谱系。这个亚组可有相关的临床意义，因为非小细胞肺癌样的亚组可能显示对经典的小细胞神经内分泌癌化疗策略不同的反应。大细胞神经内分泌癌具有与吸烟和高肿瘤突变负荷相关的高基因突变率，表明大细胞神经内分泌癌可能对免疫检查点抑制剂治疗敏感。虽然可靶向致癌驱动基因突变很少在纯大细胞神经内分泌癌中检测到，但可以发生在混合大细胞神经内分泌癌的腺癌中，尤其是*EGFR*突变。进入靶向治疗和免疫治疗时代后，根据分子分型进行个体化治疗，可能给大细胞神经内分泌癌带来更好的临床预后转归。

参考文献

[1] Travis WD. The 2015 WHO classification of lung tumors[J]. Der Pathologe, 2014, 35(Suppl2): 188.

[2] Yoshida A, Boland JM, Loarer FL, et al. WHO classification of tumours of the lung, pleura, thymus and heart[M]. 5th ed. Lyon: IARC Press, 2021.

[3] Fasano M, Corte CMD, Papaccio F, et al. Pulmonary large-cell neuroendocrine carcinoma: from epidemiology to therapy[J]. Journal of Thoracic Oncology, 2015, 10(8): 1133-1141.

[4] Kinslow CJ, May MS, Saqi A, et al. Large-cell neuroendocrine carcinoma of the lung: a population-based study[J]. Clinical Lung Cancer, 2020, 21(2): e99-e113.

[5] 吴宇琪, 毕楠. 肺大细胞神经内分泌癌的分子分型及临床治疗进展[J]. 中国肿瘤临床, 2020, 47(2): 99-104.

[6] Simbolo M, Barbi S, Fassan M, et al. Gene expression profiling of lung atypical carcinoids and large cell neuroendocrine carcinomas identifies three transcriptomic subtypes with specific genomic alterations[J]. Journal of Thoracic Oncology, 2019, 14(9): 1651-1661.

[7] 杨雯佳, 韩宝惠. 肺大细胞神经内分泌肿瘤的诊疗现状和研究进展[J]. 癌症进展, 2017, 15(11): 1250-1254.

[8] George J, Walter V, Peifer M, et al. Integrative genomic profiling of large-cell neuroendocrine carcinomas reveals distinct subtypes of high-grade neuroendocrine lung tumors[J]. Nature Communications, 2018, 9(1): 1048.

[9] Francesca A, Paola B, Fausto M, et al. Tyrosine kinase inhibitors in EGFR-mutated large-cell neuroendocrine carcinoma of the lung? A case report[J]. Case Reports in Oncology, 2014, 7(2): 478-483.

[10] Le X, Desai NV, Majid A, et al. De novo pulmonary small cell carcinomas and large cell neuroendocrine carcinomas harboring EGFR mutations: lack of response to EGFR inhibitors[J]. Lung Cancer, 2015, 88(1): 70-73.

[11] Levra MG, Mazieres J, Valette CA, et al. P1. 07-012 efficacy of immune checkpoint inhibitors in large cell neuroendocrine lung cancer: results from a French retrospective cohort: topic: drug treatment alone and in combination with radiotherapy[J]. Journal of Thoracic Oncology, 2017, 12(1): S702-S703.

（兰海涛）

二、胸腺神经内分泌肿瘤

（一）胸腺典型类癌1例

1. 病史摘要

患者男性，55岁。

主诉：胸痛3月。

现病史：患者3月前感胸部轻度疼痛不适，就诊于当地医院，胸部CT检查提示：前纵隔包块。行纵隔穿刺活检提示：纵隔类癌。在当地医院行EP（依托泊苷+顺铂）方案化疗2周期，纵隔包块未缩小，为进一步治疗到四川大学华西医院就诊。

既往史、个人史、家族史无特殊。

2. 体格检查

ECOG评分0分，浅表淋巴结未扪及肿大，心肺腹查体无明显异常。

3. 辅助检查

【实验室检查】血常规：无特殊；肝肾功能：无特殊；肿瘤标志物：CEA、NSE均正常。

【影像学检查】2016年5月5日行胸部血管三维成像CT检查，结果如图1所示：左前上纵隔多个软组织结节融合形成较大肿块，约7.4cm × 3.4cm，不均匀强化，主肺动脉及左肺动脉干受压稍变窄，左锁骨下静脉受压，管腔未见狭窄，肿块与之分界清楚。头颅MRI检查、腹部增强CT检查、骨扫描未见确切转移病灶。

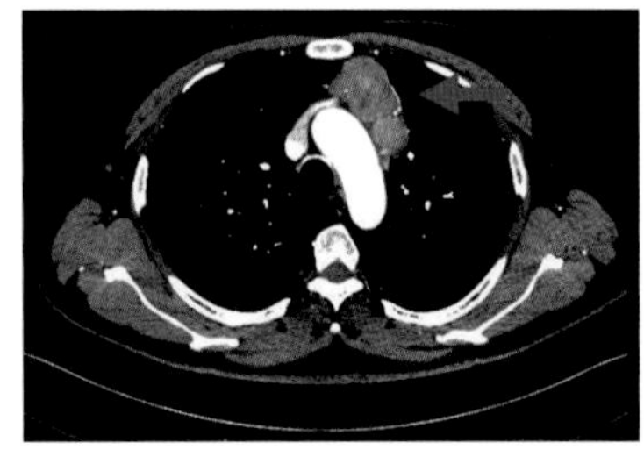
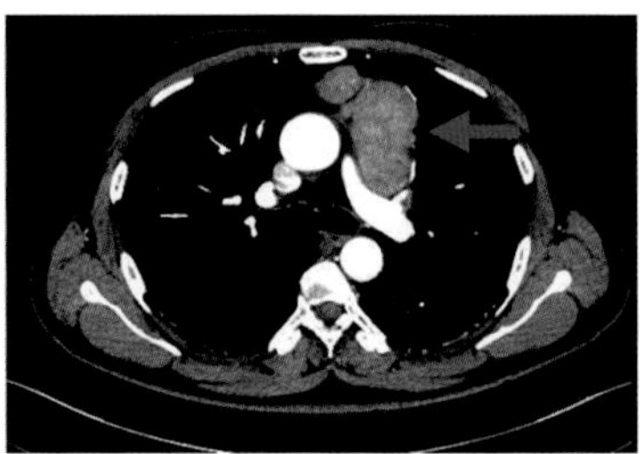

图1　2016年5月5日胸部血管三维成像CT检查结果

4. 诊断

主诊断：纵隔类癌（Masaoka Ⅱ期）。

5. 诊治经过

患者于2016年5月13日在全麻下行“正中开胸纵隔肿瘤切除术+淋巴结清扫术”。术中见：①左前上纵隔有一约8cm×5cm×3cm大小肿瘤，质硬，有不完整包膜，其切面灰白色鱼肉状。②肿瘤侵及心包及左头臂静脉鞘膜，与主动脉弓、左肺动脉干紧邻，但无侵犯；肿瘤左侧侵犯左侧纵隔胸膜，并与左肺上叶纵隔面广泛粘连，侵犯并包裹左侧膈神经。③双肺、胸壁等未见肿瘤侵犯及转移。术后病理：左前纵隔类癌，免疫组化：PCK（点灶状+）、CD56（+）、CgA（+）、Syn（弱+）、CD117（部分细胞+）、CK19（–）、CD5（–）、TTF–1（–）、S100（–）、Ki67（+，活跃区>2%），<2核分裂/10HPF，结合形态支持为神经内分泌肿瘤，考虑为胸腺原发的典型类癌。4L组、5组、6组淋巴结均未查见癌。

患者术后诊断考虑为胸腺典型类癌（MasaokaⅢ期）。术后未做放化疗，于当地医院定期复查未见复发转移。

6. 病例解析

国外对SEER数据库254例胸腺神经内分泌肿瘤患者的分析显示，中位生存期为73月。其中能否进行手术切除是重要的预后因素，包括减瘤手术在内的手术切除患者中位生存期可达109月，而不能手术的患者只有46月。另一项包含亚洲人的多中心回顾性分析显示，R0切除的患者较R1/R2切除患者可显著改善生存（HR，0.343；P=0.048）。因此对于胸腺神经内分泌肿瘤，能做根治性手术的患者均应考虑做手术切除。上述两项研究也提示术前辅助放疗、化疗不能改善累积复发发生率（cumulative incidence of recurrences，CIR）和总生存期；术后辅助放疗、化疗也不能改善累积复发发生率和总生存期。因此术前不推荐做新辅助放疗、化疗，术后辅助放疗、化疗也不作为常规推荐，仅对部分有高危因素的胸腺不典型类癌患者酌情考虑使用。对于本例患者，术前诊断为胸腺类癌（Ⅱ期），外院所行术前新辅助化疗不是标准的治疗模式，来四川大学华西医院后经外科医生评估后随即行根治性切除，手术后明确病理为典型类癌，分期为Ⅲa期，且为R0切除，故术后仅做定期随访，无需术后辅助治疗。

7. 专家点评

胸腺神经内分泌肿瘤是一类非常罕见的疾病，根据2015年WHO胸腺肿瘤分类，胸腺神经内分泌肿瘤可分为典型类癌和不典型类癌，都是预后较好的肿瘤，2021年WHO胸腺神经内分泌肿瘤仍沿用这一分类。一项回顾性分析显示，胸腺典型类癌患者中位生存期为7.8年，而不典型类癌是6.4年。胸腺典型类癌是低度恶性的肿瘤，通常Ki67<5%，很少发生副瘤综合征，根治性手术切除率较高，复发转移较少，预后较好。手术是胸腺典型类癌和不典型类癌的重要治疗手段，能手术切除的患者预后明显更好，但不推荐做姑息性切除。手术应完整切除胸腺肿瘤、胸腺及其周围脂肪，若肿瘤侵犯纵隔胸膜、肺、心包等周围脏器，也应一并切除。我国的一项多中心前瞻观察性研究发现，胸腺神经内分泌肿瘤患者手术时发现淋巴结转移率为50%，推荐手术时做淋巴结清扫。无论是胸腺典型类癌还是不典型类癌，大型回顾性研究均提示术后辅助放疗、化疗无生存获益，因此对胸腺神经内分泌肿瘤不常规推荐做术后辅助治疗。但对于胸腺不典型类癌，如有高增殖指数伴淋巴结转移，根据术后分期及切除的完整性，可以经MDT讨论决定是否进行辅助治疗。

参考文献

[1] Sullivan J L, Weksler B. Neuroendocrine tumors of the thymus: analysis of factors affecting survival in 254 patients[J]. Annals of Thoracic Surgery, 2017, 103(3): 935–939.

[2] Filosso P L, Yao X, Ahmad U, et al. Outcome of primary neuroendocrine tumors of the thymus: a joint analysis of the international thymic malignancy interest group and the European Society of Thoracic Surgeons Databases[J]. Journal of Thoracic and Cardiovascular Surgery, 2015, 149(1): 103–109.

[3] 中国临床肿瘤学会神经内分泌肿瘤专家委员会. 中国肺和胸腺神经内分泌肿瘤专家共识[J]. 中华肿瘤杂志, 2021, 43(10): 989–1000.

[4] Fang W, Wang Y, Pang L, et al. Lymph node metastasis in thymic malignancies: a Chinese multicenter prospective observational study[J]. Journal of Thoracic and Cardiovascular Surgery, 2018, 156(2): 824–833.

[5] Baudin E, Caplin M, Garcia–Carbonero R, et al. Lung and thymic carcinoids: ESMO Clinical Practice Guidelines for diagnosis, treatment and follow–up[J]. Annals of Oncology, 2021, 32(4): 439–451.

（李艳莹）

（二）胸腺不典型类癌1例

1. 病史摘要

患者男性，50岁。

主诉：右侧胸壁疼痛1月。

现病史：1月前患者无明显诱因出现右侧胸壁疼痛，于当地医院就诊，行胸部CT检查（2021年1月23日）示：①前纵隔占位，考虑恶性肿瘤性病变（胸腺来源？）。②多根肋骨、颈、胸、腰、骶椎及扫描层面双侧髂骨多发骨质异常、部分骨质破坏，转移可能性大，C5棘突病理性骨折。③双肺数枚小结节，建议随诊。患者于当地医院行纵隔肿块穿刺活检，病理检查（2021年2月3日）示：肿瘤性病变。免疫组化：PTH（–）、S100（–）、CK5/6（–）、CK（+）、SALL4（–）、CD20（–）、TTF–1（–）、CgA（+）、CK7（–）、CK19（–）、CD3（–）、P63（–）、Syn（+）、降钙素（–）、Ki67（+，约10%）、CD117（–）。结合影像学、组织形态学及免疫表型，符合胸腺神经内分泌肿瘤，并考虑为非典型类癌。患者为进一步诊治到四川大学华西医院就诊。

既往史、个人史、家族史无特殊。

2. 体格检查

ECOG评分1分，浅表淋巴结未扪及，C5棘突压痛，心肺腹查体无明显异常。

3. 辅助检查

【实验室检查】血常规：无特殊；肝肾功能：无特殊；肿瘤标志物：NSE 29.5ng/mL。

【影像学检查】2021年2月18日^{68}Ga–DOTATATE PET/CT示：前纵隔肿块，最大截面约7.5cm × 4.9cm，摄取^{68}Ga–DOTATATE不均匀增高，符合神经内分泌肿瘤表现，伴全身多处骨转移；左侧锁骨上淋巴结转移可能。

4. 诊断

主诊断：胸腺不典型类癌伴左侧锁骨上淋巴结、全身多处骨转移（cT3N2M1，Ⅳ期）。

5. 诊治经过

2021年2月22日至2021年9月29日行第1至第7周期内分泌治疗（醋酸奥曲肽微球30mg，臀部肌肉深部注射，每28天1次），同时予以唑来膦酸预防骨不良事件，最佳疗效评价为SD。2021年8月4日至2021年9月7日行颈椎转移病灶放疗（5000cGy/25F）。2021年9月30日复查胸腹部CT，结果如图1所示：前纵隔肿块较前无明显变化，第7肋骨质破坏伴软组织肿块较前增大。考虑疾病局部进展，2021年11月2日至2022年5月16日行5周期醋酸奥曲肽微球30mg（臀部肌肉深部注射，每28天1次）+卡培他滨1500mg（每天2次，第1至第14天，口服，每28天1次）+替莫唑胺300mg（第15至第19天，口服，每28天1次），最佳疗效评价为SD。

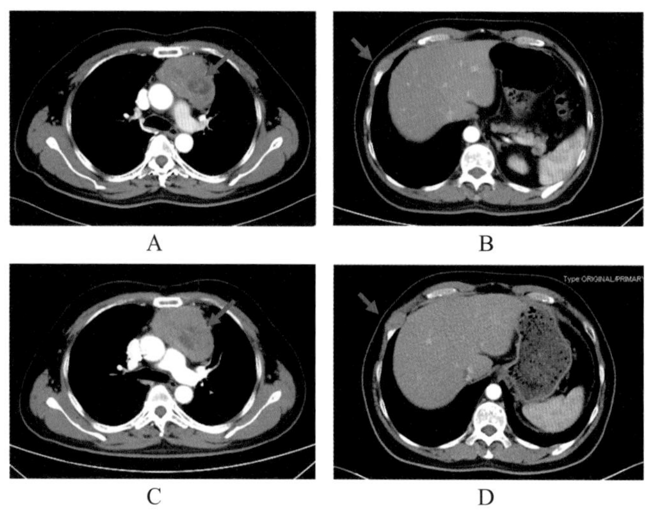

图1　一线治疗前后肿瘤变化

A.治疗前纵隔肿块；B.治疗前肋骨肿块；C.治疗后纵隔肿块；D.治疗后肋骨肿块

2022年6月23日复查^{68}Ga–DOTATATE PET/CT，结果如图2所示，对比四川大学华西医院2021年2月18日旧片：①前纵隔肿块符合神经内分泌肿瘤表现，伴全身骨广泛转移，部分病灶失分化可能，前纵隔肿块较前略增大，骨转移病灶较前无明显变化。②双肺上叶前段实性结节为新增病灶，不除外肿瘤转移。疗效评价为PD。2022年6月24日行醋酸奥曲肽微球30mg（臀部肌肉深部注射，每28天1次）+索凡替尼300mg（每天1次，口服）。2周期后疗效评价为SD。

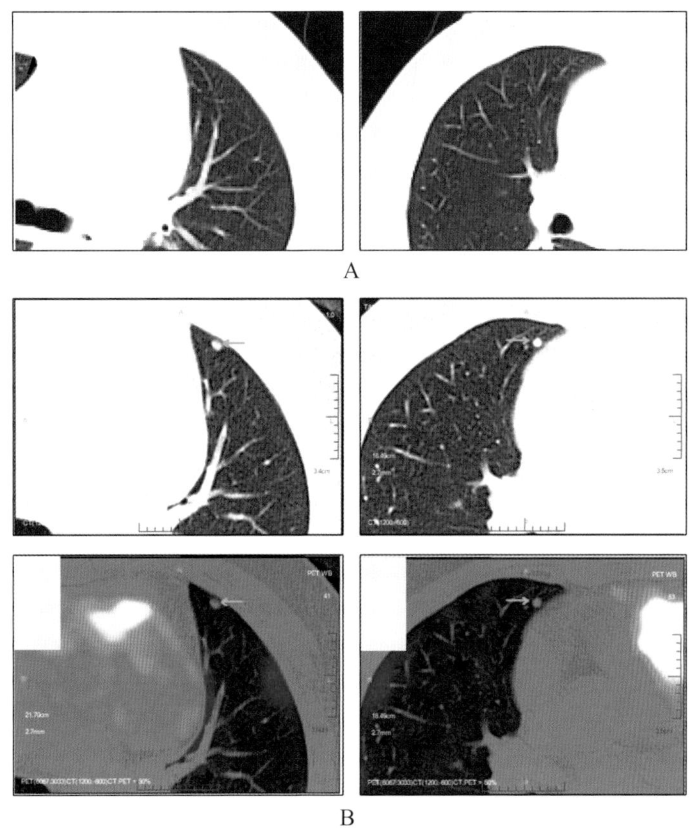

图2　二线治疗前后肺内结节

A.二线治疗前（肺内无结节）；B.二线治疗后（新增肺结节）

6. 病例解析

由于胸腺类癌发病率低，几乎没有单独针对胸腺类癌的临床研究，其多与其他病种共同作为临床研究对象。随机Ⅱ期LUNA研究纳入晚期肺神经内分泌肿瘤或胸腺神经内分泌肿瘤患者，其中41例患者使用帕瑞肽60mg，每28天1次，9月无进展率为39%，与使用单药依维莫司的对照组无显著差异。因此，生长抑素类似物可用于进展缓慢的SSTR阳性的胸腺神经内分泌肿瘤的一线治疗。本例患者^{68}Ga–DOTATATE PET/CT结果提示SSTR阳性，因此一线治疗选择了醋酸奥曲肽微球，并取得了7月的无进展生存期。患者在局部进展后二线治疗可选择靶向治疗或化疗。既往研究显示用以替莫唑胺或达卡巴嗪为基础的化疗药物治疗肺或胸腺神经内分泌肿瘤的客观缓解率为10%~30%。一项回顾性研究显示，卡培他滨序贯替莫唑胺联合化疗用于转移性神经内分泌肿瘤患者时，5.5%患者疗效评价为CR，55.5%患者疗效评价为PR，22.2%患者疗效评价为SD，客观缓解率为61%，临床获益率为83.2%，中位无进展生存期为14月，肝转移后的中位总生存期为83月。基于这一数据，卡培他滨+替莫唑胺（CAPTEM）方案成为类癌的重要化疗方案。由于该患者在进展时仅有骨转移病灶进展，我们认为患者继续使用醋酸奥曲肽微球可能有临床获益，故给予奥曲肽联合CAPTEM治疗。半年后患者再次进展，考虑存在化疗耐药，拟给予靶向治疗。Ⅲ期研究SANET-ep中包括25例胸腺神经内分泌肿瘤，索凡替尼组与安慰剂组的无进展生存期分别为9.2月和3.8月，索凡替尼组的客观缓解率也显著优于安慰剂组，分别为10%和0。基于SANET-ep研究结果，该患者选择索凡替尼联合醋酸奥曲肽微球进行三线治疗并临床获益。

7. 专家点评

胸腺类癌是一类非常罕见的疾病，其中非典型类癌较典型类癌更常见，并且患者发病年龄稍大。能做根治性手术切除的患者推荐手术完整切除，不能手术切除者的治疗包含控制肿瘤增殖治疗和对功能性神经内分泌肿瘤的症状控制治疗。胸腺神经内分泌肿瘤患者中可以出现异位ACTH综合征，但类癌综合征十分罕见。控制肿瘤增殖治疗包含生长抑素类似物治疗、靶向治疗、化疗、PRRT、免疫治疗和局部治疗。生长抑素类似物治疗用于SSTR阳性且进展的胸腺类癌患者。靶向治疗常用药物有依维莫司和索凡替尼，均推荐用于疾病进展的晚期胸腺类癌患者。目前尚缺乏被大样本的随机对照研究证实的最佳化疗方案。化疗可选择以达卡巴嗪、替莫唑胺、依托泊苷等药物为基础的方案。免疫治疗在胸腺类癌中的数据非常少且疗效非常有限，不推荐作为常规治疗，仅建议在临床研究中使用。

参考文献

[1] Ferolla P, Brizzi M P, Meyer T, et al. Efficacy and safety of long−acting pasireotide or everolimus alone or in combination in patients with advanced carcinoids of the lung and thymus (LUNA): an open−label, multicentre, randomised, phase 2 trial [J]. The Lancet Oncology, 2017, 18(12): 1652−1664.

[2] Fine R L, Gulati A P, Krantz B A, et al. Capecitabine and temozolomide (CAPTEM) for metastatic well differentiated neuroendocrine cancers: the Pancreas Center at Columbia University experience[J]. Cancer Chemotherapy and Pharmacology, 2013, 71(3): 663−670.

[3] Xu J, Shen L, Zhou Z, et al. Surufatinib in advanced extrapancreatic neuroendocrine tumours(SANET−ep): a randomised, double−blind, placebo−controlled, phase 3 study[J]. The Lancet Oncology, 2020, 21(11): 1500−1512.

（李艳莹）

第四节
嗜铬细胞瘤与副神经节瘤

一、嗜铬细胞瘤

晚期嗜铬细胞瘤姑息化疗1例

1. 病史摘要

患者男性，40岁。

主诉：全身冷汗3月，确诊嗜铬细胞瘤1月。

现病史：患者3月前（2022年5月）无明显诱因出现全身冷汗，伴头晕、心慌等不适，无晕厥、大小便失禁等症状。外院诊断为低血糖，予以对症治疗后好转。后上述症状反复出现，夜间明显，自行服用“糖水”等可缓解。2022年7月患者无明显诱因出现发作性意识障碍，表现为呼之不应，大汗淋漓，伴口吐白沫、右手抖动，持续约1~2小时后自行缓解，意识恢复后未诉头晕、头痛，不能回忆发作经过。急诊行脑卒中CT、胸腹部CT检查（2022年7月）。①脑卒中CT检查。NECT：颅内未见异常密度影，脑室、脑池形态、大小未见异常，中线结构未见偏移。CTA：头颈部主要动脉未见明显异常。右侧椎动脉稍细，系发育变异。CTP：脑实质灌注基本对称，未见大面积异常灌注区。②胸腹部CT检查。胸部CT：双肺多发大小不等实性结节、肿块影，多系转移瘤。纵隔淋巴结增多。全腹部增强CT：左侧腹膜后间隙见不规则软组织肿块影，其内密度不均，可见斑片状稍低密度影，最大横截面约14.1cm×9.7cm，增强扫描不均匀轻度强化，累及左肾、左侧腰大肌及左侧膈肌，与邻近胰腺及胃壁分界不清，病灶包绕腹主动脉、左肾动脉、肠系膜下动脉，致管腔不均匀变窄；病灶包绕下腔静脉、左肾静脉，左肾静脉显示不清，左肾周多发迂曲血管影，左肾周筋膜及桥隔增厚。2022年8月行CT引导下腹膜后病灶穿刺活检，病理检查示：镜下见血管丰富的异型细胞呈器官样分布，累及肌肉组织。免疫组化：上述异型细胞为Vim（弱+）、PCK（–）、S100（–）、Des（–）、Syn（+）、CgA（+）、NSE（–）、GATA3（+）、SSTR2（+）、SDHB（–）、CD34（–）、CD99（弱+）、

Fli–1（–）、TLE–1（–）、NKX2.2（–）、Stat6（–）、Ki67（+，约60%）、MDM2（弱+）、WT–1（–）、CDK4（部分+）、P16（–）。结合以上改变，病理诊断：嗜铬细胞瘤。

患者诊断为继发性高血压1月余，一直采用酚苄明20mg（口服，每天2次）+非洛地平5mg（口服，每天1次）+美托洛尔25mg（口服，每天1次），平时血压控制在120~130/70~80mmHg左右。

既往史、个人史、家族史无特殊。

2. 体格检查

ECOG评分1分，NRS评分5分，浅表淋巴结未扪及肿大。全腹软，无压痛及反跳痛，未触及明显肿块。双下肢无水肿。

3. 辅助检查

【病理检查】免疫组化：上述异型细胞为Vim（弱+）、PCK（–）、S100（–）、Des（–）、Syn（+）、CgA（+）、NSE（–）、GATA3（+）、SSTR2（+）、SDHB（–）、CD34（–）、CD99（弱+）、Fli–1（–）、TLE–1（–）、NKX2.2（–）、Stat6（–）、Ki67（+，约60%）、MDM2（弱+）、WT–1（–）、CDK4（部分+）、P16（–）。结合以上改变，病理诊断：嗜铬细胞瘤。

【实验室检查】血常规：未见明显异常；肝肾功能：未见明显异常；肿瘤标志物：AFP 2.60ng/mL，CEA 1.61ng/mL，NSE 70.30ng/mL；血儿茶酚胺及代谢物：肾上腺素0.26nmol/L，去甲肾上腺素10.23nmol/L，多巴胺0.20nmol/L，甲氧基肾上腺素0.11nmol/L，甲氧基去甲肾上腺素12.86nmol/L，3–甲氧酪胺25.83pg/mL；C肽：0.031nmol/L，胰岛素<0.4μU/mL。PTH 4.97pmol/L，降钙素9.15pg/mL，ACTH 110.70ng/L；生长激素0.34ng/mL；糖尿病相关自身抗体：未见异常。肾素（卧位）89.54μIU/mL（参考范围：2.80~39.90μIU/mL），醛固酮（卧位）6.69ng/dL。

【影像学检查】胸部CT检查：双肺多发大小不等实性结节、肿块影，多系转移瘤。纵隔淋巴结增多。全腹部增强CT检查：左侧腹膜后间隙见不规则软组织肿块影，其内密度不均，可见斑片状稍低密度影，最大横截面约14.1cm×9.7cm，增强扫描不均匀轻度强化，累及左肾、左侧腰大肌及左侧膈肌，与邻近胰腺及胃壁分界不清，病灶包绕腹主动脉、左肾动脉、肠系膜下动脉，致管腔不均匀变窄；病灶包绕下腔静脉、左肾静脉，左肾静脉显示不清，左肾周多发迂曲血管影，左肾周筋膜及桥隔增厚。

【核医学检查】如图1所示，左侧肾上腺显示不清，左侧腹膜后间隙见不规则软组织肿块，侵及左肾、左侧腰大肌及左侧膈肌，左肾周筋膜及桥隔增厚，病灶包绕腹主动脉及部分分支、左侧上段输尿管，左侧肾盂扩张积液，与胃壁及部分十二指肠水平部分界不清。上述肿块及局部多支血管（下腔静脉、左肾静脉、左肾周多发迂曲小血管）摄取^{18}F–FDG及^{68}Ga–DOTATATE增高，病变最大横截面约16.6cm × 9.9cm，SUV_{max}分别为21.49、36.94。双肺见多发大小不等的实性结节/肿块，直径约0.3~4.5cm，摄取^{18}F–FDG及^{68}Ga–DOTATATE增高，SUV_{max}分别为20.87、23.62。骨骼及软组织：双侧呼吸肌生理性显影；左侧第7肋前段、左侧肩胛骨及左侧肱骨头摄取^{18}F–FDG及^{68}Ga–DOTATATE增高，SUV_{max}分别为23.76、31.09。

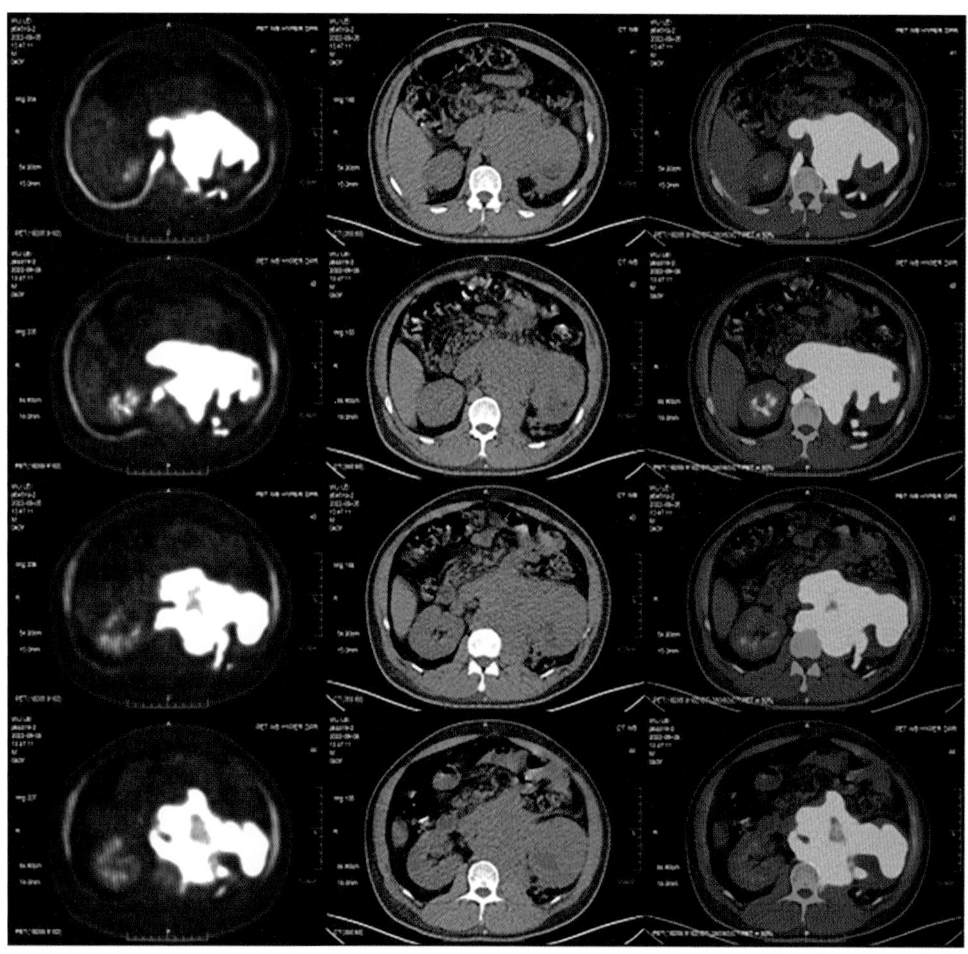

A

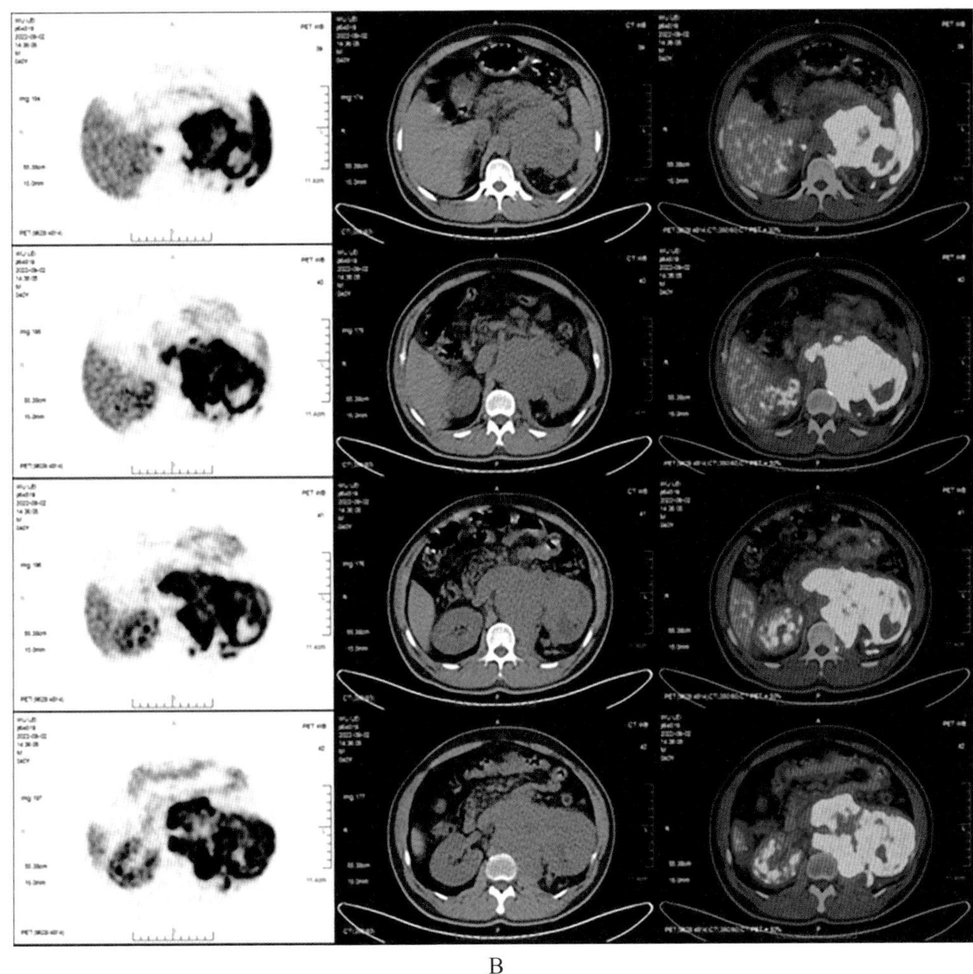

B

图1　^{18}F–FDG/^{68}Ga–DOTATATE PET/CT检查结果

A.^{18}F–FDG PET/CT检查结果；B.^{68}Ga–DOTATATE PET/CT检查结果

4. 诊断

（1）腹膜后嗜铬细胞瘤伴肺、骨转移；

（2）继发性高血压；

（3）低血糖。

5. 诊治经过

经全科讨论，该患者具有全身治疗指征，推荐方案：①CVD（环磷酰胺+长春新碱+达卡巴嗪）；②舒尼替尼。患者家属商量后同意化疗。2022年9月7日、2022年10月19日、2022年11月19日分别行第1、2、3周期CVD方案化疗：环磷酰胺1300mg+长春新碱2000mg静脉滴注（每28天1次），达卡巴嗪1000mg第1、2天静脉输注，每28天为1个周期。唑来膦酸4mg，每月1次，预防骨相关不良事件。2周期后疗效评价为PR，如图2所示。

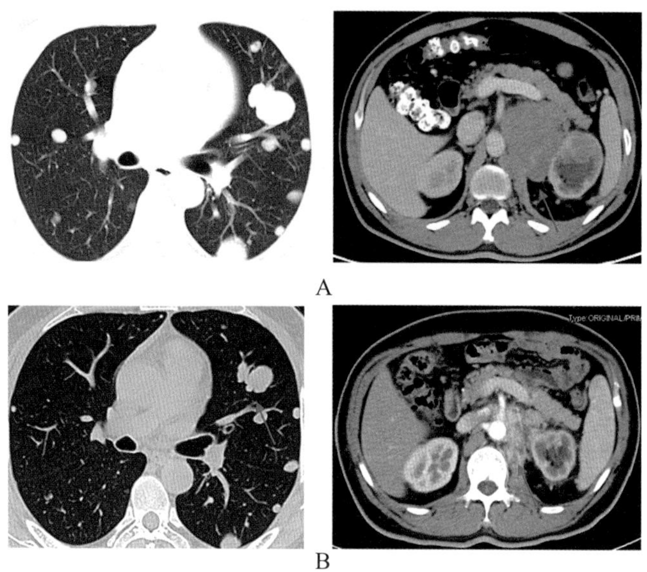

图2　肺部多发结节及左侧肾上腺病灶CT检查结果对比（经治疗后病灶较前缩小）

A.2022年8月9日；B.2022年11月18日

6. 病例解析

本例患者以反复发作性低血糖为首发症状，经过多科就诊，最终诊断为转移性嗜铬细胞瘤，伴有高血压、低血糖，并存在肺和骨转移，定义为恶性肿瘤，应以全身治疗为主，辅以最佳支持治疗（BSC），目前可选择的方案包括细胞毒化疗或分子靶向治疗。一项单臂回顾性试验采用CVD（环磷酰胺+长春新碱+达卡巴嗪）方案后获得了较高客观缓解率和较好的症状改善。综合分析上述临床研究结果，考虑需要快速缓解症状，患者选择了CVD方案化疗，并取得了良好的治疗效果，同时患者还具有较好的耐受性。

7. 专家点评

嗜铬细胞瘤为起源于神经外胚层嗜铬组织的肿瘤，是一种主要分泌儿茶酚胺的神经内分泌肿瘤。中位诊断年龄大约在30~50岁，多数嗜铬细胞瘤是良性的，80%~90%发生在肾上腺，多为一侧，临床表现可以伴有心血管系统和代谢紊乱相关症状。早发现、早诊断为治疗的关键，早期以手术治疗为主，晚期以全身治疗为主。嗜铬细胞瘤患者中90%都是散发的，只有10%具有家族遗传性，并与Von Hippel–Lindau综合征、1型神经纤维瘤病和常染色体显性遗传模式的ⅡA型和ⅡB型多种内分泌肿瘤综合征相关。该患者没有家族史，但很遗憾因为经济原因并没有完成基因检测。对于该患者的转移性嗜铬细胞瘤，已无手术机会，以姑息治疗为主。推荐的化疗方案包括CVD（环磷酰胺+长春新碱+达卡巴嗪）和CyVADIC（环磷酰胺+长春新碱+多柔比星+达卡巴嗪）。在14例晚期嗜铬细胞瘤患者经过CVD方案治疗的研究中，有57%（8例）的患者达到完全缓解或部分缓解，中位缓解期可以达到21月。与历史数据对比，尽管疗效稍微逊色一点，但是副作用方面具有较大的优势。一项开放性Ⅱ期研究（SNIPP研究）显示，在25例接受舒尼替尼治疗的转移性嗜铬细胞瘤或副神经节瘤患者中，疾病控制率为83%（70%病情稳定，13%部分缓解），中位无进展生存期为13月。但是研究中并没有将化疗和分子靶向治疗进行头对头比较，而且大多数为单臂试验，没有设置对照组，亦不能进行间接比较。

参考文献

[1] Mubarik A, Aeddula N R. Chromaffin cell cancer[M]. Treasure Island(FL): Stat Pearls Publishing, 2022.

[2] Bryant J, Farmer J, Kessler L J, et al. Pheochromocytoma: the expanding genetic differential diagnosis[J]. Journal of the National Cancer Institute, 2003, 95(16): 1196−1204.

[3] Page L B, Raker J W, Berberich F R. Pheochromocytoma with predominant epinephrine secretion[J]. American Journal of Medicine, 1969, 47(4): 648−652.

[4] Lenders J W, Eisenhofer G, Mannelli M, et al. Phaeochromocytoma[J]. The Lancet, 2005, 366(9486): 665−675.

（胡前程）

二、副神经节瘤

副神经节瘤术后转移靶向治疗1例

1. 病史摘要

患者男性，55岁。

主诉：盆腔副神经节瘤术后3年余，腰背部疼痛1月。

现病史：患者3年余前（2018年12月）于当地医院体检时发现盆腔包块，无发热、腹痛、尿频、尿急等不适，腹部MRI检查提示前列腺前方见体积约2.7cm×3.5cm×3.1cm包块，与前列腺前份分界不清，病灶紧贴耻骨联合，上缘挤推膀胱。2018年12月20日于当地医院行盆腔包块切除术，术中见：盆腔内膀胱前壁前一大小3cm×3cm包块，质硬，与膀胱前壁致密粘连，包块表面血供丰富。术后病理示：CgA（+）、Syn（+）、S100（+）、CD56（+）、GATA3（+）、CK5/6（–）、CK7（–）、CK20（–）、PSA（–）、P504S（–）、P63（–）、CK（–）、Ki67（+，5%）。结合组织形态及免疫表型，符合副神经节瘤。术后患者定期复查未见明显复发及转移征象。1月前（2022年3月）患者出现腰背部疼痛，伴有咳嗽，以干咳为主，复查胸腹部CT提示腹主动脉右侧旁（右肾水平）见不规则软组织影，较大截面约7.2cm×3.0cm，增强后明显不均匀强化，病灶紧贴腹主动脉、下腔静脉及右肾动静脉，右侧肾上腺显示不清，腹主动脉周围见数个肿大淋巴结影，下腔静脉肝段强化不均匀，肝肾间隙见直径约0.4cm结节，可见强化，双肺见多个结节影，最大者位于右肺下叶外基底段，大小约2.1cm×1.4cm，增强后明显均匀强化。2022年4月于上级医院行腹膜后包块穿刺活检术，术后病理提示副神经节瘤。

既往史：高血压病史3年余（2019年诊断），服用苯磺酸氨氯地平片5mg，每天1次，血压控制在130~140/70~80mmHg。

个人史、家族史无特殊。

2. 体格检查

ECOG评分1分，NRS评分4分，浅表淋巴结未扪及肿大。全腹软，无压痛及反跳痛，未触及明显肿块。双下肢无水肿。

3. 辅助检查

【病理检查】CgA（+）、Syn（+）、S100（灶+）、CD56（+）、RCC（–）、Vim（+）、HMB45（–）、MelanA（–）、CD10（–）、CK（–）、Ki67（+，10%）。结合形态及免疫表型，符合副神经节瘤。

【实验室检查】血常规：无特殊；肝肾功能：无特殊；肿瘤标志物：CEA、CA199、CA125、AFP、NSE均正常。血儿茶酚胺及代谢物：去甲肾上腺素23.89nmol/L，多巴胺0.37nmol/L，甲氧基去甲肾上腺素18.52nmol/L，3–甲氧酪胺44.43pg/mL。尿儿茶酚胺及代谢物：肾上腺素37.50μg/24h尿，去甲肾上腺素1504.84μg/24h尿，甲氧基肾上腺素25.50μg/24h尿，甲氧基去甲肾上腺素1257.69μg/24h尿，香草扁桃酸33.35mg/24h尿。

【影像学检查】2022年4月3日行胸腹部增强CT检查，结果如图1所示：双肺多个结节影，部分炎性，部分转移病灶；腹膜后软组织肿块，右侧肾上腺显示不清，多系肿瘤性病变，伴腹主动脉旁淋巴结转移。右侧膈肌可疑肿瘤累及，下腔静脉肝段强化不均匀，不除外受累可能。

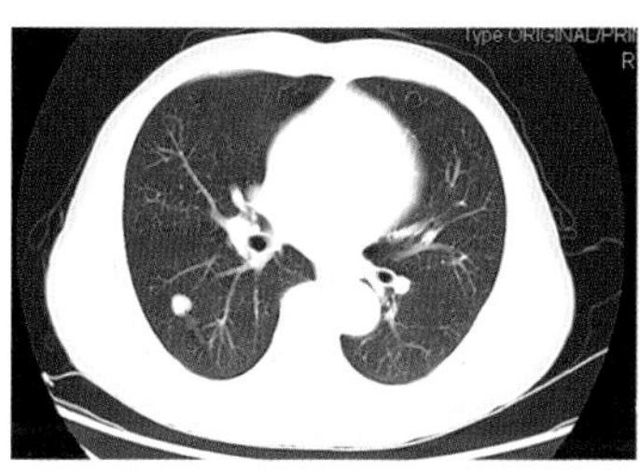
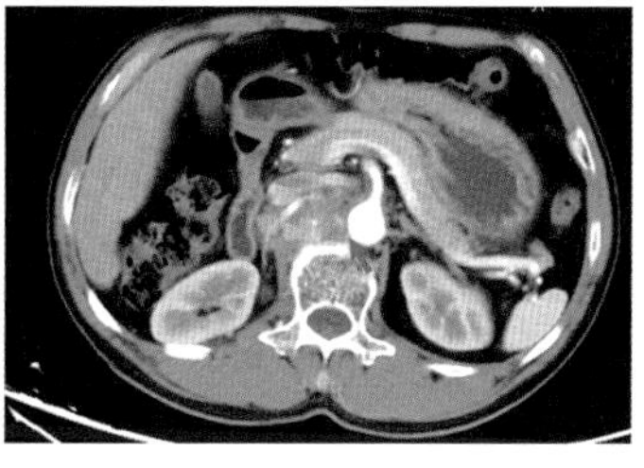

图1　2022年4月3日胸腹部增强CT检查结果

【核医学检查】2022年4月6日行PET/CT检查：①右侧腹膜后结节，考虑肿瘤；右肺下叶结节、胸腹多发淋巴结、右侧胸膜及膈肌糖代谢异常增高，多系肿瘤转移。②下腔静脉及右侧肾静脉糖代谢增高病灶，考虑癌栓形成可能。③肝胃间隙、腹主动脉旁及左侧髂血管旁淋巴结糖代谢轻度增高，反应性改变可能。

4. 诊断

主诊断：盆腔副神经节瘤术后肺、胸膜、膈肌、纵隔及腹腔淋巴结转移（rpTxN+M1，Ⅳ期）。

5. 诊治经过

经MDT讨论考虑患者有全身治疗指征，推荐方案：①CVD（环磷酰胺+长春新碱+达卡巴嗪）；②舒尼替尼。与患者及家属充分沟通后，患者于2022年4月开始口服舒尼替尼50mg，每天1次。1月后患者出现呕吐，每天呕吐2~3次，每次约5mL，呕吐物伴有鲜红色血液。同时伴血压升高，最高可达150/80mmHg，复查血常规未见血红蛋白明显下降，考虑患者上述症状为舒尼替尼副作用，遂暂停靶向药物舒尼替尼，予奥美拉唑20mg每天1次治疗后上述症状明显缓解。1周后患者再次开始口服舒尼替尼靶向治疗，剂量调整为37.5mg，每天1次，未再出现呕吐和血压升高。2022年7月复查胸腹部增强CT，结果如图2所示，疗效评价为PR。目前继续口服舒尼替尼靶向治疗。

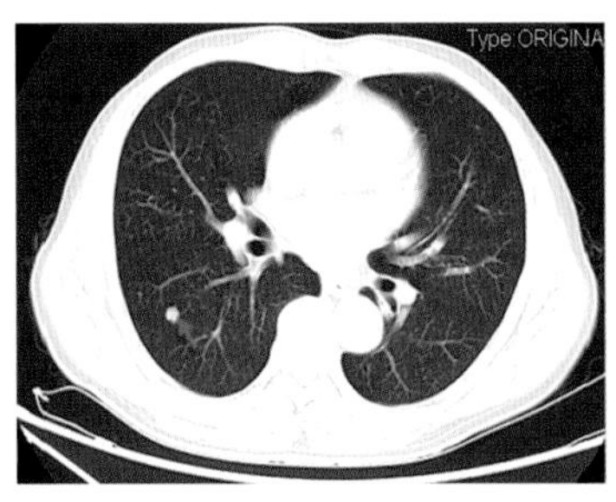

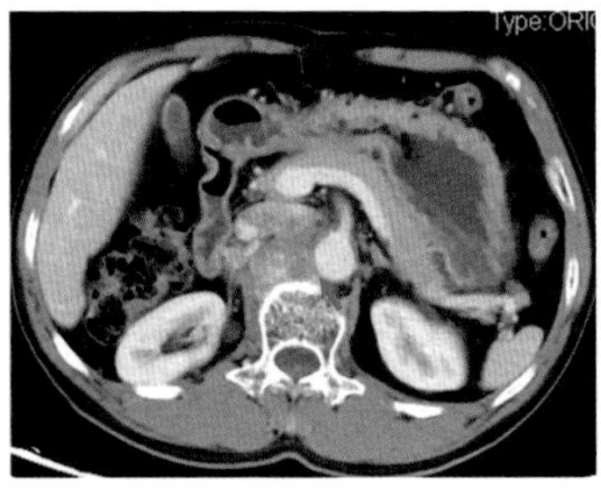

图2　2022年7月19日胸腹部增强CT检查结果

6. 病例解析

本例患者为转移性副神经节瘤，伴有高血压，存在肺、胸膜、多发淋巴结转移，定义为恶性肿瘤，应以全身治疗为主，目前可选择的方案包括细胞毒化疗或分子靶向治疗。一项单臂回顾性试验采用CVD（环磷酰胺+长春新碱+达卡巴嗪）方案后获得了高缓解率和症状改善。而另外一项回顾性研究纳入52例进展性转移性嗜铬细胞瘤或肾上腺外交感副神经节瘤患者，患者接受不同的全身化疗方案，主要包括CyVADIC方案（环磷酰胺+长春新碱+多柔比星+达卡巴嗪，19例）、CyADIC方案（环磷酰胺+多柔比星+达卡巴嗪，12例）、CyVDIC方案（环磷酰胺+长春新碱+达卡巴嗪，10例）。研究结果显示5年总生存率可达51%，其中17例（33%）经一线化疗有效，包括13例（25%）客观肿瘤缓解和4例（8%）血压恢复正常。一项开放性Ⅱ期研究（SNIPP研究）显示，在25例接受舒尼替尼治疗的转移性嗜铬细胞瘤或副神经节瘤患者中，疾病控制率为83%（70%病情稳定，13%部分缓解），中位无进展生存期为13月。综合分析上述临床研究结果，考虑便捷和舒适性，患者选择了舒尼替尼靶向治疗，并取得出了良好的治疗效果和较好的耐受性。

7. 专家点评

副神经节瘤都是分泌儿茶酚胺的神经内分泌肿瘤，起源于肾上腺外的自主副神经节的神经内分泌细胞。多数副神经节瘤是良性的，约25%表现为恶性。正常情况下在不含嗜铬细胞的组织内（如淋巴结、肝、骨、肺和其他远处转移部位）发现肿瘤沉积，才能诊断为恶性肿瘤。*VHL*抑癌基因突变、转染时重排原癌基因（*RET*）、1型神经纤维瘤病抑癌基因（*NF1*）、编码琥珀酸脱氢酶复合物基因（*SDH*）、编码负责SDHA亚单位与核黄素辅基结合的酶的基因（*SDHAF2*）在副神经节瘤的发生发展中发挥着重要作用。转移性副神经节瘤目前无法治愈，但应尽量切除原发病灶和转移病灶。局部治疗（手术、放疗、非外科消融治疗）可改善症状，减少激素分泌，并改善后续治疗的效果。全身治疗（放射性核素治疗、肽受体放射性配体治疗、全身化疗、靶向治疗）在转移性副神经节瘤中发挥着重要作用，但结论都是基于小样本研究，纳入患者还包括嗜铬细胞瘤患者，而且并没有头对头的比较。推荐的化疗方案包括CVD（环磷酰胺+长春新碱+达卡巴嗪）和CyVADIC（环磷酰胺+长春新碱+多柔比星+达卡巴嗪）。近年来，分子靶向治疗在转移性副神经节瘤中也进行了尝试，舒尼替尼是一种VEGF受体酪氨酸激酶抑制剂，对副神经节瘤患者有效且毒性可控。即使转移性副神经节瘤存在远处转移，也可能实现长期生存，但5年生存率≤50%。在此病例中，唯一的遗憾是并没有对病例标本进行基因检测。

参考文献

[1] O'Kane G M, Ezzat S, Joshua A M, et al. A phase 2 trial of sunitinib in patients with progressive paraganglioma or pheochromocytoma: the SNIPP trial[J]. British Journal of Cancer, 2019, 120(12): 1113−1119.

[2] Lenders J W M, Kerstens M N, Amar L, et al. Genetics, diagnosis, management and future directions of research of phaeochromocytoma and paraganglioma: a position statement and consensus of the Working Group on Endocrine Hypertension of the European Society of Hypertension[J]. Journal of Hypertension, 2020, 38(8): 1443−1456.

[3] Ebbehoj A, Stochholm K, Jacobsen S F, et al. Incidence and clinical presentation of pheochromocytoma and sympathetic paraganglioma: a population−based study[J]. The Journal of Clinical Endocrinology & Metabolism, 2021, 106(5): e2251−e2261.

[4] Fishbein L, Leshchiner I, Walter V, et al. Comprehensive molecular characterization of pheochromocytoma and paraganglioma[J]. Cancer Cell, 2017, 31(2): 181−193.

[5] Calissendorff J, Juhlin C C, Bancos I, et al. Pheochromocytomas and abdominal paragangliomas: a practical guidance[J]. Cancers (Basel), 2022, 14(4): 917.

（胡前程）

第五节
泌尿生殖系统神经内分泌肿瘤

一、泌尿系统神经内分泌肿瘤

（一）原发性肾高分化神经内分泌肿瘤术后复发1例

1. 病史摘要

患者女性，72岁。

主诉：右肾肿瘤术后8年，发现肝占位1月余。

现病史：2012年10月患者因“右侧腰部疼痛不适”就诊于外院，2012年10月8日行CT检查：①右肾占位性病变，病灶大小约5.3cm × 4.3cm × 3.5cm；②直肠区高密度影：术后改变可能；③扫及肝内点状高密度影及类圆形低密度影。2012年10月12日行全麻下经腹腔镜右肾肿瘤切除术，术后病理提示：<右肾>低度恶性肿瘤。外院病理科会诊结果：“神经内分泌肿瘤G1级（类癌）”，输尿管断端及肾周脂肪组织均未见癌浸润。上级医院免疫组化：CK（灶+）、CK7（–）、Vim（+）、RCC（–）、CD10（–）、S100（–）、Ki67（+，<5%）。术后未予以特殊治疗。2020年10月无明显诱因出现右下腹痛，呈间断性隐痛，未予重视。2021年3月腹部疼痛症状加重，伴全身乏力、纳差，无腹泻、畏寒、发热等不适。2021年3月31日于外院行胸腹部增强CT检查：①双肺纹理增多；②右肺中叶索条影；③肝多发占位性病变，较大者约2.3cm × 1.9cm；④右肾未见显示。2021年4月19日于外院行腹部增强MRI检查：①肝实质内多发大小不等结节状异常信号病变，大部分呈结节样明显强化，部分较大病变强化欠均匀，性质？低度恶性肿瘤？不典型血管瘤？其他？②肝实质数个小囊肿。③右肾结构缺少。2021年5月8日于四川省肿瘤医院行^{68}Ga–DOTATATE PET/CT检查：右肾神经内分泌肿瘤术后。①肝及骨骼多发SSTR表达异常增高病灶（SUV_{max} 23.47），符合神经内分泌肿瘤转移表现；②术区下腔静脉后方SSTR表达增高病灶，肿瘤转移待排；③左肺结节倾向炎性，双肺少许慢性炎症；④L1及L3椎体高密度影，术后改变；⑤肝囊肿及钙化病灶；⑥右侧筛窦炎。患者自起病以来，精神、饮食、睡眠一般，大

小便正常，体重无明显变化。

高血压病史8年，最高血压170/100mmHg，口服硝苯地平缓释片，血压控制可。否认肝炎、结核或其他传染病史，预防接种史不详，无过敏史，无外伤史，2010年因“腰椎压缩性骨折”行腰椎骨水泥手术，无输血史，无特殊病史。

家族史无特殊。

2. 体格检查

ECOG评分0分，生命体征平稳，神清，精神可，浅表淋巴结未扪及肿大。腹部外形正常，见陈旧性手术瘢痕，无压痛及反跳痛，腹部未触及包块，肝肋下未触及。

3. 辅助检查

【病理检查】2012年10月12日右肾肿瘤切除术后病理提示：<右肾>低度恶性肿瘤。外院病理科会诊结果：神经内分泌肿瘤G1级（类癌），输尿管断端及肾周脂肪组织均未见癌浸润。上级医院免疫组化：CK（灶+）、CK7（–）、Vim（+）、RCC（–）、CD10（–）、S100（–）、Ki67（+，<5%）。

【实验室检查】血常规：无特殊；肝肾功能：无特殊；肿瘤标志物：CEA、CA199、CA125、AFP、NSE均正常。

【影像学检查】2021年3月31日于外院行胸腹部增强CT检查：①双肺纹理增多；②右肺中叶索条影；③肝多发占位性病变，较大者约2.3cm×1.9cm；④右肾未见显示；⑤直肠区术后改变。

2021年4月19日于外院行腹部增强MRI检查：①肝实质内多发大小不等结节状异常信号病变，大部分呈结节样明显强化，部分较大病变强化欠均匀，性质？低度恶性肿瘤？不典型血管瘤？其他？②肝实质数个小囊肿。③右肾结构缺少。

2021年5月12日于四川省肿瘤医院行全腹部增强CT检查，结果如图1所示：①肝大小及形态未见异常，肝实质见多个稍低密度结节，较大者位于肝右后叶，长径约2.5cm，增强见轻度强化；另肝内见多个低密度无强化结节，较大者直径约0.9cm。②右肾结构缺少，左肾见多个低密度无强化小结节；双侧肾上腺未见异常。③多个腰椎内见不规则高密度影。④升结肠壁增厚，性质？建议必要时行肠镜检查。

2021年5月13日于四川省肿瘤医院行骨扫描，结果如图2所示：右侧肩胛骨、右侧第4肋腋段、右侧第6前肋、T6左侧骨代谢增高病灶，结合四川省肿瘤医院CT检查结果，考虑肿瘤骨转移。

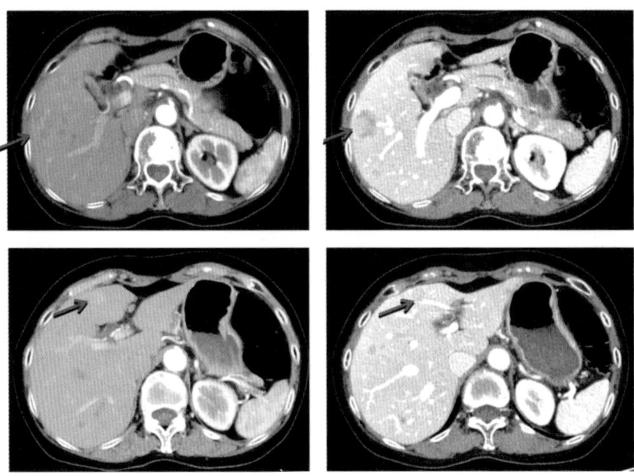

图1　2021年5月12日全腹部增强CT检查结果

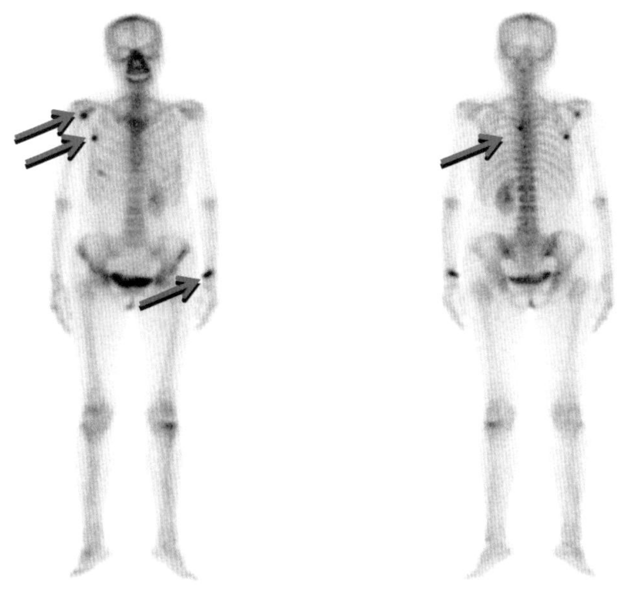

图2　2021年5月13日骨扫描结果

【核医学检查】2021年5月8日于四川省肿瘤医院行^{68}Ga–DOTATATE PET/CT检查，结果如图3所示：右肾神经内分泌瘤术后。①肝及骨骼多发SSTR表达异常增高病灶（SUV_{max} 23.47），符合神经内分泌瘤转移表现；②术区下腔静脉后方SSTR表达增高病灶，肿瘤转移待排；③左肺结节倾向炎性，双肺少许慢性炎症；④L1及L3椎体高密度影，术后改变；⑤肝囊肿及钙化病灶；⑥右侧筛窦炎。

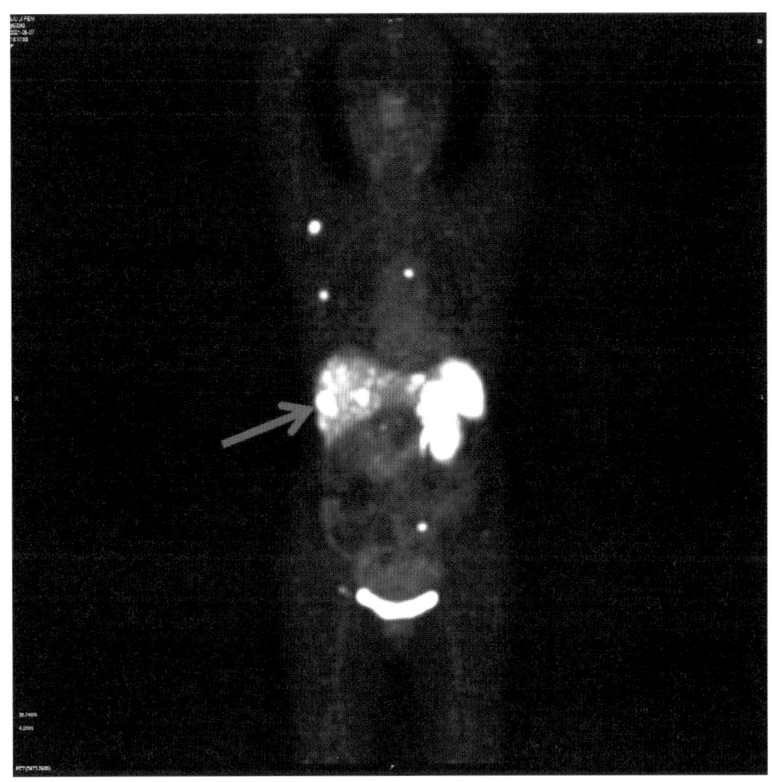

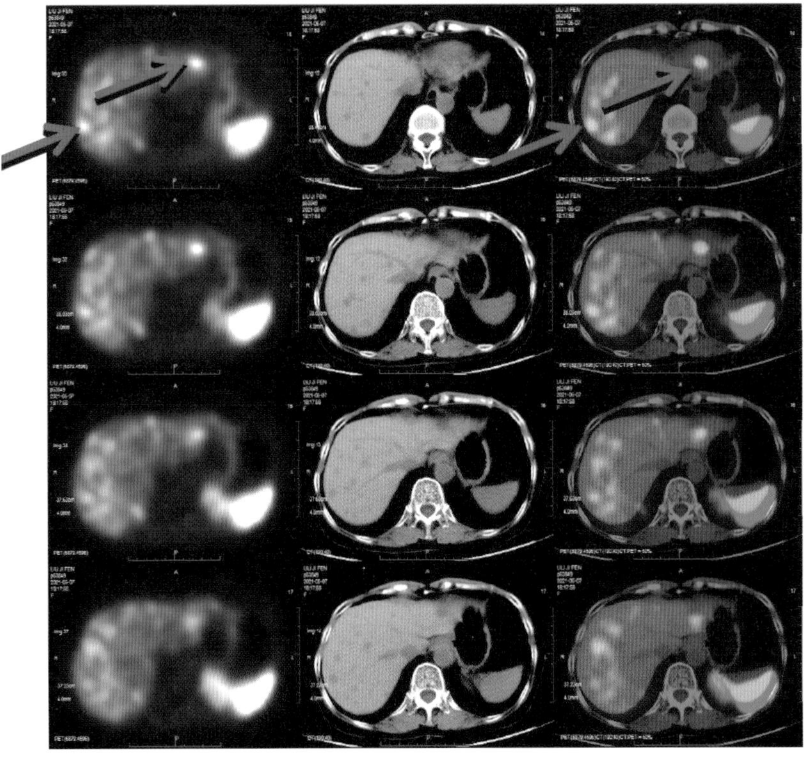

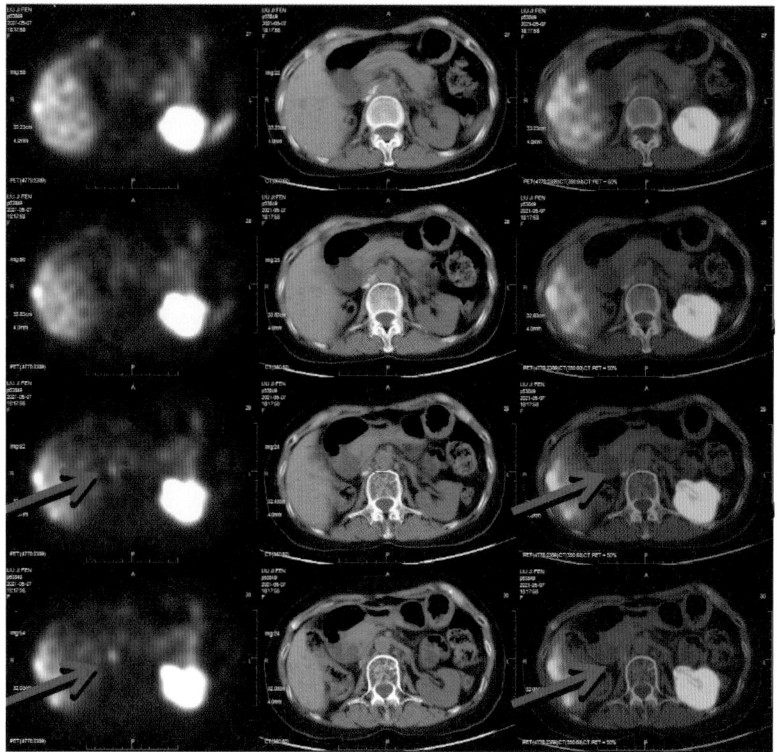

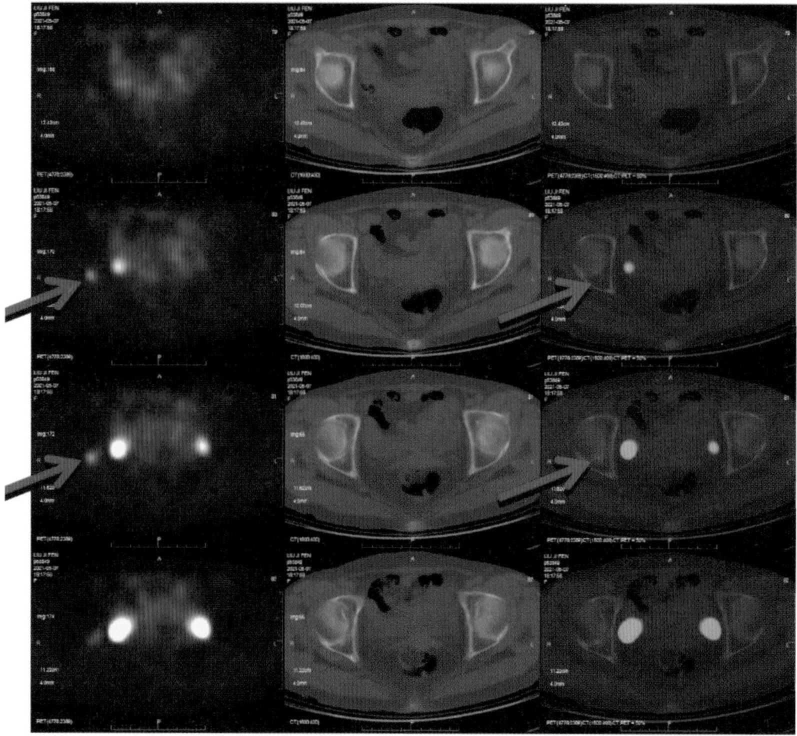

图3　2021年5月8日^{68}Ga–DOTATATE PET/CT检查结果

4. 诊断

（1）右肾神经内分泌瘤术后（T1bN0M0，Ⅰ期，G1，非功能性）肝、骨转移；

（2）腰椎骨水泥术后；

（3）慢性非萎缩性胃炎。

5. 诊治经过

2021年5月14日于四川省肿瘤医院行彩超引导下肝病变部位穿刺活检术。术后病理提示：神经内分泌瘤（G1）。肿瘤细胞PCK（部分+）、EMA（–）、CgA（+）、Syn（+）、CD56（少数）、P53（部分+）、Rb（+，未缺失）、SSTR2（+）、PAX–8（–）、CDX2（–）、TTF–1（–）、PSA（–）、Ki67（+，2%）。

2021年5月27日第一次MDT讨论意见：诊断明确。治疗：患者原发肾神经内分泌瘤术后（G1，非功能性）肝、骨转移，建议行内科治疗控制病情，建议使用生长抑素类似物治疗。2021年6月开始使用醋酸兰瑞肽40mg，肌内注射，每14天1次（患者因经济原因拒绝使用醋酸奥曲肽微球）。

2021年9月18日复查全腹部增强CT，结果如图4所示：①“右肾神经内分泌瘤术后”，右肾、右侧肾上腺缺如，术区未见肿瘤复发征象。②肝多发转移瘤，与2021年5月12日全腹部增强CT检查结果比较，未见明显变化。③左肾多发囊肿，或其他？结合临床。④升结肠壁增厚，性质？建议必要时行肠镜检查。⑤扫及多个腰椎内高密度影，转移？结合临床。CT阅片示疗效评价为SD。

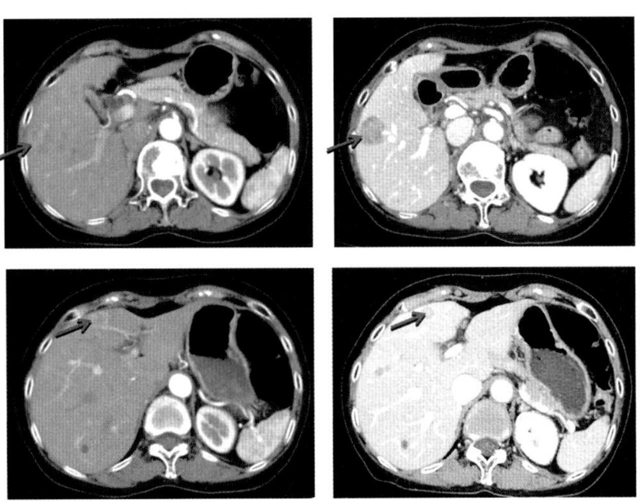

图4　2021年9月18日全腹部增强CT检查结果

患者继续使用醋酸兰瑞肽40mg，肌内注射，每14天1次，至2022年7月。2022年5月7日复查全腹部增强CT，结果如图5所示：①“右肾神经内分泌瘤术后”，右肾、右侧肾上腺缺如，术区未见肿瘤复发征象。较2021年9月18日全腹部增强CT检查结果，未见明显变化。肝内多发稍低密度结节，边界不清，增强扫描动脉期明显强化、环状强化。最大者位于肝右前叶下段，约2.5cm×2.3cm，增强扫描不均匀轻度强化；另肝内见多个低密度无强化结节，较大者直径约0.9cm。②左侧肾上腺结节样增粗，增生可能，较上述旧片未见明显变化。③结肠肝曲高密度结节，憩室？较前为新发。④扫及多个腰椎椎体变扁并高密度影，骨水泥？结合临床。CT阅片示疗效评价：肝转移病灶缩小20%，SD（缩小）。患者继续使用醋酸兰瑞肽40mg，肌内注射，每14天1次。

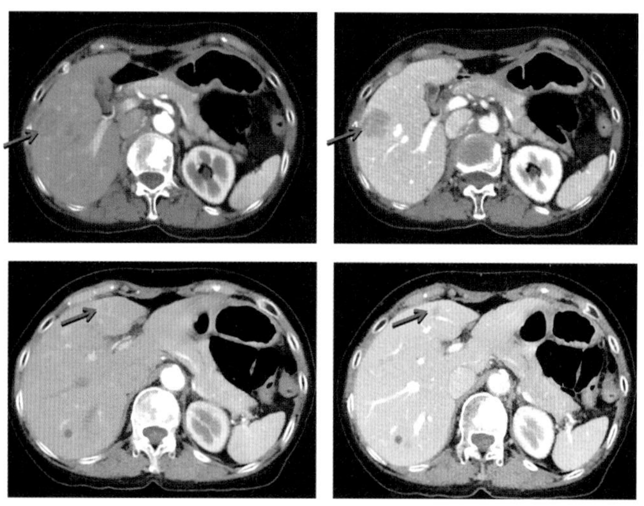

图5　2022年5月7日全腹部增强CT检查结果

治疗时间线如图6所示。

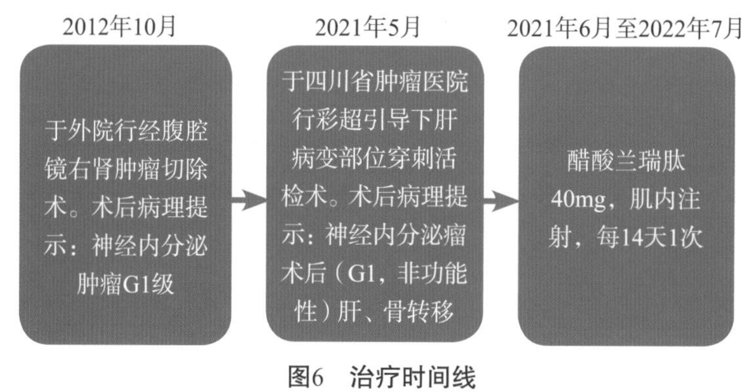
2012年10月
于外院行经腹腔镜右肾肿瘤切除术。术后病理提示：神经内分泌肿瘤G1级
2021年5月
于四川省肿瘤医院行彩超引导下肝病变部位穿刺活检术。术后病理提示：神经内分泌瘤术后（G1，非功能性）肝、骨转移
2021年6月至2022年7月
醋酸兰瑞肽40mg，肌内注射，每14天1次

图6　治疗时间线

6. 病例解析

在正常肾实质细胞中，几乎没有神经内分泌细胞，所以原发性肾神经内分泌瘤极为罕见。到目前为止，文献中报告的病例少于100例，发病年龄在23~78岁，肿瘤生长速度很慢，大多数情况下为非功能性。

典型免疫组化结果对神经内分泌肿瘤的病理诊断具有重要意义。CgA、Syn、NSE和CD56是诊断神经内分泌肿瘤最有价值的标志物。原发性肾神经内分泌瘤缺乏提示原发肾脏的特异性免疫组化标志物，需排除转移性肿瘤，TTF–1、CK7和CK20可协助判断肿瘤原发部位。

虽然对于原发性肾高分化神经内分泌瘤没有标准的治疗方法，但根治性肾切除术被认为是局限性肾神经内分泌瘤的主要治疗选择；对于特定大小和部位的病灶，部分肾切除术也是可以考虑的手术方式，目前尚无数据证实两种术式的优劣。既往数据显示，原发性肾高分化神经内分泌瘤术后3年的治愈率和生存率分别为86%和96%；对于区域淋巴结转移患者，根治性肾切除术联合淋巴结清扫，43月时无病生存率为47%；对于下腔静脉癌栓患者，根治性肾切除术和癌栓祛除后仍可确保患者的长期生存。放疗和化疗并不是原发性肾高分化神经内分泌瘤有效治疗方法。

对于术后复发转移的原发性肾高分化神经内分泌瘤，由于病例罕见，关于其治疗方案目前尚无共识。醋酸奥曲肽注射液及醋酸兰瑞肽是常用的生长抑素类似物，其延缓肿瘤进展的疗效分别在PROMID和CLARINET两大Ⅲ期临床研究中得到证实。CLARINET研究中，原发胰腺、小肠的转移性神经内分泌瘤（G1/G2）患者随机到醋酸兰瑞肽组或安慰剂组，醋酸兰瑞肽组与安慰剂组相比，获得更长的无进展生存期（未达到的中位数vs.18.0月，$P<0.001$）（95%*CI*，0.30~0.73）。24月无进展生存率，醋酸兰瑞肽组为65.1%（95%*CI*，54.0~74.1），安慰剂组为33.0%（95%*CI*，23.0~74.1）。因此，生长抑素类似物被推荐作为SSTR阳性、生长缓慢且Ki67≤10%的晚期胃肠胰神经内分泌肿瘤和不明原发病灶神经内分泌瘤的一线治疗方案。在复发转移原发性肾高分化神经内分泌瘤患者中，既往也有长期使用生长抑素类似物并临床获益的报道。本例患者采用的是醋酸兰瑞肽40mg（肌内注射，每14天1次）方案治疗，已获得13月的无进展生存期，无任何副作用。目前该患者仍在继续随访中，生活质量良好。

7. 专家点评

原发性肾高分化神经内分泌瘤是一种极为罕见的神经内分泌肿瘤，通常为预后良好的低度恶性肿瘤。虽然CgA、Syn、NSE和CD56是诊断神经内分泌肿瘤最有价值的标志物，但目前对于原发性肾高分化神经内分泌瘤尚缺乏提示肾脏原发的特异性标志物。手术治疗仍是局限期肾高分化神经内分泌瘤首选治疗方法。对于复发转移的肾高分化神经内分泌瘤，醋酸兰瑞肽及醋酸奥曲肽等生长抑素类似物可能是有效治疗药物。由于原发性肾高分化神经内分泌瘤极其罕见，目前尚无高质量随机临床研究探讨不同手术方式的优势获益人群，以及术后辅助治疗的临床价值。目前有限的病例回顾均提示患者可从手术治疗中获益，可作为临床实践参考。对于复发转移肾高分化神经内分泌瘤，目前尚无统一的一线治疗方案推荐。从目前有限的临床个案报道看，生长抑素类似物、^{177}Lu–DOTATATE PRRT、依维莫司等尝试均体现出临床获益，期待更多、更大样本的研究实践出炉，以便更好地指导治疗。

参考文献

[1] Low G, Sahi K. Clinical and imaging overview of functional adrenal neoplasms[J]. International Journal of Urology, 2012, 19(9): 697−708.

[2] Romero F R, Rais−Bahrami S, Permpongkosol S, et al. Primary carcinoid tumors of the kidney[J]. Journal of Urology, 2006, 176(6 Pt 1): 2359−2366.

[3] Omiyale A O, Venyo A K. Primary carcinoid tumour of the kidney: a review of the literature[J]. Advances in Urology, 2013, 2013: 579396–579406.

[4] Pivovarcikova K, Agaimy A, Martinek P, et al. Primary renal well−differentiated neuroendocrine tumour (carcinoid): next−generation sequencing study of 11 cases[J]. Histopathology, 2019, 75(1): 104−117.

[5] James C, Starks M, MacGillivray D C, et al. The use of imaging studies in the diagnosis and management of thyroid cancer and hyperparathyroidism[J]. Surgical Oncology Clinics of North America, 1999, 8(1): 145−169.

[6] Szymanski K M, Baazeem A, Sircar K, et al. Primary renal carcinoid tumor with inferior vena caval tumour thrombus[J]. Canadian Urological Association Journal, 2009, 3(3): E7−E9.

[7] Rinke A, Müller H H, Schade−Brittinger C, et al. Placebo−controlled, double−blind, prospective, randomized study on the effect of octreotide LAR in the control of tumor growth in patients with metastatic neuroendocrine midgut tumors: a report from the PROMID study group[J]. Journal of Clinical Oncology, 2009, 27(28): 4656−4663.

[8] Caplin M E, Pavel M, Ćwikła J B, et al. Lanreotide in metastatic enteropancreatic

neuroendocrine tumors[J]. The New England Journal of Medicine, 2014, 371(3): 224–233.

[9] Kiratli H, Uzun S, Tarlan B, et al. Renal carcinoid tumor metastatic to the uvea, medial rectus muscle, and the contralateral lacrimal gland[J]. Ophthalmic Plastic and Reconstructive Surgery, 2015, 31(4): e91–e93.

[10] Rosenberg J E, Albersheim J A, Sathianathen N J, et al. Five new cases of primary renal carcinoid tumor: case reports and literature review[J]. Pathology & Oncology Research, 2020, 26(1): 341–346.

[11] Ouyang B, Ma X, Yan H, et al. Renal carcinoid tumor with liver metastasis followed up postoperatively for 9 years[J]. Diagnostic Pathology, 2015, 10(1): 182.

（卢进　周毅）

（二）膀胱神经内分泌癌1例

1. 病史摘要

患者男性，91岁。

主诉：无痛性血尿6月余。

现病史：患者6月前（2021年5月）出现无痛性血尿，不伴尿痛、尿急，于2021年11月至当地医院就诊，行直肠超声检查，考虑“前列腺增生”。完善实验室检查：游离PSA 2.26ng/mL，总PSA 8.85ng/mL，以“前列腺癌”收入当地医院。完善前列腺增强MRI检查，提示前列腺重度增生，左侧外周带前下份异常信号结节，PI–RADS 5分。膀胱右侧前后壁结节，考虑膀胱癌可能性大。患者遂因“膀胱癌”于当地医院行经尿道膀胱肿瘤电切术（TURBT），手术标本送四川大学华西医院病理会诊提示：小细胞神经内分泌癌（伴少量大细胞成分及腺样分化的尿路上皮癌成分，送检切片可见肿瘤侵犯固有肌层）。后患者为进一步诊治到四川大学华西医院就诊。

患者高血压病史40年，长期口服氨氯地平降压，血压控制尚可。

个人史、家族史无特殊。

2. 体格检查

ECOG评分2分，双肾区平坦，无压痛、叩击痛，双输尿管走行区无压痛点，膀胱区平坦，无压痛，未扪及包块。直肠指检示：前列腺增生Ⅲ度，质韧，中央沟消失，未扪及结节。

3. 辅助检查

【病理检查】2021年11月于当地医院行经尿道膀胱肿瘤电切术，切除标本送至四川大学华西医院病理会诊示：小细胞神经内分泌癌（伴少量大细胞成分及腺样分化的尿路上皮癌成分，送检切片可见肿瘤侵犯固有肌层）。

【实验室检查】游离PSA 2.26ng/mL，总PSA 8.85ng/mL，余无明显异常。

【影像学检查】2021年11月行直肠超声检查（当地医院）：前列腺增生Ⅲ度伴钙化，慢性前列腺炎。2021年11月行前列腺增强MRI检查（当地医院）：前列腺重度增生。左侧外周带前下份异常信号结节，PI–RADS 5分。膀胱右侧前后壁结节，考虑膀胱癌可能性大。

【核医学检查】2022年1月行^{18}F–FDG PET/CT检查，结果如图1所示：膀胱右侧壁局部增厚，未见糖代谢增高，双髋关节周围软组织摄取^{18}F–FDG轻度增高，SUV_{max}为2.89，CT示相应部位未见异常密度影，其余组织及骨骼未见^{18}F–FDG摄取异常增高。

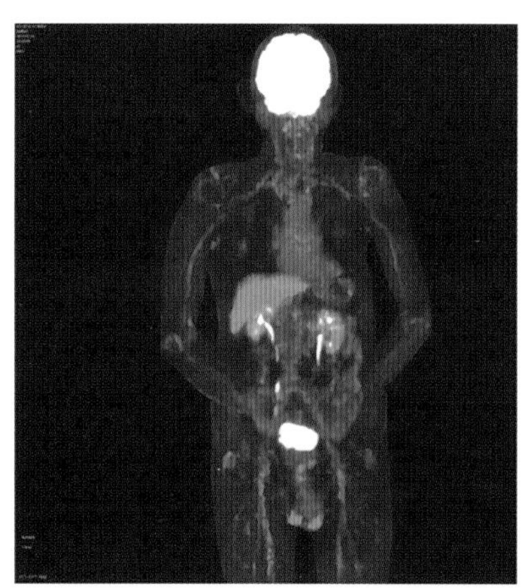
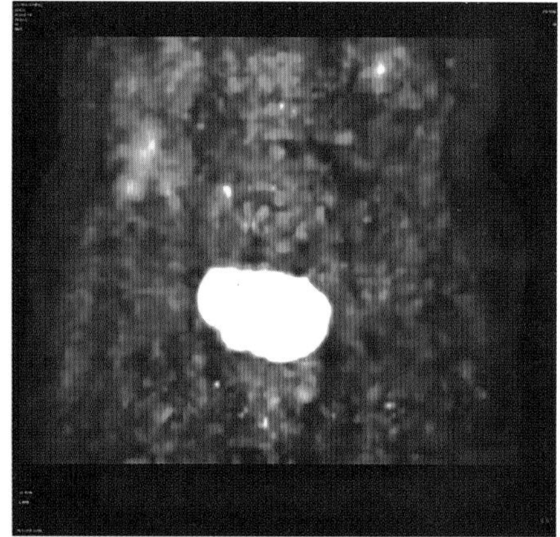

图1　2022年1月^{18}F–FDG PET/CT检查结果

4. 诊断

主诊断：膀胱小细胞神经内分泌癌经尿道膀胱肿瘤电切术后（T2NxM0）。

5. 诊治经过

2022年1月MDT讨论意见：患者系膀胱小细胞神经内分泌癌经尿道膀胱肿瘤电切术后，切缘无法判定，病理切片提示肿瘤侵犯固有肌层，局部病灶残留可能性较高，建议完善^{18}F–FDG PET/CT检查明确全身病变情况，可考虑行膀胱局部

（电切及膀胱增厚部位）及区域引流淋巴结（髂内、髂外淋巴结）放疗，放疗DT 50Gy。考虑患者高龄，无法耐受根治性膀胱切除术或EP（依托泊苷+顺铂）方案化疗，化疗方案可考虑卡培他滨1000mg，口服，每天2次，第1天至第14天，每3周1次。定期复查血常规、肝肾功能，调整治疗方案。

患者于2022年1月至2022年2月行膀胱局部及区域引流淋巴结放疗，总剂量DT 50Gy/25F/5w。患者于2022年2月开始口服卡培他滨1000mg，每天1次，第1至第14天，每3周1次，化疗3周期。化疗期间复查血常规提示白细胞Ⅱ度下降（2.77×10^9/L），予以升白等对症治疗。肝肾功能未见明显异常。患者于2022年6月复查胸部增强CT及全腹部增强MRI，未见肿瘤复发转移征象。

6. 病例解析

膀胱神经内分泌癌被认为是一种罕见的具有高度侵袭性的恶性肿瘤，在所有膀胱恶性肿瘤中所占比例不到1%。该肿瘤好发于老年男性，其临床表现与其他类型的浸润性尿路上皮癌非常相似，最常见的临床症状是血尿和刺激性排尿症状。膀胱小细胞神经内分泌癌是膀胱神经内分泌肿瘤中较常见的一种，发病率约为每10万人中有0.14例，由Cramer于1981年首次报道，具有很高的局部复发率和转移率。膀胱小细胞神经内分泌癌可能与长期膀胱炎、膀胱结石和吸烟有关，鉴别诊断包括膀胱小细胞癌、高级别尿路上皮癌、淋巴瘤、非霍奇金淋巴瘤和转移性恶性圆细胞肿瘤等。

目前对于膀胱小细胞神经内分泌癌的管理没有普遍的共识或指南，基于患者个体情况可选择经尿道膀胱肿瘤电切术和根治性膀胱切除术作为手术治疗方式。既往研究证实，辅助化疗已被充分证明可以提高长期生存率，与单独接受根治性膀胱切除术的患者相比，术前化疗后接受根治性膀胱切除术的患者的5年生存率增加了42%。虽然经尿道膀胱肿瘤电切术是该病的初步诊断手段，但由于其具有高度侵袭性，多项回顾性研究显示，与经尿道膀胱肿瘤电切术+膀胱切除术相比，单独经尿道膀胱肿瘤电切术的远期疗效更差，经尿道膀胱肿瘤电切术与经尿道膀胱肿瘤电切术+膀胱切除术的5年总存活率差异在0~16%到18%~36%之间。

该患者为膀胱小细胞神经内分泌癌经尿道膀胱肿瘤电切术后，肿瘤侵及固有肌层，且伴有少量大细胞成分和尿路上皮癌成分，应首选追加根治性膀胱切除术及EP方案化疗。但考虑患者高龄，一般情况较差，无法耐受EP方案和根治性膀胱切除术，故选择追加膀胱局部及区域引流淋巴结放疗及卡培他滨化疗。目前该患者仍在继续密切随访中，生活质量尚可，尚未发现肿瘤复发转移。

7. 专家点评

膀胱神经内分泌癌是一类罕见的泌尿系统肿瘤，根据《WHO泌尿系统和男性生殖器官肿瘤分类》（2016版）标准，膀胱神经内分泌癌可分为膀胱小细胞神经内分泌癌、膀胱大细胞神经内分泌癌、膀胱高分化神经内分泌瘤和副神经节瘤。其中膀胱小细胞神经内分泌癌具有更高的侵袭性和转移潜能，患者预后较差。然而，目前对于膀胱小细胞神经内分泌癌的管理没有普遍的共识或指南。目前有关于膀胱小细胞神经内分泌癌生物学行为和预后的报道，Chen等报道1年、2年、3年和4年的生存率分别为57.78%、36.94%、16.61%和2.97%，平均生存期为20.54月；Choong等报道膀胱小细胞神经内分泌癌的5年生存率为25%；而膀胱小细胞神经内分泌癌的总生存期与患者年龄、肿瘤大小和形状、神经周围侵犯、血管侵犯、远处器官转移和病理类型等因素有关。NCCN指南指出对膀胱神经内分泌癌患者最好先进行新辅助化疗，再进行放疗或膀胱切除术。还需要更多前瞻性的对照研究，以明确膀胱神经内分泌癌的治疗方式及策略，改善患者预后。

参考文献

[1] Cheng L, Pan C X, Yang X J, et al. Small cell carcinoma of the urinary bladder: a clinicopathologic analysis of 64 patients[J]. Cancer, 2004, 101(5): 957−962.

[2] Kickuth R, Laufer U, Pannek J, et al. Magnetic resonance imaging of bone marrow metastasis with fluid−fluid levels from small cell neuroendocrine carcinoma of the urinary bladder[J]. Magnetic Resonance Imaging, 2002, 20(9): 691−694.

[3] Cramer S F, Aikawa M, Cebelin M. Neurosecretory granules in small cell invasive carcinoma of the urinary bladder[J]. Cancer, 1981, 47(4): 724−730.

[4] Li Z, Lin C, Wang D, et al. Primary small−cell neuroendocrine carcinoma of the urinary bladder: a rare case and a review of the literature[J]. Molecular and Clinical Oncology, 2018, 9(3): 335−338.

[5] Celik O, Ekin G, Ipekci T, et al. Diagnosis and treatment in primary bladder small cell carcinoma: literature review[J]. Archivio Italiano di Urologia e Andrologia, 2016, 88(1): 52−55.

[6] Siefker−Radtke A O, Dinney C P, Abrahams N A, et al. Evidence supporting preoperative chemotherapy for small cell carcinoma of the bladder: a retrospective review of the M. D. Anderson cancer experience[J]. Journal of Urology, 2004, 172(2): 481−484.

[7] Chen Z, Liu Q, Chen R, et al. Clinical analysis of small cell carcinoma of the bladder

in Chinese: nine case reports and literature reviews[J]. World Journal of Surgical Oncology, 2017, 15(1): 33.

[8] Choong N W, Quevedo J F, Kaur J S. Small cell carcinoma of the urinary bladder. The mayo clinic experience[J]. Cancer, 2005, 103(6): 1172−1178.

[9] Zhou H H, Liu L Y, Yu G H, et al. Analysis of clinicopathological features and prognostic factors in 39 cases of bladder neuroendocrine carcinoma[J]. Anticancer Research, 2017, 37(8): 4529−4537.

（刘与之）

（三）前列腺小细胞神经内分泌癌1例

1. 病史摘要

患者男性，58岁。

主诉：肛周疼痛2月。

现病史：患者2月前（2022年5月）出现肛周疼痛，大小便时加剧，无发热。于外院行盆腔增强CT检查，考虑前列腺肿瘤性疾病伴淋巴结转移可能。行盆腔MRI检查，考虑前列腺恶性肿瘤。肿瘤标志物升高：CEA 16.95ng/mL，CA199 42.25U/mL，总PSA 0.242ng/mL，游离PSA 0.04ng/mL。予以抗感染、中药熏洗等治疗后出院。后于四川大学华西医院就诊，2022年6月21日行PET/CT检查：前列腺病灶多系恶性肿瘤，侵犯双侧精囊腺，并伴右侧胸骨旁及腹部淋巴结、双肺、双侧胸膜及全身多处骨骼转移。遂行前列腺穿刺活检，2022年6月29日病理结果示小细胞神经内分泌癌。

既往冠心病病史，2022年5月12日于四川大学华西医院行冠脉造影及支架植入术。

个人史、家族史无特殊。

2. 体格检查

ECOG评分2分，浅表淋巴结未扪及肿大。全腹软，无压痛及反跳痛，未触及明显肿块。

3. 辅助检查

【病理检查】<前列腺>小细胞神经内分泌癌。免疫组化：PCK（+）、Syn

（+）、CgA（+）、INSM1（+）、Rb1（无缺失）、AR（−）、PSA（−）、P53（+）、Des（−）、Myogenin（−）、Ki67（+，约70%）。

【实验室检查】血常规：无特殊；肝肾功能：无特殊；肿瘤标志物：NSE 87.6ng/mL（↑），CEA16.95ng/mL（↑），CA199 42.25U/mL（↑），总PSA 0.242ng/mL（正常）。

【影像学检查】于外院行盆腔增强CT检查，考虑前列腺肿瘤性疾病伴淋巴结转移可能；行盆腔MRI检查，考虑前列腺恶性肿瘤。

【核医学检查】2022年6月21日于四川大学华西医院行PET/CT检查，结果如图1所示：前列腺病灶多系恶性肿瘤，侵犯双侧精囊腺，并伴右侧胸骨旁及腹部淋巴结、双肺、双侧胸膜及全身多处骨骼转移。

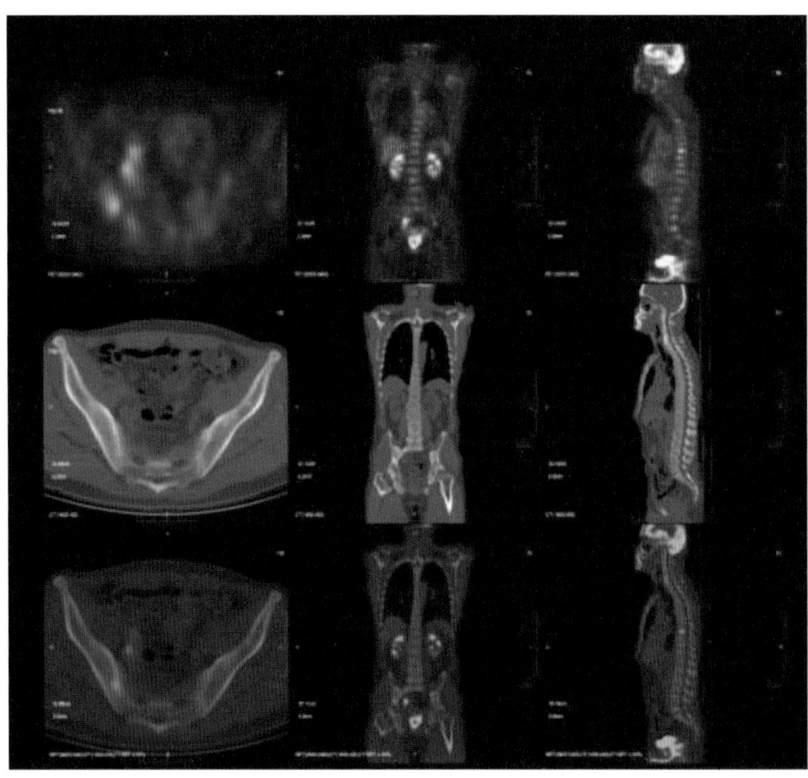

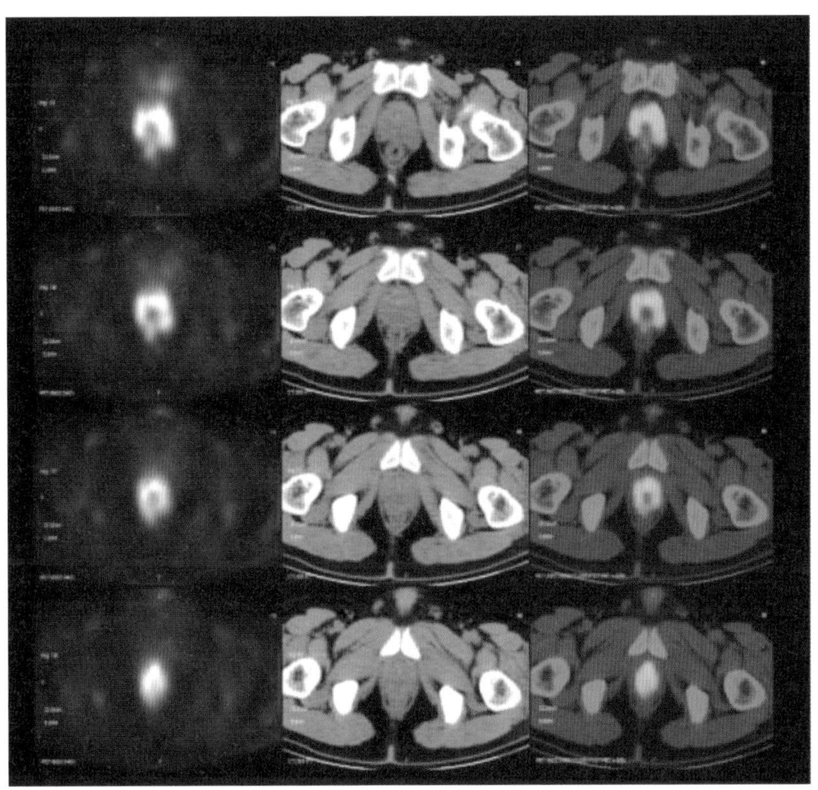

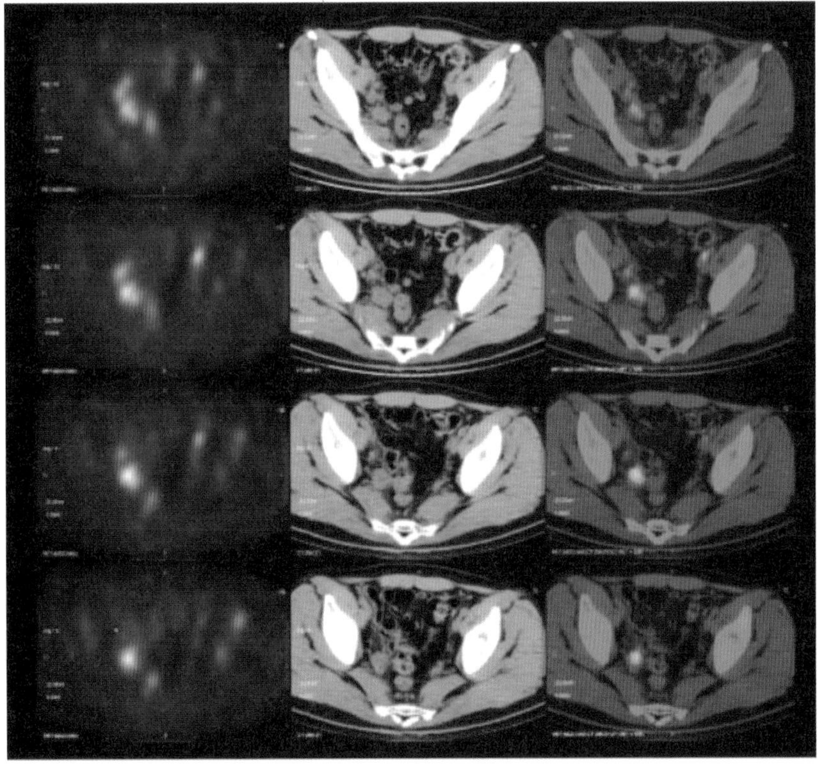

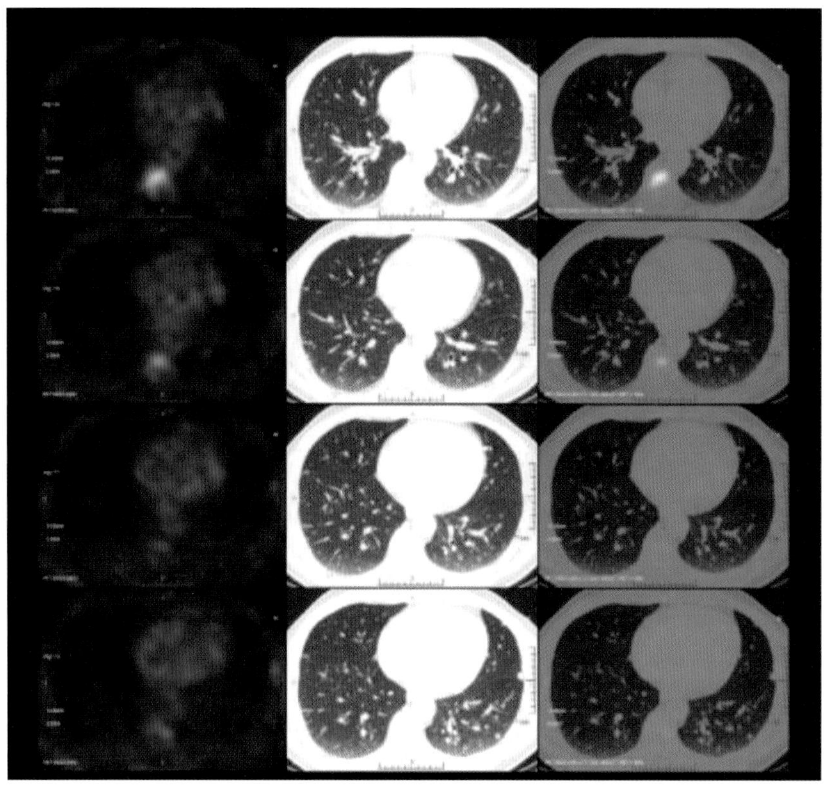

图1　2022年6月21日PET/CT检查结果

4. 诊断

主诊断：前列腺小细胞神经内分泌癌伴全身多发转移（cT3N+M1，Ⅳ期）。

5. 诊治经过

患者于2022年7月5日、2022年7月29日行EP方案（依托泊苷180mg第1至第3天+顺铂40mg第1至第3天）化疗2周期。2周期后复查CT，结果如图2所示，疗效评价为PR，患者疼痛症状明显缓解。

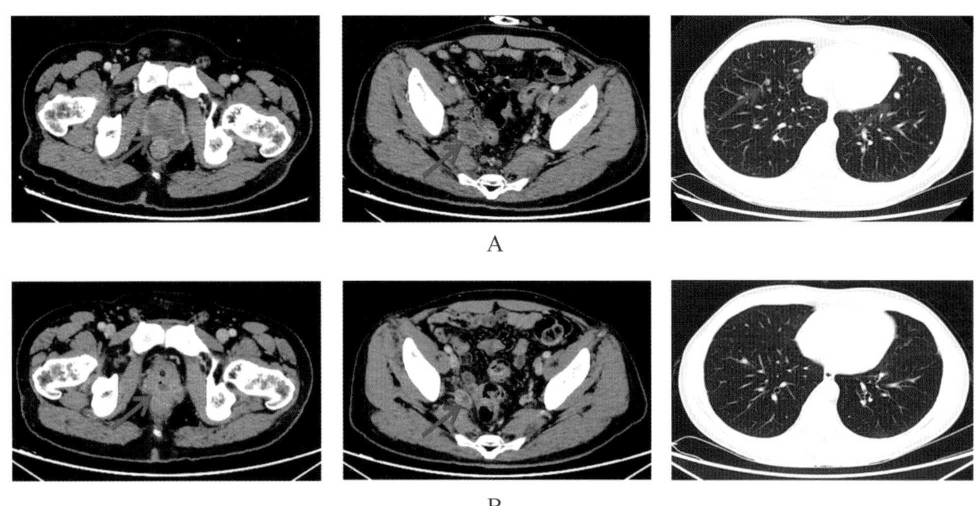

A

B

图2　化疗2周期前后CT检查结果对比

A.化疗前；B.化疗2周期后

6. 病例解析

该患者以肛周疼痛为主要临床表现，行相关影像学检查提示前列腺恶性肿瘤伴全身多发转移。但该患者总PSA不高，NSE升高明显，临床上应考虑前列腺小细胞癌可能。最终经前列腺穿刺活检证实诊断为前列腺小细胞神经内分泌癌伴全身多发转移。一线治疗使用EP方案化疗后取得PR疗效，症状得到明显控制。

7. 专家点评

前列腺小细胞神经内分泌癌非常罕见，约占前列腺恶性肿瘤的0.5%~2.0%，于1977年由Wenk等首先报道。其组织学特征类似于在其他器官中发现的小细胞癌，具有小蓝色圆形细胞形态和与神经内分泌功能相关的蛋白表达，如CgA和Syn。一项研究回顾了2004—2015年共260例前列腺小细胞神经内分泌癌患者。结果显示，局限期与转移性患者1年生存率分别为68.0%和42.1%，局部、区域和转移性患者中位总生存期分别为20月、11月和8月。与前列腺癌比较，前列腺小细胞神经内分泌癌恶性程度更高，往往肿瘤进展迅速，局部症状明显，确诊时大多已为晚期，预后差。

前列腺小细胞神经内分泌癌由于缺乏雄激素受体活性，对内分泌治疗反应差，治疗往往参照小细胞肺癌的经验进行。对于局限期患者，可考虑根治性前列腺切除，术后补充含铂方案化疗（如顺铂+依托泊苷）。对于手术切缘阳性或术后病理提示T3a以上的病变，可考虑联合放疗。对于转移性患者，以含铂方案化疗为主（如顺铂+依托泊苷、卡铂+依托泊苷、多西他赛+卡铂）。根据小细胞肺癌研究结果，也可以选择阿替利珠单抗+卡铂+依托泊苷方案。

本例患者初诊时即为晚期前列腺小细胞神经内分泌癌，一线治疗使用标准EP方案化疗，获得良好治疗效果。

参考文献

[1] Nadal R, Schweizer M, Kryvenko O N, et al. Small cell carcinoma of the prostate[J]. Nature Reviews Urology, 2014, 11(4): 213–219.

[2] Wenk R E, Bhagavan B S, Levy R, et al. Ectopic ACTH, prostatic oat cell carcinoma, and marked hypernatremia[J]. Cancer, 1977, 40(2): 773–778.

[3] Rajwanshi A, Srinivas R, Upasana G. Malignant small round cell tumors[J]. Journal of Cytology, 2009, 26(1): 1–10.

[4] Wang J, Liu X, Wang Y, et al. Current trend of worsening prognosis of prostate small cell carcinoma: a population-based study[J]. Cancer Medicine, 2019, 8 (15): 6799–6806.

[5] Sargos P, Ferretti L, Gross–Goupil M, et al. Characterization of prostate neuroendocrine cancers and therapeutic management: a literature review[J]. Prostate Cancer and Prostatic Diseases, 2014, 17(3): 220–226.

[6] Kim K H, Kim Y B, Lee J K, et al. Pathologic results of radical prostatectomies in patients with simultaneous atypical small acinar proliferation and prostate cancer[J]. Korean Journal of Urology, 2010, 51(6): 398–402.

[7] Sule–Suso J, Brunt A M. Small cell carcinoma of the prostate[J]. British Journal of Radiology, 1992, 65(776): 726–728.

[8] Schaeffer E, Srinivas S, Antonarakis E S, et al. NCCN guidelines insights: prostate cancer, version 1.2021[J]. Journal of the National Comprehensive Cancer Network, 2021, 19(2): 134–143.

（陈烨）

二、生殖系统神经内分泌肿瘤

索凡替尼治疗子宫神经内分泌肿瘤1例

1. 病史摘要

患者女性，49岁。

主诉：发现肝结节及盆腔占位1年余。

现病史：患者1年余前（2019年12月）因“腰椎间盘突出”至当地医院就诊，行下腹部增强CT检查示：①肝Ⅵ段、肝Ⅶ段多发结节，较大者长径约2.3cm，考虑肿瘤性病变可能。②下腹部盆腔内巨大占位。行妇科彩超检查示：子宫回声团（肌瘤？）。行胃肠镜检查示：非萎缩性胃炎伴胆汁反流，直肠炎。期间因无明显症状未引起重视，2021年6月患者停经后1年再次出现阴道流血，量多，颜色由黑转红，伴腹痛、腹胀，持续10天，遂又至当地医院就诊，行腹部CT及MRCP检查示：肝内多发肿块影，较大者长径约7.2cm，子宫左右前壁各一肿块，大者长径约6.7cm，考虑多为子宫肌瘤；宫颈纳氏囊肿，大者长径约0.6cm；S4–5骨质结构腔完整，周围软组织肿块，性质？行肝穿刺活检（2021年6月24日）示：肿瘤，结合组织形态及免疫组化结果符合神经内分泌肿瘤（G2）。2021年6月26日于当地上级医院行^{68}Ga–DOTATATE PET/CT检查示：①肝多发软组织结节，肿块，SSTR表达明显增高，考虑神经内分泌肿瘤。②骶前区软组织肿块伴相邻骶骨骨质破坏，SSTR表达增高，考虑转移瘤。③盆腔巨大软组织肿块，与子宫底分界不清，SSTR表达明显增高，考虑肿瘤性病变（神经内分泌肿瘤？）。④左侧腮腺浅叶、双侧颈静脉链Ⅱ区、纵隔、右心膈角区、双侧腹股沟多发淋巴结显示，SSTR表达稍增高，考虑炎性淋巴结可能，部分不除外淋巴结转移。⑤左肺下叶内前基底段实性结节，糖代谢未见增高，建议随诊；右肺中叶、左肺上叶舌段少许含气不良；双侧胸膜增厚；心脏体积稍增大；肝门区淋巴结显示，SSTR表达未见增高。⑥甲状腺密度不均匀减低，SSTR表达增高，建议结合专科检查；颈胸腰椎退变；双侧致密性骶髂关节炎。四川大学华西医院病理会诊（2021年7月9日）示：肝，极少碎组织。病理诊断：肿瘤。结合极有限的形态学及免疫组化结果，符合神经内分泌肿瘤，倾向神经内分泌肿瘤G2级（NET，G2），多系转移性肿瘤。免疫组化（蜡块）示：肿瘤细胞HCC（–）、PCK（+）、Arg（–）、CD56（+）、CgA（+）、Syn（+）、Ki67（+，20%）、CDX2（–）。为进一步诊治前往四川大学华西医院。

既往史：1年余前诊断腰椎间盘突出。

个人史、家族史无特殊。

2. 体格检查

ECOG评分1分，浅表淋巴结未扪及肿大，全腹无压痛、反跳痛，未触及明显肿块。妇科查体未进行。

3. 辅助检查

【病理检查】2021年7月患者于外院行肝穿刺活检，经四川大学华西医院病理会诊：肝，极少碎组织，查见肿瘤。结合极有限的形态学及免疫组化结果，符合神经内分泌肿瘤，倾向神经内分泌肿瘤G2级（NET，G2），但不除外有更重病变的可能。多系转移性肿瘤。免疫组化（蜡块）示：肿瘤细胞HCC（–）、PCK（+）、Arg（–）、CD56（+）、CgA（+）、Syn（+）、Ki67（+，20%）、CDX2（–）。

【实验室检查】肿瘤标志物：NSE 38.10ng/mL（<20.4ng/mL），余肿瘤标志物正常；凝血功能：凝血酶原时间9.8秒（9.6~12.8秒），活化部分凝血活酶时间24.2秒（24.8~33.8秒），纤维蛋白及纤维蛋白原降解产物29.5mg/L（<5mg/L），D–二聚体18.15mg/L FEU（<0.55mg/L ）。血常规、肝肾功能、大便常规未见明显异常。

【影像学检查】2021年8月30日行全腹部增强MRI检查，结果如图1所示：①肝多发血供丰富肿块，符合神经内分泌肿瘤表现。②骶前间隙血供丰富结节，神经内分泌肿瘤可能性大。③子宫底体左份周边弥散受限、血供丰富肿块，神经内分泌肿瘤并肿块内出血？或肌瘤并出血？④子宫底体右份肿块，肌瘤可能性大。

【核医学检查】2021年6月26日于当地上级医院行^{68}Ga–DOTATATE/^{18}F–FDG PET/CT检查，结果如图2所示：①肝多发软组织结节，肿块，SSTR表达明显增高，考虑神经内分泌肿瘤。②骶前区软组织肿块伴相邻骶骨骨质破坏，SSTR表达增高，考虑转移瘤。③盆腔巨大软组织肿块，与子宫底分界不清，SSTR表达明显增高，考虑肿瘤性病变（神经内分泌肿瘤？）。④左侧腮腺浅叶、双侧颈静脉链Ⅱ区、纵隔、右心膈角区、双侧腹股沟多发淋巴结显示，SSTR表达稍增高，考虑炎性淋巴结可能，部分不除外淋巴结转移。⑤左肺下叶内前基底段实性结节，糖代谢未见增高，建议随诊；右肺中叶、左肺上叶舌段少许含气不良；双侧胸膜增厚；心脏体积稍增大；肝门区淋巴结显示，SSTR表达未见增高。⑥甲状腺密度不均匀减低，SSTR表达增高，建议结合专科检查；颈胸腰椎退变；双侧致密性骶髂关节炎。

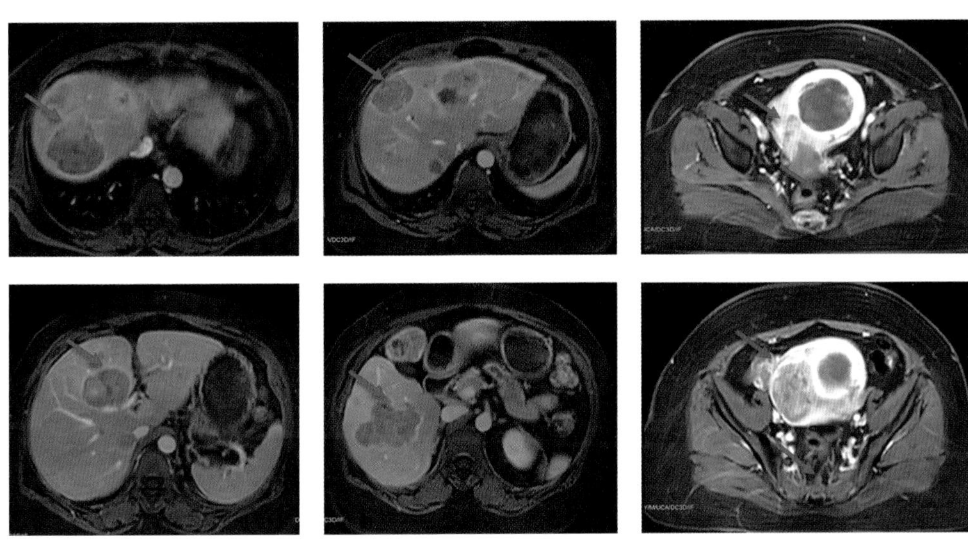

图1　2021年8月30日全腹部增强MRI检查结果

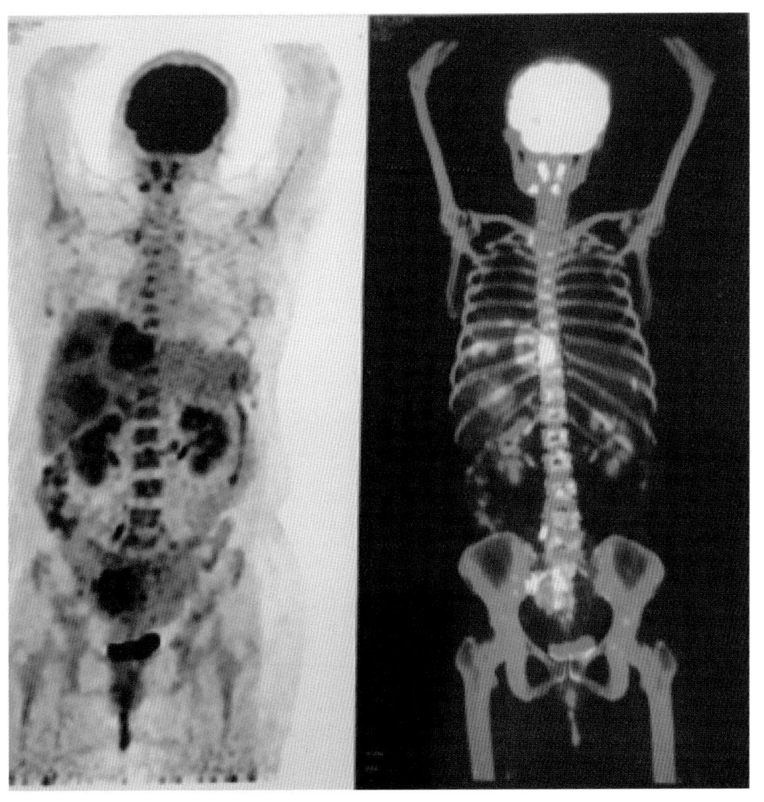

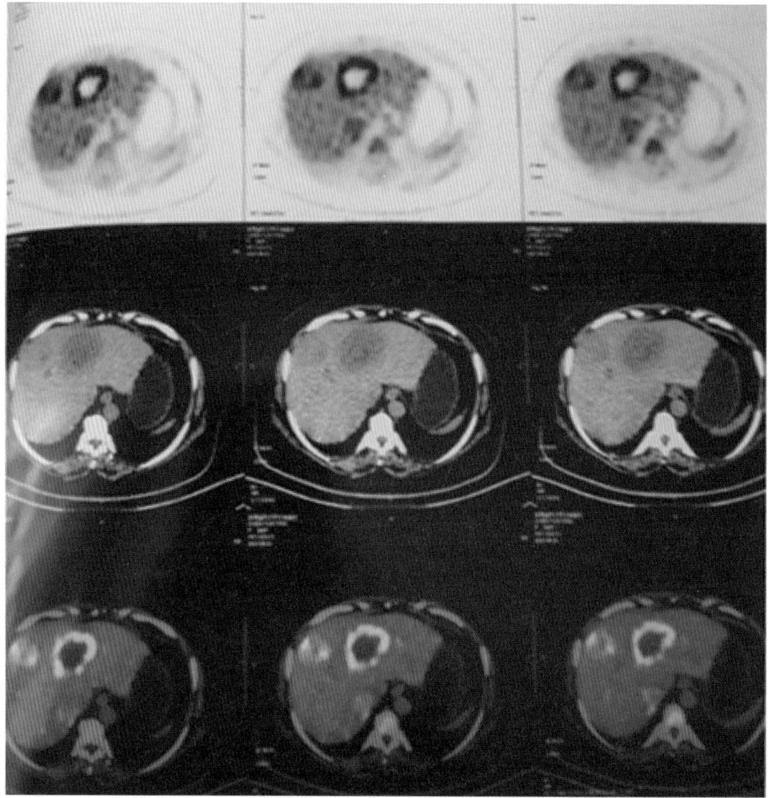

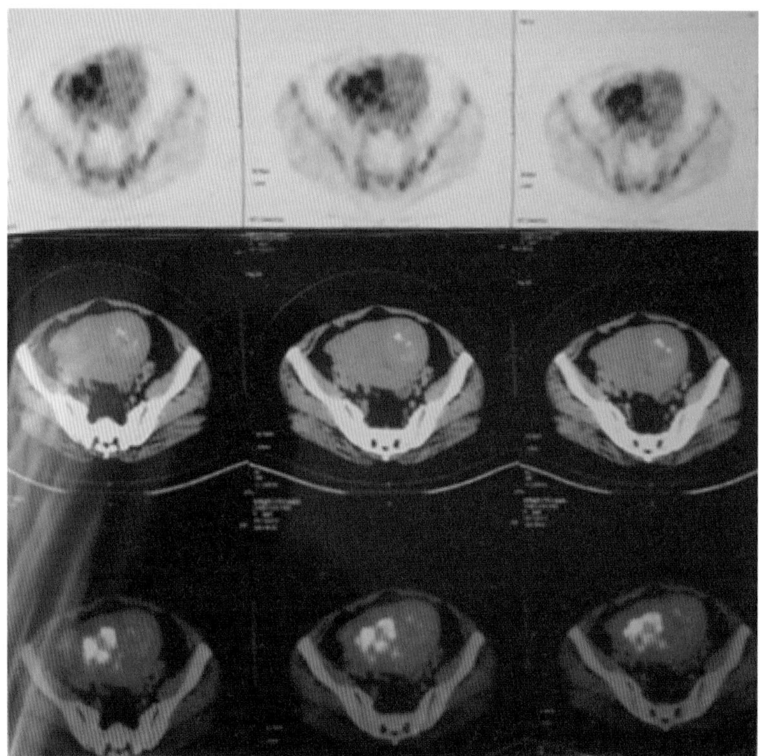

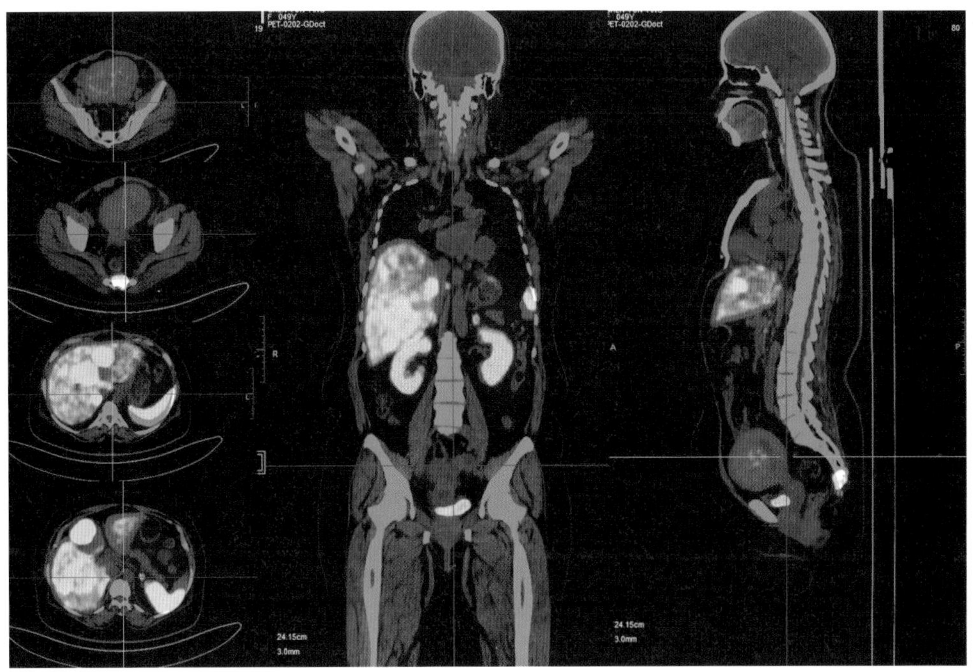

图2　2021年6月^{68}Ga–DOTATATE/^{18}F–FDG PET/CT检查结果

4. 诊断

主诊断：子宫神经内分泌肿瘤伴全身多发淋巴结、肝、骶前区及骶骨转移（Ⅳ期，G2）。

5. 诊治经过

2021年8月开始行索凡替尼300mg（口服，每天1次）靶向治疗，治疗期间患者出现血压升高，最高血压200/120mmHg，予以硝苯地平、厄贝沙坦降压，血压控制在140/100mmHg左右，合并手足综合征1级。2021年10月复查CT，结果如图3所示：肝病灶较前缩小，疗效评价为SD。后手足综合征加重为2级。2022年3月开始索凡替尼减量至200mg（口服，每天1次）。2022年5月复查CT，结果如图3所示：疗效评价为SD。目前仍持续索凡替尼200mg（口服，每天1次）。治疗期间疗效评价为SD。

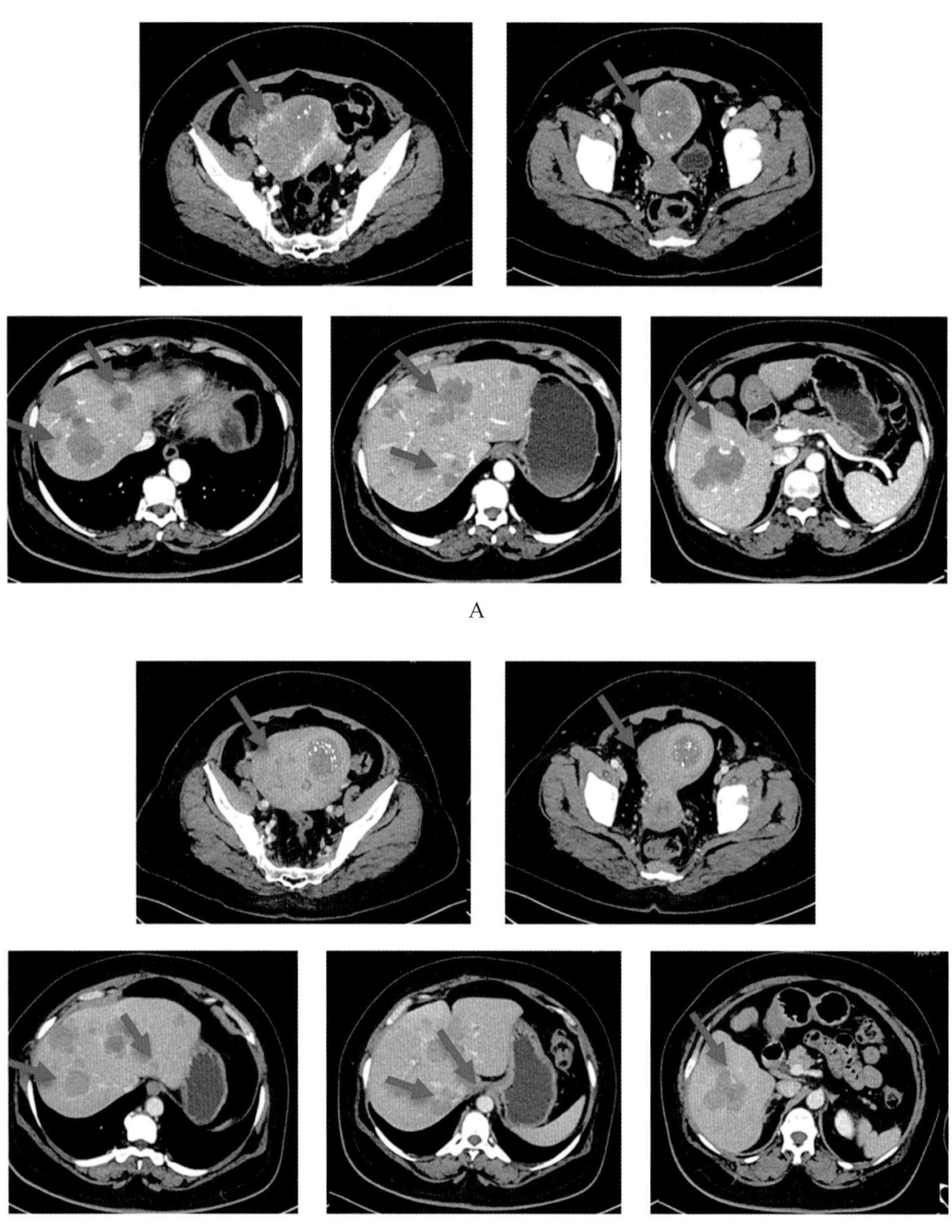

图3　2021年10月与2022年5月CT检查结果对比

A.2021年10月；B.2022年5月

患者口服索凡替尼期间，发生的最主要不良反应为手足综合征2级，故调整服用周期为口服2周，暂停1周，症状有所缓解；患者偶尔存在高血压2级，间断进行硝苯地平、厄贝沙坦等药物降压治疗，后自行恢复。

治疗时间线如图4所示。

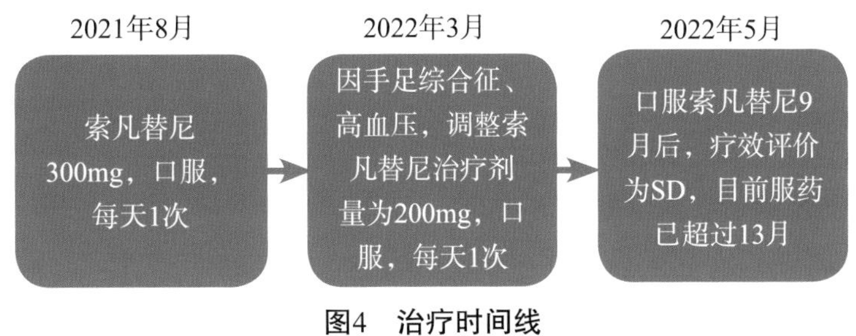
2021年8月
索凡替尼300mg，口服，每天1次
2022年3月
因手足综合征、高血压，调整索凡替尼治疗剂量为200mg，口服，每天1次
2022年5月
口服索凡替尼9月后，疗效评价为SD，目前服药已超过13月

图4　治疗时间线

6. 病例解析

原发于女性生殖道的神经内分泌肿瘤，无论是在子宫内膜、宫颈、阴道，还是外阴，都非常少见，2014年WHO对女性生殖道的神经内分泌肿瘤的分类进行了更新，将其分类为低级别神经内分泌肿瘤（类癌）和高级别神经内分泌癌（小细胞神经内分泌癌及大细胞神经内分泌癌）。原发于子宫内膜和子宫颈的神经内分泌肿瘤中，更为常见的是高级别神经内分泌癌。在中国进行的SANET–ep研究，纳入的近200例非胰腺神经内分泌肿瘤患者中，绝大多数为胃肠道来源，而并非专门报道有原发于女性生殖道的神经内分泌肿瘤。仅有少数的个案报道提及原发于子宫的类癌。

2011年，日本报道了一例39岁原发于宫颈的非典型类癌女性患者，其还有大量肝转移。根治性子宫切除术后，患者接受了链脲佐菌素和5–氟尿嘧啶肝动脉化疗栓塞。许多肝转移病灶均获得完全缓解。在化疗的2年随访中，患者仍然存活。但对既往的病例进行回顾时也发现宫颈不典型类癌的治疗方案及效果仍不明确。

我们收治的该例女性，在初诊时影像学检查发现肝多发占位及盆腔占位病变，肝穿刺组织较少，在结合极有限的形态学及免疫组化结果情况下还是考虑诊断为神经内分泌肿瘤G2级（NET，G2），CgA（+）、Syn（+）、Ki67（+，20%）。患者进行了^{68}Ga–DOTATATE/^{18}F–FDG PET/CT检查，仍提示肝多发神经内分泌肿瘤。骶前区转移伴相邻骶骨骨质破坏，盆腔肿块与子宫底分界不清，伴SSTR表达明显增高，同样也考虑为神经内分泌肿瘤。结合患者的病理结果及影像学特点，我们主要考虑该病例为子宫原发的神经内分泌肿瘤伴肝、骶前区及骶骨转移，当然也不能排除肝原发的神经内分泌肿瘤伴子宫转移的可能。由于患者的肿瘤负荷较大，且为G2，Ki67（+，20%），因此我们认为该患者并不适合进行生长抑素类似物类药物治疗。鉴于Ⅲ期SANET–ep研究中索凡替尼在非胰腺神经内分泌肿瘤中的确切疗效，我们对患者进行了单药索凡替尼靶向治疗，疗效评价为SD，也从影像学对比中看到了肿瘤的退缩。目前患者接受索凡替尼治疗时间也超过13月，无进展生存期得到延长。在患者接受标准剂量索凡替尼治疗时出现了明显的手足综合征和高血压，进行了个体化减量，患者对200mg每天1次的剂量耐受性好，保证了靶向治疗持续进行及生活质量的改善。

7. 专家点评

原发于子宫的神经内分泌肿瘤十分罕见，绝大多数的病案报道仍是子宫的神经内分泌癌或混合性癌。对于肝和子宫均存在病变的患者，临床上难以鉴别是肝原发还是子宫原发，但子宫原发的神经内分泌肿瘤出现肝转移的概率更大。对于能够根治的患者，手术仍是最为重要的治疗方式。但是对于存在多发转移、多脏器转移的不可切除患者，目前仍缺乏标准治疗。

对于肿瘤负荷较低、增殖缓慢、Ki67较低、SSTR核素显像阳性的患者，生长抑素类似物类药物是更为合适的治疗药物。对于肿瘤负荷较高、增殖较快、Ki67较高的患者，抗VEGFR的靶向治疗或化疗可能更为合适。而索凡替尼在非胰腺神经内分泌肿瘤中也同样具有适应证，尽管其在子宫原发的神经内分泌肿瘤的治疗中缺乏更多的数据，但也可作为一种合理的选择。

参考文献

[1] Kurman R J, Carcangiu M L, Herrington C S, et al. WHO classification of tumours of the female reproductive organs[M]. Lyon: IARC Press, 2014.

[2] Howitt B E, Kelly P, McCluggage W G. Pathology of neuroendocrine tumours of the female genital tract[J]. Current Oncology Reports, 2017, 19(9): 59.

[3] Lax S F. Neues in der WHO-klassifikation 2014 der tumoren des corpus uteri [New features in the 2014 WHO classification of uterine neoplasms] [J]. Der Pathologe, 2016, 37(6): 500-511.

[4] Xu J, Shen L, Zhou Z, et al. Surufatinib in advanced extrapancreatic neuroendocrine tumours (SANET-ep): a randomised, double-blind, placebo-controlled, phase 3 study[J]. The Lancet Oncology, 2020, 21(11): 1500-1512.

[5] González-Bosquet E, González-Bosquet J, García Jiménez A, et al. Carcinoid tumor of the uterine corpus. A case report[J]. Journal of Reproductive Medicine, 1998, 43(9): 844-846.

[6] Chetty R, Clark S P, Bhathal P S. Carcinoid tumour of the uterine corpus[J].

Virchows Archiv A Pathological Anatomy & Histopathology, 1993, 422(1): 93−95.

[7] Yoshida Y, Sato K, Katayama K, et al. A typical metastatic carcinoid of the uterine cervix and review of the literature[J]. Journal of Obstetrics and Gynaecology Research, 2011, 37(6): 636−640.

[8] Mei S, Gibbs J, Economos K, et al. Clinical comparison between neuroendocrine and endometrioid type carcinoma of the uterine corpus[J]. Journal of Gynecologic Oncology, 2019, 30(4): e58.

（成科）

第六节
皮肤软组织神经内分泌肿瘤

皮肤Merkel细胞癌典型病例1例

1. 病史摘要

患者女性，52岁。

主诉：头皮刮伤溃烂15年余，发现头皮新生物1年余。

现病史：患者15年余前（2006年5月）梳头时不慎被梳子刮伤头皮，出现皮肤溃烂，消毒换药治疗后头皮瘢痕增生，并出现头皮溃疡面，后溃疡面逐渐增大，最大时直径约5cm，取活检后考虑“真菌感染”，予外用抗真菌药治疗后溃疡面愈合，但不再长头发。2020年1月患者发现头皮原溃疡处新发红色质软新生物，直径约1cm，无压痛、肿胀、溃烂，于2020年8月至当地医院就诊，行头部MRI检查，考虑“血管瘤”，未予特殊处理。头皮新生物逐渐长大，2021年5月20日患者于当地医院行“头顶部皮肤肿物扩大切除+术中组织冰冻+自体中厚皮片移植，取腹部皮片+轴型组织瓣成形术”，术后病理：<头皮>神经内分泌癌。各切缘及基底切缘均未见癌累及。术后1月余（2021年6月底）患者头皮术区周围出现3个新发结节，为红色质韧新生物，无压痛，边界尚清，直径约1cm，无溃烂、溢液。为进一步诊治前往四川大学华西医院。

既往史、个人史、家族史无特殊。

2. 体格检查

ECOG评分0分，浅表淋巴结未扪及肿大，头顶皮肤可见范围约10cm × 10cm手术瘢痕区，无毛发生长，周围可扪及3个红色质韧结节，直径约1cm，边界尚清，无压痛，无溃烂，如图1所示。全腹软，无压痛及反跳痛，未触及明显肿块。

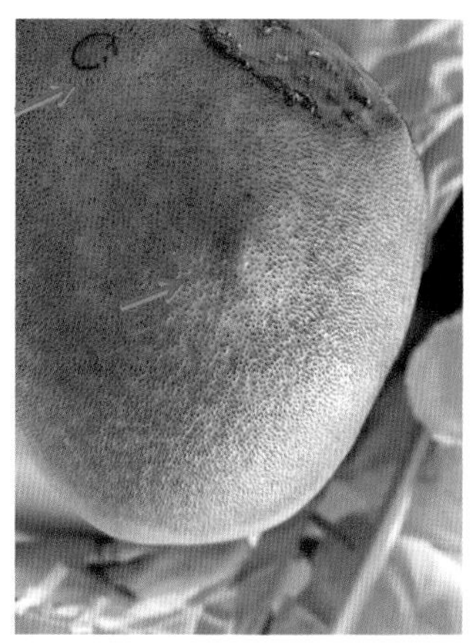
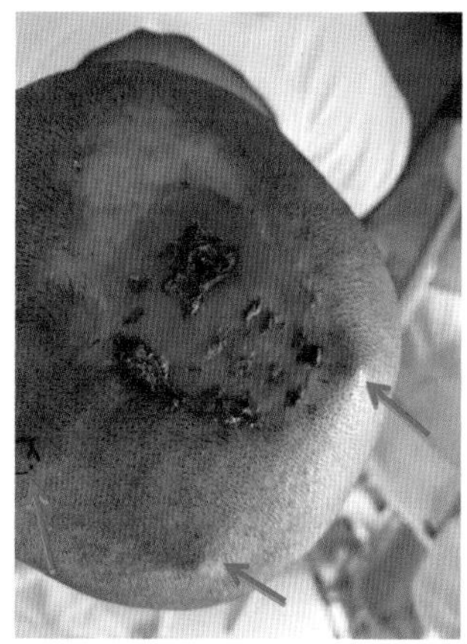

图1　2021年7月就诊时头皮图像

3. 辅助检查

【病理检查】2021年7月于当地医院取头皮标本送至四川大学华西医院病理会诊示：<头皮>结合组织学形态和免疫表型，支持低分化癌，以小细胞为主，灶区有大细胞形态，类型考虑为神经内分泌癌；免疫组化：PCK（+）、CK20（–）、Syn（+）、CD56（–）、CgA（–）、S100（–）、EMA（+）、HMB45（–）、LCA（–）、P53（–）、P63（–）、TTF–1（–）、CDX2（–）、PAX8（–）、Ki67（+，约90%）。

【实验室检查】血常规：无特殊；肝肾功能：基本正常；肿瘤标志物：CEA、CA199、CA125、AFP、NSE均正常。

【影像学检查】未行CT、彩超等检查。

【核医学检查】2021年7月15日行^{18}F–FDG PET/CT检查，结果如图2所示：双侧顶部头皮3处结节影糖代谢异常增高（SUV_{max} 19.51），倾向恶性肿瘤复发；左侧顶部及枕部局部糖代谢轻中度增高病灶（SUV_{max} 3.43），肿瘤累及待排；双侧颈部淋巴结糖代谢异常增高（SUV_{max} 17.51），不除外肿瘤转移。

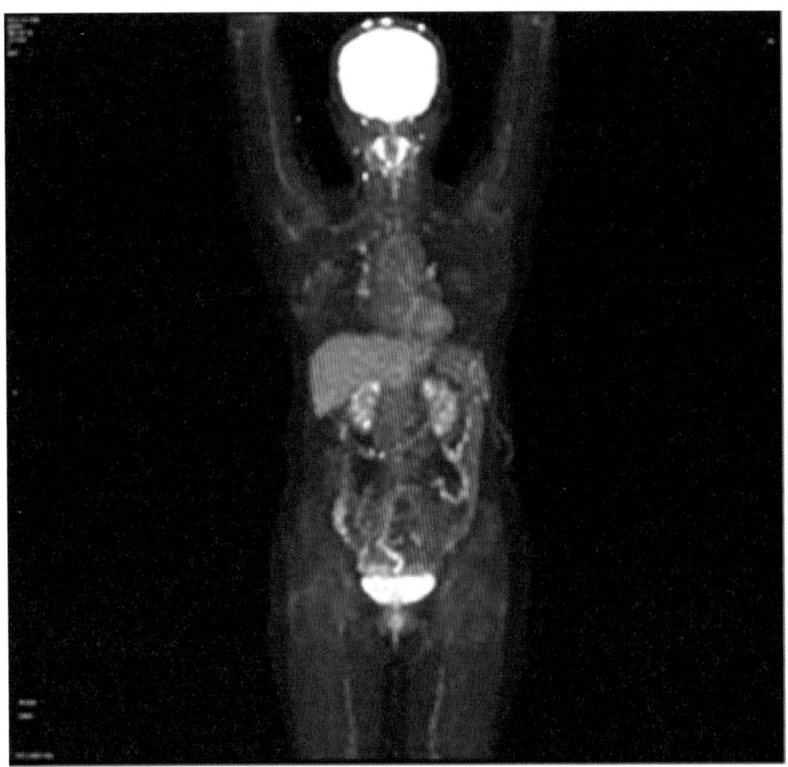

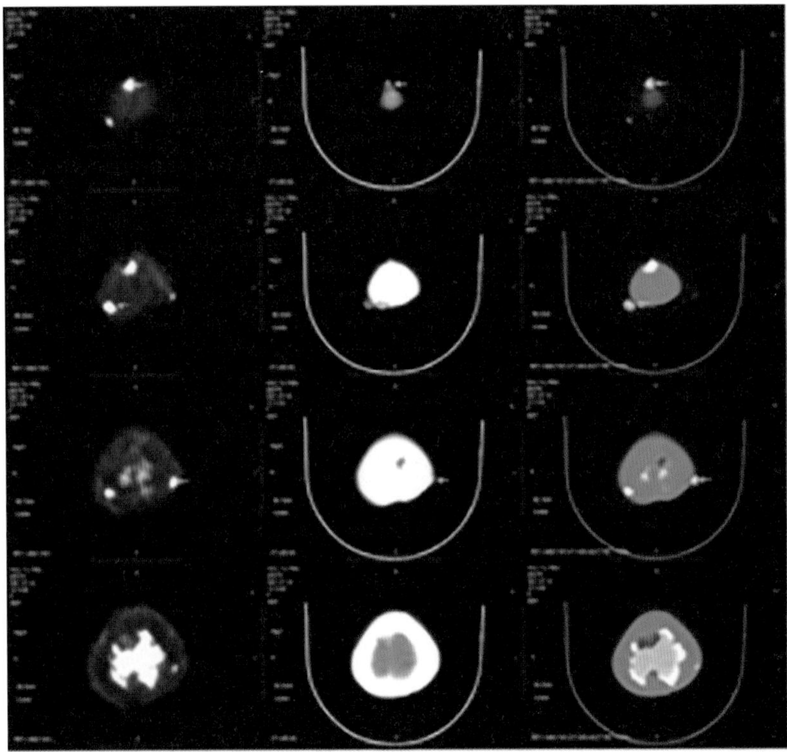

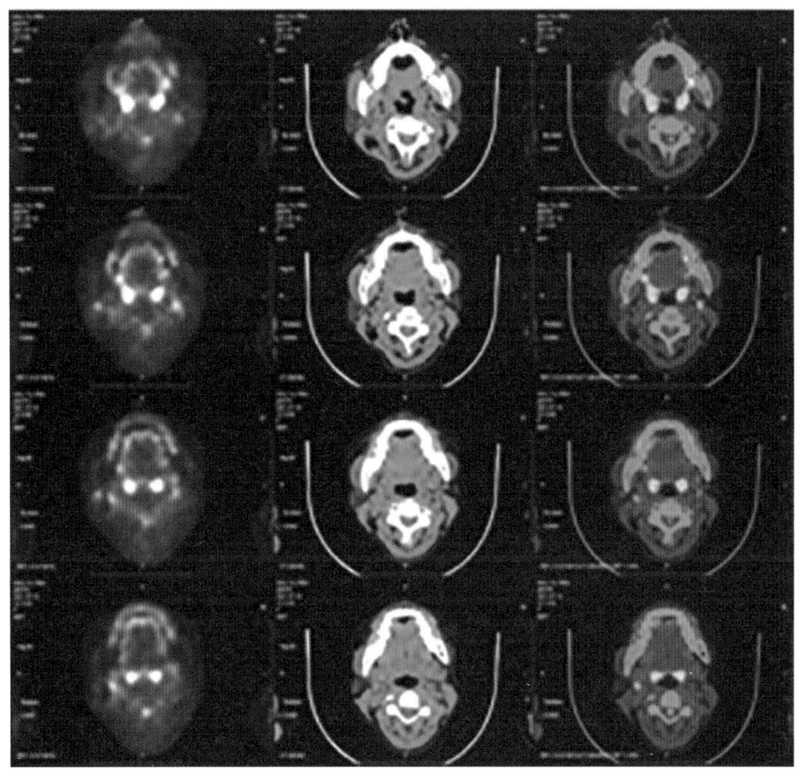

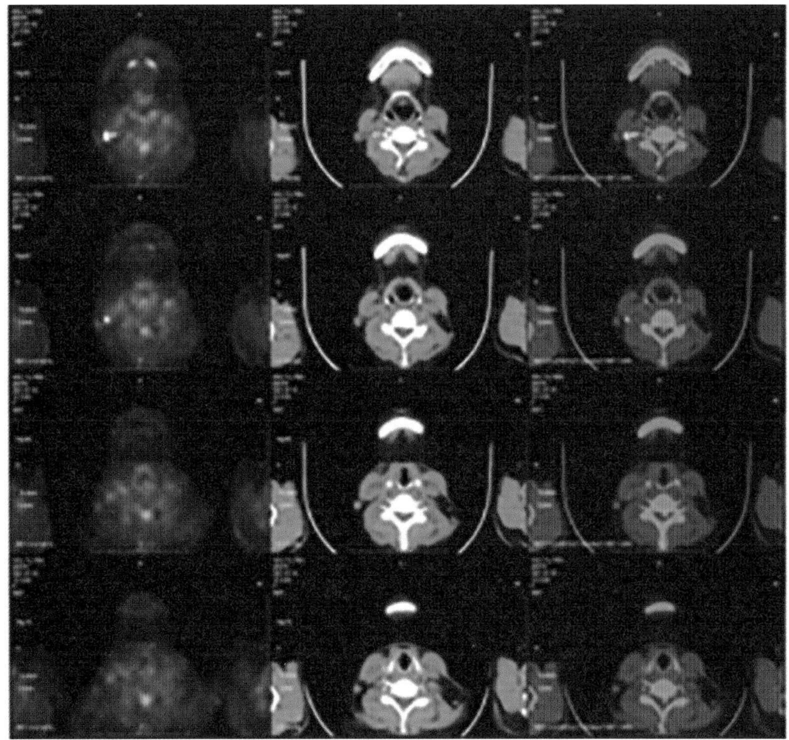

图2　2021年7月15日^{18}F–FDG PET/CT检查结果

4. 诊断

主诊断：头皮神经内分泌癌（Merkel细胞癌）术后（pT1NxM0）复发伴双侧颈部淋巴结转移（rT1N1M0，Ⅲ期）。

5. 诊治经过

2021年7月第一次MDT讨论意见：患者头皮Merkel细胞癌术后短期内出现复发，建议内科治疗控制病情，2月后复查PET/CT，评估局部治疗指征。2016年以来的多项研究显示，Merkel细胞癌对PD–1抑制剂免疫治疗敏感，建议首选免疫治疗。2021年7月24日至2021年11月6日行信迪利单抗200mg（每3周1次）免疫治疗6周期。头皮结节逐渐缩小，至消失不见，如图3所示。

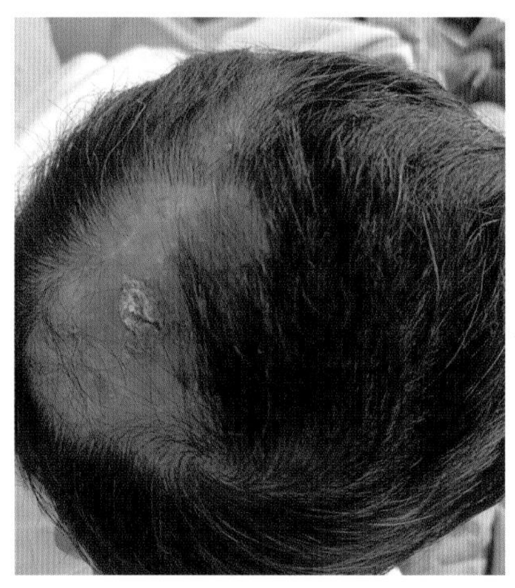

图3　2021年11月头皮图像

2021年11月22日复查^{18}F–FDG PET/CT，结果如图4所示。与四川大学华西医院2021年7月15日^{18}F–FDG PET/CT检查结果比较：①双侧颈部多发代谢增高淋巴结，均多系转移。②原顶部头皮高代谢结节此次未见确切显示。原左枕部软组织病变大小未见明显变化。2021年11月23日颈部淋巴结彩超检查提示：右侧颈部Ⅳ区近Ⅲ区及左侧颈部Ⅱ区淋巴结肿大，结构异常，考虑肿瘤转移可能。原头皮结节瘢痕处切除活检病理示：送检组织未见确切肿瘤残留。

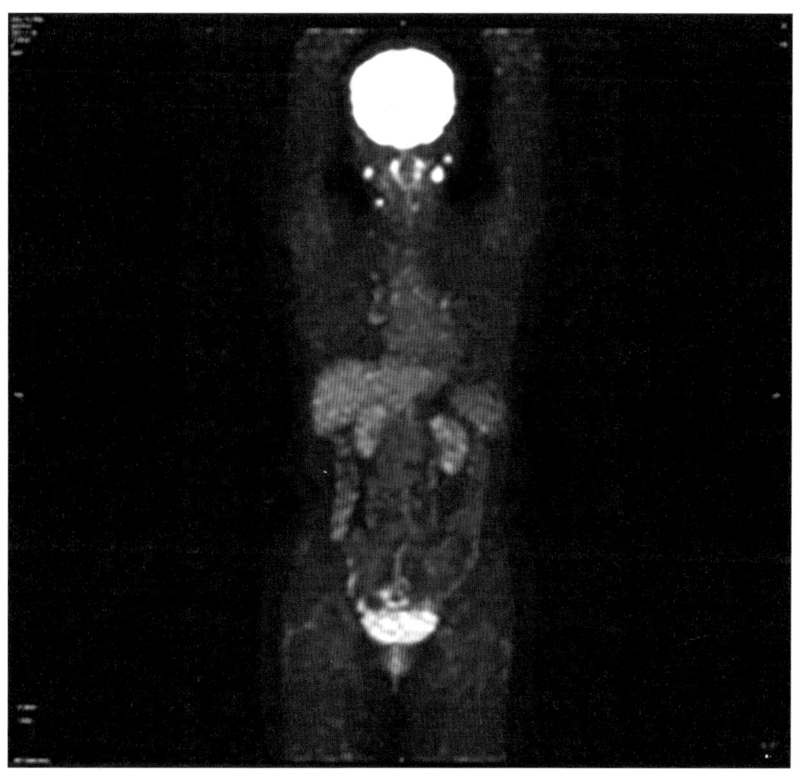

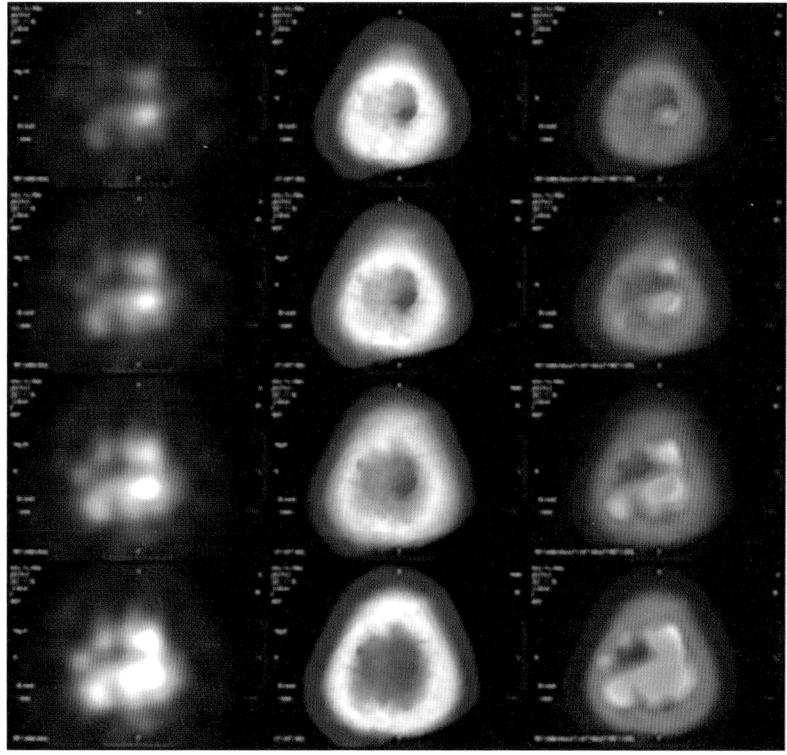

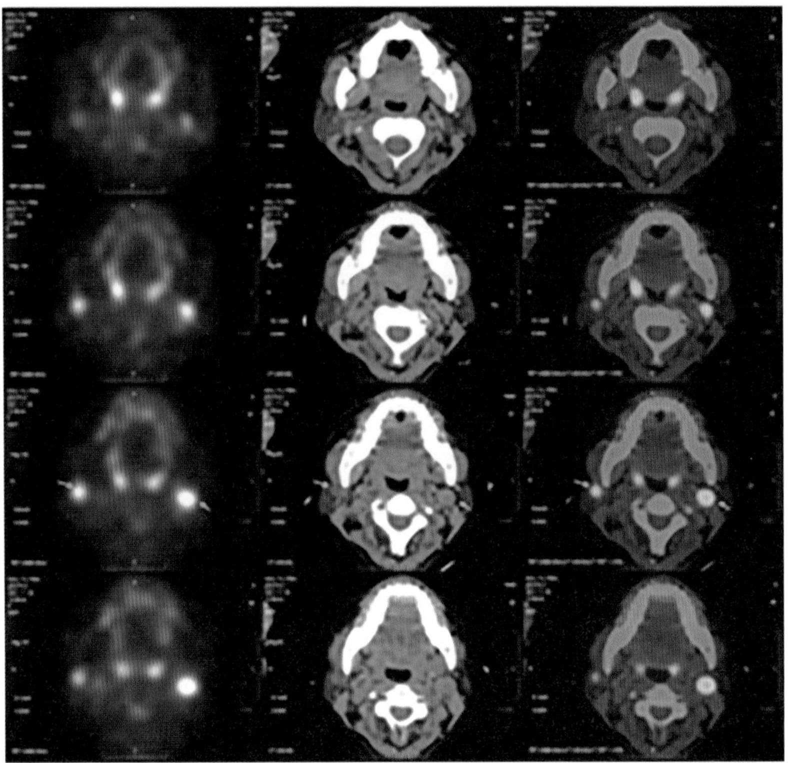

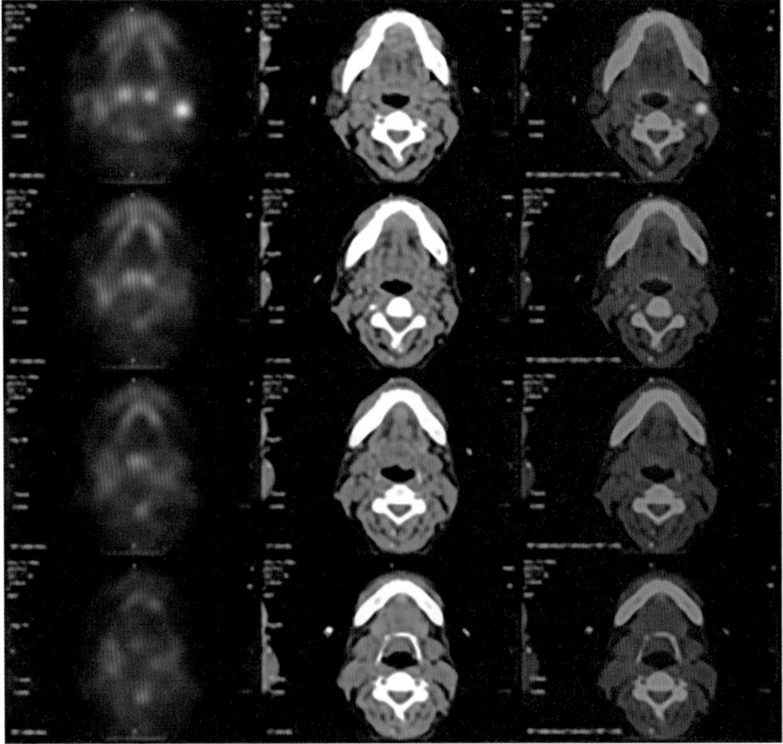

图4　2021年11月22日^{18}F–FDG PET/CT检查结果

2021年11月第二次MDT讨论意见：患者头皮Merkel细胞癌术后复发伴颈部淋巴结转移，经PD–1抑制剂免疫治疗后头皮复发结节达到病理完全缓解，但原有颈部淋巴结较前增大，建议继续PD–1抑制剂免疫治疗，同时行颈部淋巴结引流区放疗。

患者因自身原因未能放疗，继续行信迪利单抗200mg（每3周1次）免疫治疗至2022年2月24日（共10周期）。2022年2月24日复查头颈部增强CT提示：双侧颏下间隙、双侧颌下间隙、颈动脉鞘旁及颈后三角区多发淋巴结显示，其中双侧Ⅱ区、右侧Ⅳ区及Ⅴ区淋巴结增大，较大者位于左侧Ⅱ区颈动脉鞘旁，大小约2.7cm × 2.0cm，不均匀强化。建议患者行颈部淋巴结清扫术。2022年3月1日行左侧颈部淋巴结清扫术，术后病理提示：左侧颈部淋巴结2/21查见神经内分泌癌转移。免疫组化示：CKpan（+）、Syn（+）、CgA（–）、CD56（+）、Ki67（+，约90%）。择期拟再行右侧颈部淋巴结清扫术。

治疗时间线如图5所示。

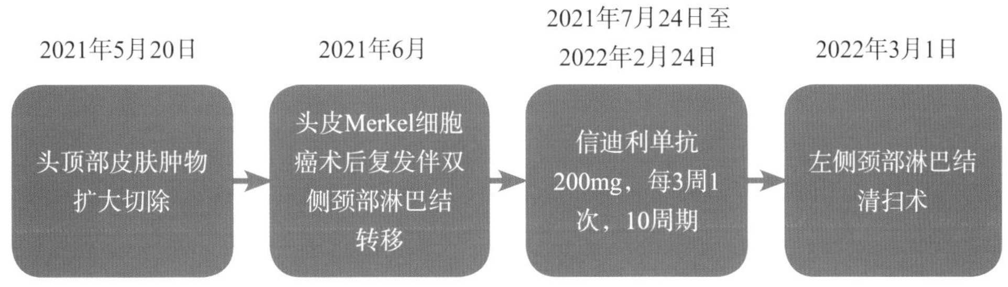

图5　治疗时间线

6. 病例解析

2016年，JAVELIN Merkel 200研究公布结果，在88例至少接受过一线化疗的Merkel细胞癌患者中（59%接受过一线化疗，30%接受过二线化疗），后线阿维单抗单药治疗的客观缓解率达31.8%（95%*CI*：21.9%~43.1%），中位无进展生存期达2.7月（95%*CI*：1.4~6.9月），中位总生存期达11.3月（95%*CI*：7.5~14.0月）。同时，JAVELIN Merkel 200 part B结果表明，阿维单抗一线治疗晚期Merkel细胞癌的客观缓解率高达71.4%。基于此项研究，2017年阿维单抗被美国FDA加速批准用于Merkel细胞癌。Keynote 017研究也提示帕博利珠单抗对于未接受过系统治疗的晚期Merkel细胞癌患者效果良好，客观缓解率达56%，中位无进展生存期可达9月。2020年，CheckMate 358研究发现，对于局部晚期Merkel细胞癌，纳武单抗新辅助治疗可显著提升病理完全缓解率（47.2%）。综上，目前NCCN指南推荐免疫检查点抑制剂（阿维单抗、帕博利珠单抗和纳武单抗）用于晚期Merkel

细胞癌的一线治疗，推荐纳武单抗用于局部晚期患者的新辅助治疗，对于不适合免疫治疗的患者，可选择传统的化疗方案（依托泊苷+顺铂/卡铂）。

该患者头皮Merkel细胞癌扩大切除术后短期内出现复发伴颈部淋巴结转移，首选免疫检查点抑制剂治疗，鉴于经济条件，选择了国产的信迪利单抗，治疗4月后头皮复发结节消失，但颈部淋巴结增大。考虑到免疫治疗对该患者的疗效存在异质性，MDT讨论建议继续免疫治疗，同时给予颈部淋巴结局部治疗。目前该患者仍在继续随访中，生活质量良好。

7. 专家点评

Merkel细胞癌是原发于皮肤的神经内分泌癌，罕见但侵袭性强，根据美国癌症研究所SEER数据库的统计数据，该病2000年以来的发病率显著上升。Merkel细胞癌的危险因素包括紫外线照射、多瘤病毒感染、HIV感染、接受器官移植等免疫缺陷患者。早期患者以手术切除为主，辅以术后放疗，晚期患者以系统治疗为主，放疗等局部治疗为辅。传统的化疗药物主要为顺铂/卡铂 ± 依托泊苷、托泊替康等，但疗效欠佳，且毒副作用较大。近年来，基础研究发现Merkel细胞癌的肿瘤突变负荷较高，尤其是合并多瘤病毒感染的患者，肿瘤突变负荷平均值可达10个突变/Mb，而高肿瘤突变负荷患者对免疫检查点抑制剂可能较敏感。一系列临床研究证实了免疫检查点抑制剂在晚期Merkel细胞癌患者中的疗效，受限于Merkel细胞癌发病率低的特点，这些研究均为Ⅱ期小样本研究，但已足可为临床实践提供重要参考。目前指南推荐的免疫治疗药物均为进口药物，国内的药物在此领域尚无临床研究结果公布，期待更多更大样本的研究。另外，免疫治疗客观缓解率并非100%，如何筛选出有效的人群及预测不良反应，是临床和基础研究中的难点和热点。

参考文献

[1] Kaufman H L, Russell J, Hamid O, et al. Avelumab in patients with chemotherapy-refractory metastatic Merkel cell carcinoma: a multicentre, single-group, open-label, phase 2 trial [J]. The Lancet Oncology, 2016, 17(10): 1374-1385.

[2] D'Angelo S P, Russell J, Lebbé C, et al. Efficacy and safety of first-line avelumab treatment in patients with stage Ⅳ metastatic Merkel cell carcinoma: a preplanned interim analysis of a clinical trial [J]. JAMA Oncology, 2018, 4(9): e180077.

[3] Fling S P, Friedlander P A, Kluger H M, et al. PD-1 blockade with pembrolizumab in advanced Merkel-cell carcinoma [J]. The New England Journal of Medicine,

2016, 374(26): 2542–2552.

[4] Topalian S L, Bhatia S, Amin A, et al. Neoadjuvant nivolumab for patients with resectable Merkel cell carcinoma in the checkmate 358 trial [J]. Journal of Clinical Oncology, 2020, 38(22): 2476–2487.

[5] Paulson K G, Park S Y, Vandeven N A, et al. Merkel cell carcinoma: current US incidence and projected increases based on changing demographics[J].Journal of the American Academy of Dermatology, 2018, 78(3): 457–463.

（李晓芬）

第七节
其他罕见神经内分泌肿瘤

一、原发性肝神经内分泌肿瘤

原发性肝神经内分泌肿瘤1例

1. 病史摘要

患者女性，51岁。

主诉：体检B超检查发现肝多发占位1月。

现病史：患者1月前体检，B超检查发现肝多发占位。无不适，无恶心、呕吐，无腹痛、腹泻，无发热、盗汗。后行CT检查提示：肝右叶占位（寄生虫感染待排），血寄生虫相关抗体检测均为阴性，门诊考虑肝内胆管囊腺瘤可能。病程中，患者精神、食欲、睡眠及大小便均如常，体重无变化。

既往史、个人史、家族史无特殊。

2. 体格检查

ECOG评分0分，身高155cm，体重80kg，腹部外形正常，无手术瘢痕，未见腹壁静脉曲张，未见胃肠型及蠕动波，腹软，无压痛，无反跳痛及肌紧张，未触及确切包块，肝、脾肋下未触及，墨菲征阴性，肝、肾区无叩击痛，移动性浊音阴性，肠鸣音3~4次/分钟，双下肢无水肿，生理反射存在，病理反射未引出。

3. 辅助检查

【实验室检查】血常规及肝肾功能均正常；肿瘤标志物定量检查：CEA、CA199、CA125、AFP、NSE均在正常范围。血清肝炎病毒学检查阴性，血寄生虫相关抗体检测阴性。

【影像学检查】2021年2月19日行腹部MRI检查及腹部CT检查，结果如图1所示：肝内多发实性占位，囊腺瘤/囊腺癌？包虫感染？其他？范围约9.0cm × 12.2cm × 10.0cm（左右 × 前后 × 上下）。

2021年2月20日行腹部CT检查，结果如图1所示：肝内多发囊实性占位，最大者位于右肝，约9.0cm × 12.2cm × 10.7cm（左右 × 前后 × 上下），寄生虫感染？囊腺瘤？肝S4小圆形异常密度病灶，小血管瘤与其他待鉴别。

2021年2月22日行三维重建检查，结果如图1所示：肝右静脉及右后下静脉被包裹，肝中静脉中段受压明显。同时得出三维重建数据（表1）。

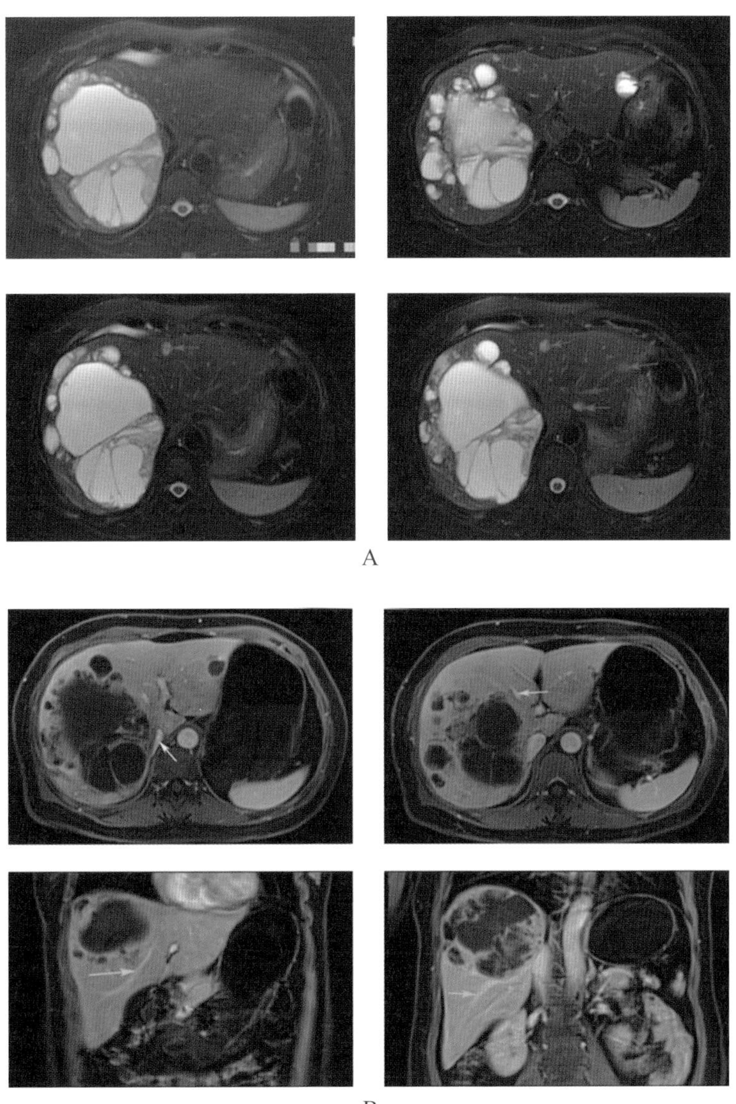

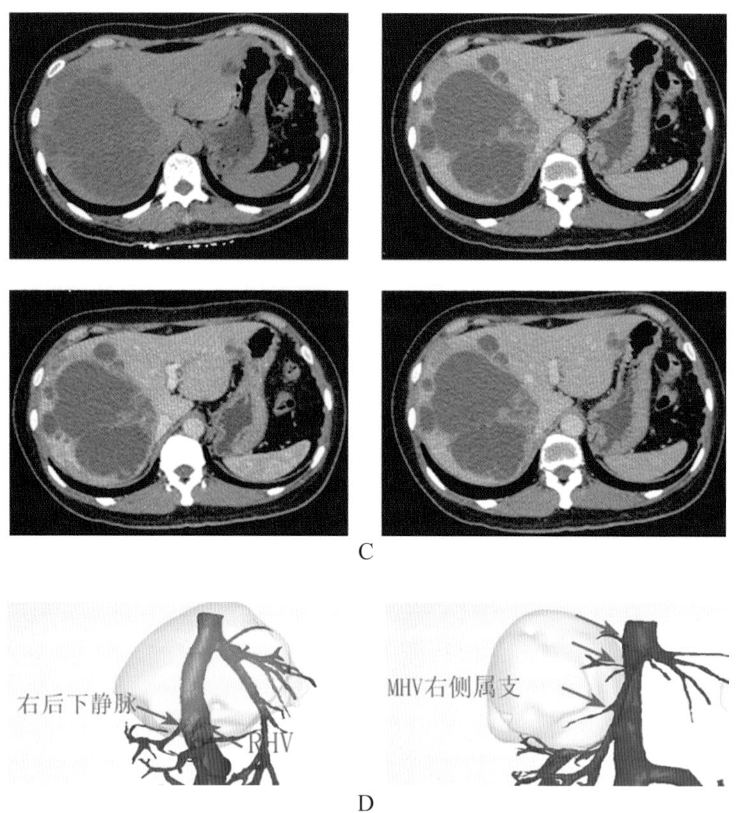

图1　腹部MRI检查、腹部CT检查及三维重建检查结果

A.腹部MRI检查结果（肿瘤）；B.腹部MRI检查结果（周围血管）；
C.腹部CT检查结果；D.三维重建检查结果

注：左肝多发病灶（红色箭头）、下腔静脉受压（黄色箭头）、肿瘤贴近肝中静脉（蓝色箭头）、肿瘤侵蚀/压迫肝右静脉（绿色箭头）（RHV：肝右静脉，MHV：肝中静脉）。

表1　三维重建数据

肝区	体积
残肝体积	425.8mL
标准肝体积（*BSA*）	1077.38mL
残肝体积/标准肝体积 （正常肝>30%，肝硬化>40%）	39.5%
残肝质量/体质量 （正常肝>0.5%，肝硬化>0.8%）	0.74%
标准残肝体积（残肝体积/体表面积） （“中山标准”，>300mL/m^2；“华西标准”，>416mL/m^2）	280.13mL/m^2

4. 诊断

主诊断：肝右叶、Ⅲ段、Ⅳa段多发占位，囊腺瘤或其他囊实性肿瘤可能。

5. 诊治经过

2021年2月23日第一次MDT讨论意见：肝占位诊断尚不明确，结合影像学和血清学检查结果拟诊断为肿瘤性疾病，但预估肿瘤恶性程度不高。建议：①穿刺活检，依据病理结果讨论后续治疗方案。但存在穿刺后肿瘤随囊液外溢转移风险和假阴性或诊断仍不明的可能。②手术切除，获得确切病理结果及后续治疗方案。但患者肿瘤主体占据右肝，肝右静脉、右后下静脉根部，肝中静脉远心端2/3受肿瘤挤压变形，手术须扩大右半肝联合左肝病灶局部切除。经肝体积测算残肝体积425.8mL，残肝体积/标准肝体积39.5%，残肝质量/体质量0.74%，标准残肝体积280.13mL/m^2，若一次完成切除，预估残肝代偿不足。患者无肝炎，肝硬变，轻中度脂肪肝，故而若行手术治疗，拟实施腹腔镜下联合肝离断和门静脉结扎分步肝切除术（associated liver partition and portal vein ligation for staged hepatectomy，ALPPS）。第一步手术时切除左肝3枚小病灶，获得病理结果，等待1~2周肝快速增生超过所需最小残肝体积（*FLR*）后行第二步手术移除右肝。

患者及家属充分考虑两个方案后决定采取ALPPS手术，如图2所示。

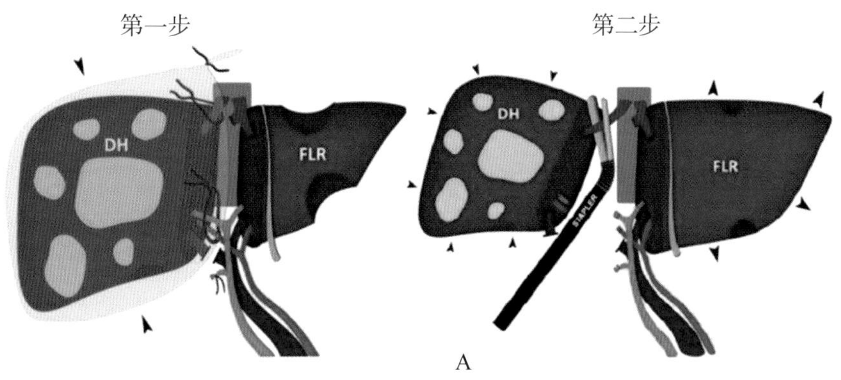

A

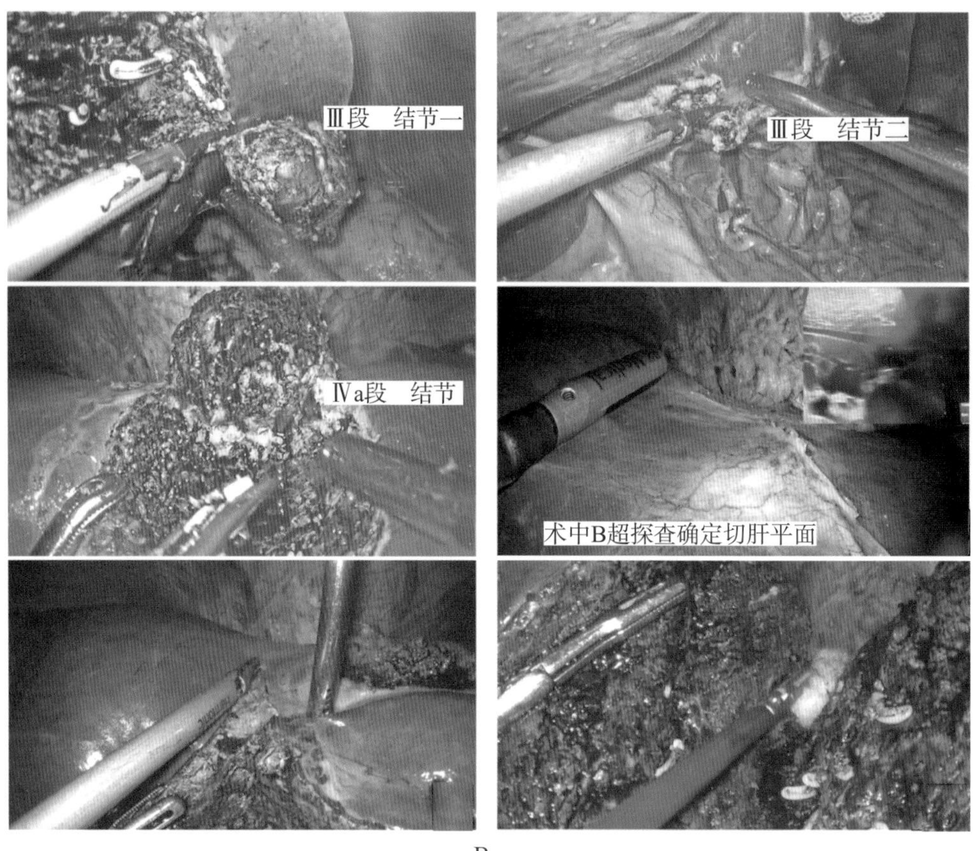

B

图2　ALPPS手术示意图及第一步手术的术中情况

A.ALPPS手术示意图；B.第一步手术的术中情况

患者于2021年3月3日在全麻下行ALPPS第一步手术，手术切除Ⅲ段的2个病灶和Ⅳa段病灶，手术时间180分钟，全程无肝门阻断，术中出血200mL。术后拔出气管插管，返回病房。病理检查提示：神经内分泌肿瘤（G2），8核分裂/10HPF，免疫组化及相关检查示：Hepa（–）、HSP70（点灶+）、CK19（+）、CD34（血管+）、CK7（–）、HBSAg（–）、GATA3（–）、CK20（–）、HCV（–）、GPC–3（–）、Syn（+）、CgA（+）、CD56（+）、SSTR2（+）、P53（–）、RB1（–）、Ki67（+，约5%）。

术后第1天拔出胃管后进食，术后第3天拔出引流管，术后第6天复查腹部增强CT，如图3、表2所示，左肝多发小病灶切除完全（术后对比）。

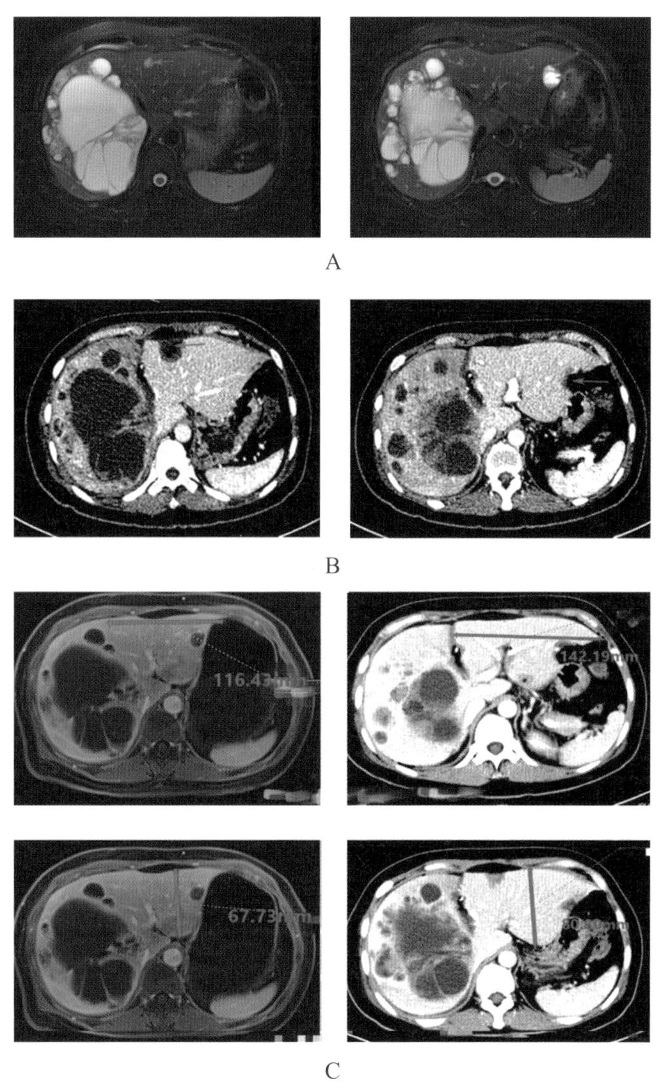

图3　ALPPS第一步手术前后资料

A.术前病灶情况；B.第一步手术后病灶情况；C.第一步手术后左肝增生情况

表2　第一步手术后残肝计算情况

肝区	第一次体积	第二次体积	增长值
残肝体积	425.8mL	668.6mL	242.8
标准肝体积	1077.38mL	1077.38mL	—
残肝体积/标准肝体积 （正常肝>30%，肝硬化>40%）	39.5%	62.05%	22.55%
残肝质量/体质量 （正常肝>0.5%，肝硬化>0.8%）	0.74%	1.17%	0.43%
标准残肝体积(残肝体积/体表面积) （“中山标准”，>300mL/m^2；“华西标准”，>416mL/m^2）	280.13mL/m^2	439.23mL/m^2	159.10mL/m^2

2021年3月9日MDT讨论意见：病理检查明确神经内分泌肿瘤G2，患者第一步手术后恢复良好，左侧残肝体积较前明显增大，超过“华西标准”和“中山标准”所需最小残肝体积，肝功能Child–Pugh分级A级，评估可耐受第二步肝切除。患者术前行胃肠镜检查未发现异常，术前行全身CT检查未发现肝外占位，故建议拟行第二步手术，待术后再行全身^{68}Ga–DOTATATE PET/CT检查进一步明确是否存在肝外神经内分泌肿瘤病灶。

2021年3月10日在全麻下行ALPPS第二步手术，如图4所示。术后第1天拔出胃管后进食，术后第3天拔出引流管，术后第6天出院。病理检查提示：<右肝肿块>11.5cm × 9.0cm × 8.0cm，神经内分泌肿瘤（NET，G2），8核分裂/10HPF，脉管癌栓（+）。免疫组化及相关检查示：CK（广+）、CD56（+）、CgA（灶+）、Syn（+）、Ki67（热点区+，约3%）、Vim（–）、胃泌素（–）、胰高血糖素（–）、胰岛素（–）、SSTR2（+）、P53（–）、RB1（+）。

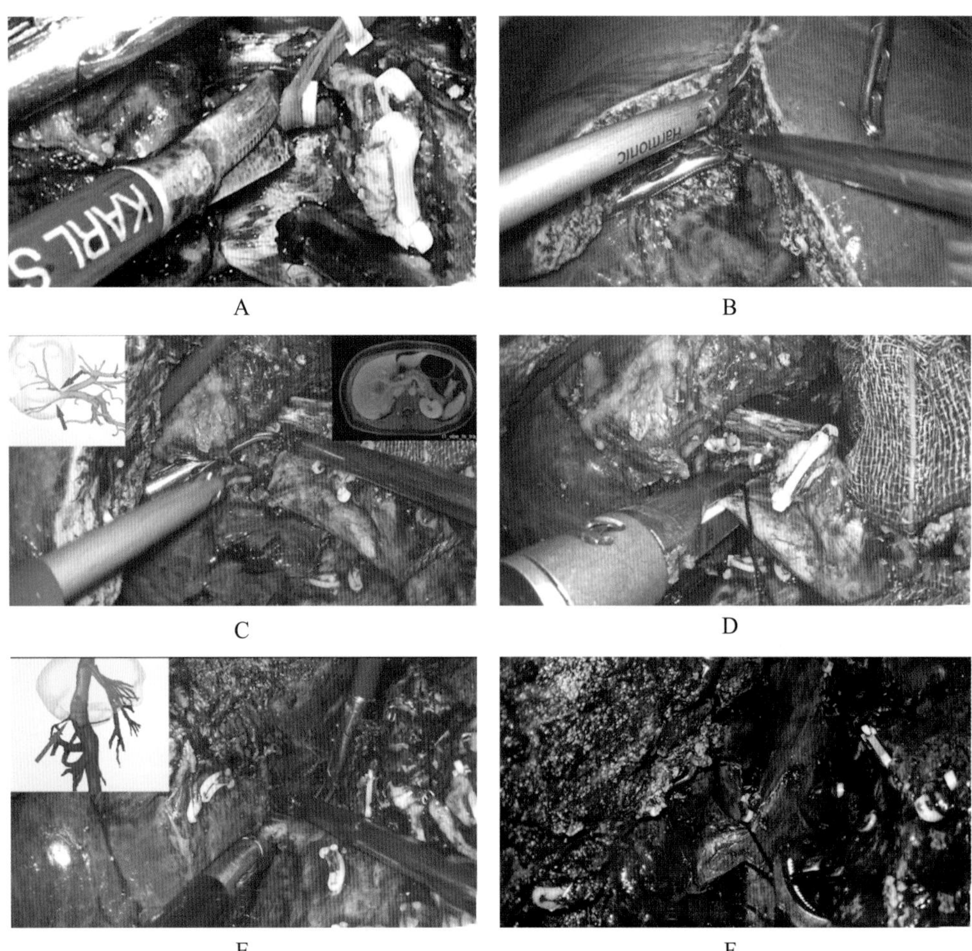

A　B　C　D　E　F

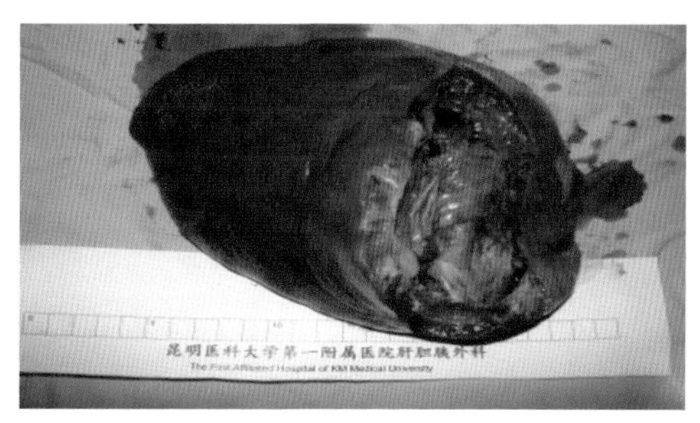

G

图4　ALPPS第二步手术资料

A.离断RHA；B.沿原断面离断肝；C.离断RPV前后支；D.离断右肝蒂；E.离断右后下静脉；F.离断RHV；G.标本

患者术后1月（2021年4月9日）返院复查，肝肾功能、血象、肿瘤标志物正常；CT检查提示：左肝增生良好；肝术后改变，原肝周散在积气基本吸收，肝血供正常，腹腔未见肿大淋巴结及病灶。

2021年6月17日（术后3月）为除外转移性肝神经内分泌肿瘤，行^{68}Ga-DOTATATE PET/CT检查全身未见异常代谢富集。2021年12月24日（术后9月）复查MRI未见复发征象，肿瘤标志物（CEA、AFP、CA125、CA199、NSE）未见升高。

2022年8月19日（术后17月）返院复查MRI，如图5所示，肿瘤标志物均正常。MDT讨论意见：目前无复发转移征象，处于无疾病状态。

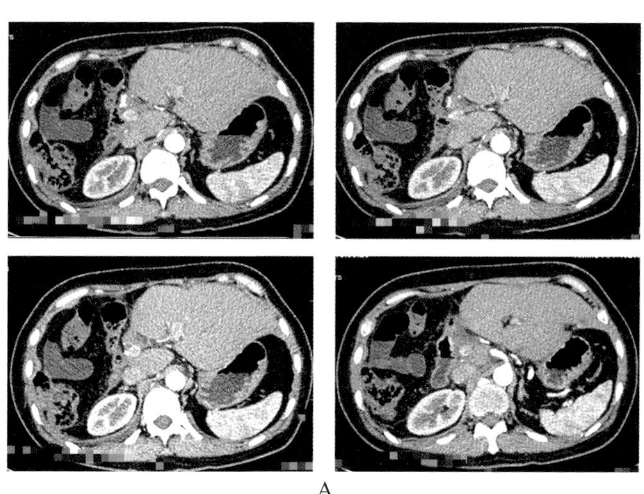

A

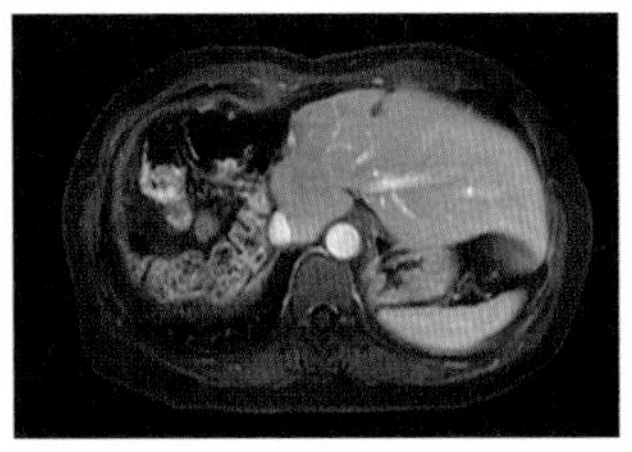
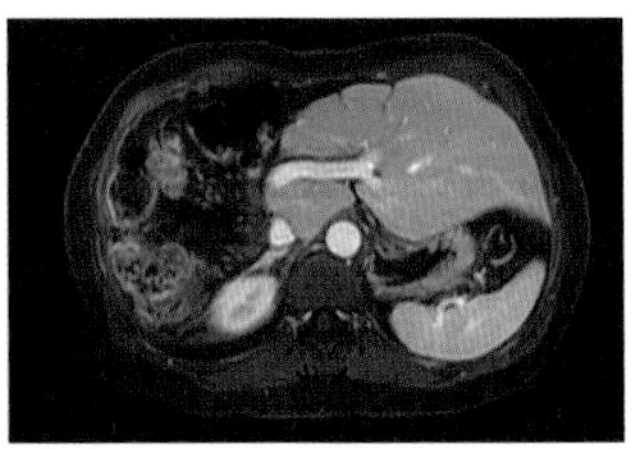

B

图5　术后复查影像资料

A.术后1月CT检查结果；B.术后17月MRI检查结果

6. 病例解析

本例患者无任何症状，体检时偶然发现，术前影像及肿瘤标志物检查未能明确诊断，穿刺活检有希望明确，但占位绝大部分为囊性成分，恐穿刺仅能抽吸液性物质，诊断率低，而液体随针道溢出后，有腹腔种植转移的风险。患者手术意愿强烈，加之考虑恶性程度不高，因而评估手术方式。患者BMI较大，病灶多发，大病灶几乎完全占据右肝，经三维重建计算肝体积，如一次手术确定性切除所有病灶，残肝体积不足，因而设计ALPPS，第一步手术同时切除了拟保留左肝的3枚病灶，术后病理检查示神经内分泌肿瘤G2级。由于原发性肝神经内分泌肿瘤极其少见，绝大部分为胃肠胰神经内分泌肿瘤转移，因而，再次行MDT，患者术前多次在两家三甲医院的影像学检查均未发现除肝外的病灶，且患者入院前在当地医院行胃肠镜检查未发现占位病变。目前患者右门静脉结扎，肝实质离断，已骑虎难下，而右肝巨大病灶切除评估对患者利大于弊，若短期患者残肝再生良好可先继续手术，切除肝病灶，再继续全身病灶筛查。幸而患者仅1周左肝已增大至大于最小残肝体积标准，接受第二步手术，两步手术均经全腹腔镜微创完成，患者恢复良好，术后至今仍处于无疾病状态。针对患者查阅相关肝神经内分泌肿瘤资料，患者术前影像学具有肝神经内分泌肿瘤的部分特点，例如一般多为囊实性，肝动脉供血，血供丰富，实性部分动脉期显著强化，但难以明确。患者两次手术恢复良好，术后^{68}Ga–DOTATATE PET/CT检查未发现其他脏器病灶。术后依据NCCN指南及中国抗癌协会神经内分泌肿瘤诊治指南，该患者为肝神经内分泌肿瘤G2级，暂无明确术后辅助治疗建议，加之多次MRI检查未发现新发病灶，因而，嘱患者密切随访，依据随访情况经MDT讨论是否使用醋酸奥曲肽微球和索凡替尼等全身治疗。目前该患者生活正常，无瘤生存，仍在继续随访中。

7. 专家点评

原发性肝神经内分泌肿瘤临床罕见，一般认为，原发性肝神经内分泌肿瘤起源于肝毛细胆管内的神经内分泌细胞或肝内异位的胰腺和肾上腺。其发病率低，相关研究提示原发性肝神经内分泌肿瘤仅占神经内分泌肿瘤的0.3%，占所有胃肠道肿瘤的1%~2%，占肝恶性肿瘤的0.28%~0.46%。原发性肝神经内分泌肿瘤男女发病比例无明显差异，多见于40~60岁人群。但因该病少见，不同人种及不同地理位置等原发性肝神经内分泌肿瘤的发病情况仍需进一步研究。常规通过对原发性肝神经内分泌肿瘤血管侵犯、淋巴结肿大坏死征象的影像学检查和动态增强扫描各期信号特征表现，可以帮助诊断和分期，但实际参考意义很有限。^{68}Ga-DOTATATE PET/CT检查是基于大部分神经内分泌肿瘤细胞会表达SSTR而设计的一种特殊放射性核素PET/CT检查，能够帮助追踪身体各个部位的神经内分泌肿瘤病灶，但设备尚待普及。目前大多情况下仍然依靠病理检查进行诊断和分期。手术切除目前来说是原发性肝神经内分泌肿瘤首选治疗方案，能够手术切除的患者预后较佳，但影响预后的主要因素仍是病理分级。而原发性肝神经内分泌肿瘤的术后辅助治疗由于该病较低的发病率仍缺乏多中心研究的足够数据支持，尚未形成共识或指南，是今后研究的重要方向。

原发性肝神经内分泌肿瘤的分级同其他神经内分泌肿瘤，参考2019年WHO发布的胃肠胰神经内分泌肿瘤的分级，分化较好的肿瘤依据核分裂和/或Ki67阳性指数可分为G1：Ki67阳性指数<3%，或<2核分裂/2mm^2；G2：Ki67阳性指数在3%~20%之间，或在2~20核分裂/2mm^2；G3：Ki67阳性指数>20%，或>20核分裂/2mm^2。G1、G2、G3三个级别都可以称为神经内分泌瘤，G3基础上且分化较差的则归类于神经内分泌癌。

原发性肝神经内分泌肿瘤的发病机制尚不明确，现在多认为与胆管上皮细胞的慢性炎症有关，因胆管上皮细胞被证实含有神经内分泌细胞，考虑可能为长期慢性炎症刺激，导致胆管上皮内神经内分泌细胞发生肠上皮化生，进而形成神经内分泌肿瘤。有研究认为，神经内分泌肿瘤的形成机制为Wnt/β-连环蛋白信号传导通过激活β-连环蛋白/T细胞因子（TCF）复合物及随后调控具有一个或多个TCF结合元件的一组靶基因在调节细胞生长和分化中起关键作用，该途径的过度激活可以促进神经降压素的启动子活性及mRNA和蛋白质表达，从而引起神经内分泌肿瘤的形成和增长。胚胎学研究表明，神经内分泌细胞来源于内胚层细胞，受某些转录因子如MATH1、PDX1、CDX2、NGN3和ISLI的调控。

参考文献

[1] 刘娜, 周华邦, 胡和平.原发性肝脏神经内分泌肿瘤17例临床分析[J].中华消化杂志, 2015, 35(8): 534−537.

[2] 冯伟. 原发性肝脏神经内分泌肿瘤临床特征和预后影响因素分析[D].郑州: 郑州大学, 2020.

[3] Hu H X, Yu T. Primary hepatic neuroendocrine tumors: a case report[J]. Medicine (Baltimore), 2019, 98(50): 18278.

[4] Wang L M, An S L, Wu J X. Diagnosis and therapy of primary hepatic neuroendocrine carcinoma: clinical analysis of 10 cases[J]. Asian Pacific Journal of Cancer Prevention, 2014, 15(6): 2541−2546.

[5] Nagtegaal I D, Odze R D, Klimstra D, et al. The 2019 WHO classification of tumours of the digestive system[J].Histopathology, 2020, 76(2): 182−188.

[6] Lambrescu I M, Martin S, Cima L, et al. Primary hepatic neuroendocrine tumor after 4 years tumor−free follow−up[J]. Journal of Gastrointestinal & Liver Diseases, 2015, 24(2): 241−244.

[7] Kim J T, Liu C, Townsend C M, et al. 658 neurotensin, a novel target of Wnt/β−catenin pathway, promotes growth of neuroendocrine tumor cells[J]. Gastroenterology, 2014, 146(5): S−114.

[8] 宋志毅, 王育璠. 神经内分泌肿瘤异质性及诊疗进展[J]. 肿瘤影像学, 2018, 28(3): 129−133.

[9] 李富贵, 严律南, 李波, 等. 中国成人标准肝体积评估公式的临床研究[J]. 四川大学学报 (医学版), 2009, 40(2): 302−306.

[10] 孙惠川, 汤敏, 钦伦秀, 等. 用余肝体积预测半肝切除耐受性的安全标准[J]. 中华肝胆外科杂志 , 2006, 12(6): 366−369.

（李江）

二、眼眶异位ACTH综合征

眼眶异位ACTH综合征1例

1. 病史摘要

患者，女性，48岁。

主诉：浮肿伴乏力1年余，加重伴脱发、皮肤色素沉着5月。

现病史：患者1年余前无明显诱因出现全身浮肿，感四肢乏力、纳差，伴胸闷、心悸不适，易烦躁，伴记忆减退，无头晕、头痛，无尿少、腰痛，无皮肤、黏膜黄染，无呕血、黑便，无活动后呼吸困难，无发热、咳嗽，无关节疼痛等不适，未予重视。后上述症状进行性加重，并发现体重由55kg增加至65kg，遂自行服用中药治疗，四肢浮肿减退，脸部、躯体仍浮肿明显，仍感乏力不适。就诊于当地医院，对症治疗后稍好转。5月余前不明原因出现脱发明显，伴胸背部皮肤散在米粒样大小色素沉着点，无瘙痒疼痛，无红肿，未见紫纹，伴乏力进行性加重，无法正常行走，遂就诊于当地医院，发现血压、血糖升高（具体不详），完善甲状腺功能、皮质醇等激素检查，结论不明确，行肾上腺CT检查示：左侧肾上腺内侧肢及结合部结节样稍粗，予以对症治疗（具体不详），乏力症状好转，但浮肿缓解不明显。为进一步治疗，就诊于四川大学华西医院门诊，查血钾2.69mmol/L、二氧化碳结合力32.6mmol/L、血钙2.27mmol/L、睾酮0.44ng/mL、脱氢表雄酮硫酸酯5.330μmol/L、血皮质醇（次晨8点—10点）887.50nmol/L、ACTH 121.20ng/L、促甲状腺激素0.139mU/L、游离三碘甲状腺原氨酸2.82pmol/L、游离甲状腺素13.35pmol/L，肝肾功能、ANA+ENA谱+ANCA无特殊。门诊以“ACTH依赖性库欣综合征？”收入院。

既往史：患者否认既往有肝炎、结核及其他特殊疾病史。既往健康状况良好，否认有地方病、有毒有害环境暴露及特殊药物使用历史。不嗜烟酒，无特殊疾病家族史。20年前发现左侧眼部占位，于当地医院诊断为“炎性假瘤”，未进一步处理。20年前左眼视力无明显下降。

个人史、家族史无特殊。

2. 体格检查

体温：36.5℃，脉搏：84次/分钟，呼吸：19次/分钟，血压：160/106mmHg，BMI：25.5kg/m^2。神志清楚，慢性面容，满月脸，头发稀疏，脸部及四肢浮肿，向心性肥胖。皮肤、巩膜无黄染，脸部、双手及胸背部皮肤散在色素沉着，未见紫纹。全身浅表淋巴结未扪及肿大。左侧睑裂较右侧增宽。心、肺及腹部查体无特殊，腹部稍膨隆，移动性浊音阴性。神经系统查体阴性。

3. 辅助检查

【病理检查】ACTH（+），CgA和Syn的免疫组化呈阳性。Ki67在不到5%的细胞中呈阳性。

【实验室检查】血常规：无特殊；肝肾功能：正常；肿瘤标志物：CEA、CA199、CA125、AFP、NSE均正常。促甲状腺激素：<0.005mU/L，游离三碘甲状腺原氨酸：2.37pmol/L，游离甲状腺素：12.16pmol/L。口服葡萄糖耐量试验（OGTT）：空腹血糖5.55mmol/L，餐后2小时血糖16.31mmol/L。皮质醇昼夜生理波动消失（8:00：985nmol/L，24:00：979nmol/L），两次尿游离皮质醇（UFC）均显著升高（3085μg/24h、3256μg/24h），ACTH：138.1ng/L。口服1mg地塞米松后晨皮质醇分泌未被抑制（959nmol/L），大剂量地塞米松抑制试验提示皮质醇分泌未被抑制（服药前：1241μg/24h，服药后：2097μg/24h）。精氨酸加压素（DDAVP）刺激试验显示ACTH对DDAVP刺激无反应（给予DDAVP后ACTH峰值较基础值仅上升13%，小于35%）。

【影像学检查】蝶鞍增强MRI检查示垂体未见明显异常。胸部CT检查未见明显异常。肾上腺薄层增强CT检查示：双侧肾上腺增粗，考虑增生可能性大，如图1所示。

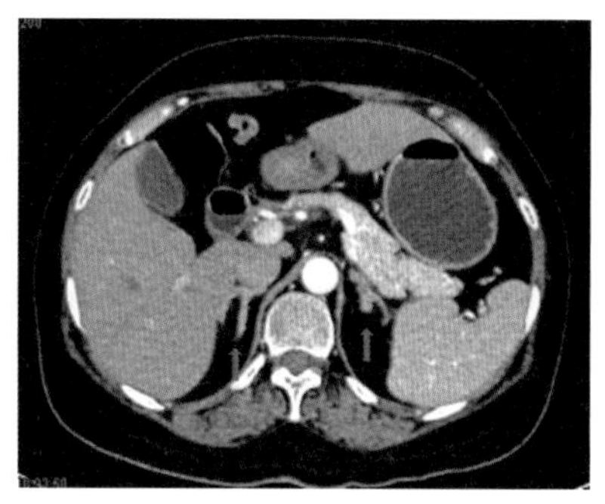

图1　肾上腺薄层增强CT检查结果

4. 诊断

主诊断：ACTH依赖性库欣综合征（异位ACTH综合征）。

5. 诊治经过

根据患者的临床表现及辅助检查结果，ACTH依赖性库欣综合征的诊断成立，病因考虑异位ACTH综合征可能性大。为确定增高的ACTH分泌来源，遂行岩下窦静脉采血+DDAVP刺激试验，结果显示患者右岩下窦ACTH水平较外周升高8倍，DDAVP刺激后ACTH上升更为明显（见表1），提示增高的ACTH可能来自垂体。经内分泌科、神经外科及影像科的MDT讨论，基于患者既往有左眼眶“炎性假瘤”病史，蝶鞍增强MRI图像确实显示左眼眶内有占位，根据解剖结构，眼眶静脉回流至岩下窦静脉丛，因此来源于眼眶的肿瘤如果异位分泌ACTH，则根据岩下窦静脉采血的结果很难鉴别其ACTH来源于垂体还是眼眶内肿瘤。遂进一步安排患者行眼眶MRI轴位冠矢状位增强扫描，发现左眼眶内包绕眼外直肌生长的梭形等T1稍高T2信号病灶，大小约1.5cm×2.6cm，增强后明显均匀强化，边界清晰，视神经及血管推挤，考虑肿瘤性病变，如图2所示。

表1　血ACTH、皮质醇昼夜节律及小剂量*、大剂量#地塞米松抑制试验结果

检测项目	正常范围	小剂量地塞米松抑制试验				大剂量地塞米松抑制试验	
		8:00	16:00	24:00	次日8:00	8:00	8:00（48小时）
血ACTH（ng/L）	5.0~78.0	138.1	—	—	—	105.1	—
血皮质醇（nmol/L）	147.3~609.3	985.6	1090.0	978.6	959.1	978.9	820.3

注：*，午夜1次法，口服地塞米松1mg；#，口服地塞米松2mg，每6小时1次，48小时。

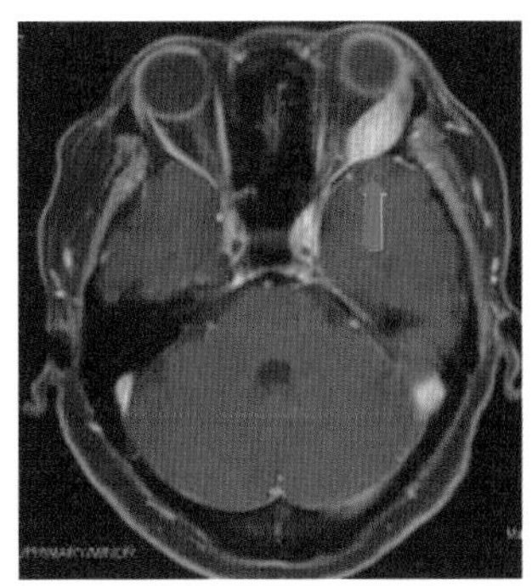

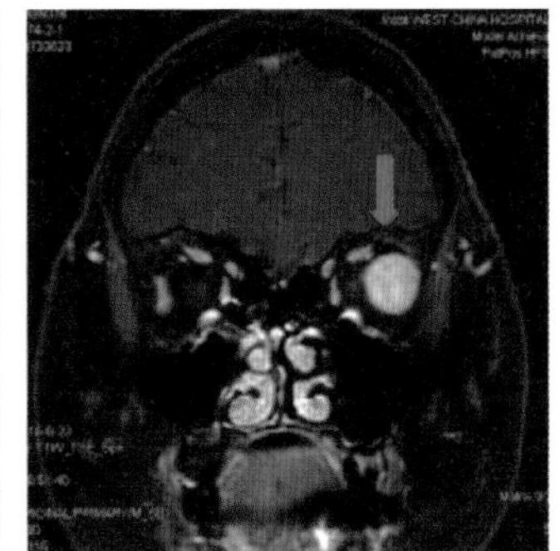

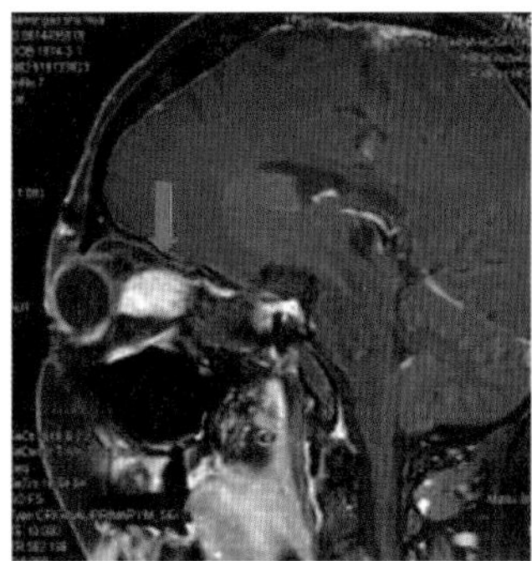

图2　眼眶MRI轴位冠矢状位增强扫描检查结果

眼科会诊后，认为左眼眶占位有手术指征，经充分的术前准备后行左眼眶肿物摘除术。术中见肿瘤位于左眼眶外侧，包绕外直肌，暗红色，边界清楚，质硬，2.5cm×2.2cm×1.8cm。术后复查8:00皮质醇51.61nmol/L、ACTH<1.0ng/L，术后病理报告为神经内分泌肿瘤，免疫组化（图3）示：ACTH（+），CgA和Syn的免疫组化呈阳性，Ki67在不到5%的细胞中呈阳性。术后随访3年，患者库欣综合征外貌基本消失，监测示血皮质醇及ACTH水平恢复正常，午夜口服1mg地塞米松后次晨血皮质醇<50nmol/L。

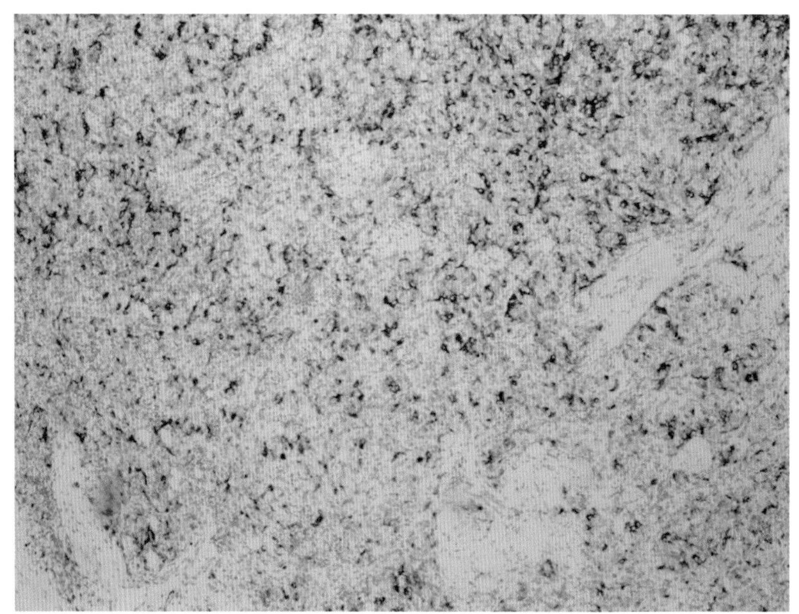

图3　眼眶病灶组织的ACTH免疫组化染色（×100）

6. 病例解析

本例异位分泌ACTH的肿瘤来源于眼眶神经内分泌细胞肿瘤，十分罕见。内源性库欣综合征的诊断根据临床表现（如向心性肥胖、皮肤色素沉着、多毛、痤疮、高血压、易感染）和实验室检查结果（如24小时尿游离皮质醇升高、血皮质醇水平升高且不被小剂量地塞米松抑制、血皮质醇昼夜节律消失）。ACTH依赖性库欣综合征中异位ACTH综合征与库欣病的鉴别诊断有时比较困难。常用于鉴别异位ACTH综合征与库欣病的检查方法有以下几种。①大剂量地塞米松抑制试验：最经典的鉴别方法，用药后24小时尿游离皮质醇较用药前下降超过50%则提示库欣病，反之则提示异位ACTH综合征。该试验的假阳性率与假阴性率约为10%~20%。②促肾上腺皮质激素释放激素（CRH）兴奋试验或DDAVP刺激试验：静脉给药后如果ACTH较给药前升高大于35%，提示库欣病可能性大，反之则提示异位ACTH综合征可能性大，该试验的假阳性率及假阴性率约为10%。③垂体增强MRI：如果发现垂体超过6mm的腺瘤，则库欣病的可能性大。④岩下窦静脉采血比较中枢与外周血ACTH的比值：如果岩下窦ACTH与外周血ACTH的比值为2∶1，给予DDAVP刺激后该比值为3∶1，则库欣病的可能性大。岩下窦静脉采血是目前公认的鉴别库欣病与异位ACTH综合征的“金标准”，据报道该方法诊断库欣病的敏感性为95%~99%，特异性为95%~100%。本例患者ACTH依赖性库欣综合征诊断明确，大剂量地塞米松抑制试验和DDAVP刺激试验支持异位ACTH综合征的诊断，但岩下窦静脉采血的结果却提示库欣病的诊断。面对令人困惑的矛盾现象，四川大学华西医院垂体疾病MDT共同讨论和分析，抓住了被忽略的“眼眶炎性假瘤”，从解剖学的角度解释了该矛盾现象，从而找到了打开迷宫的钥匙。鉴于切除眼眶肿瘤的手术风险显著低于经鼻蝶窦垂体探查术，因此四川大学华西医院垂体疾病MDT制定的策略是首先行眼眶肿瘤切除术，术后复查血ACTH及皮质醇水平。如果术后ACTH及皮质醇水平明显下降，则证实为异位ACTH综合征；否则库欣病可能性大，再行垂体探查术。该患者术后ACTH及皮质醇水平果然显著下降，病理结果支持异位ACTH综合征的诊断。患者术后恢复良好。

7. 专家点评

异位ACTH综合征是一种神经内分泌肿瘤，可与多种实体瘤相关，特别是神经内分泌细胞起源的肿瘤。导致异位ACTH综合征的肿瘤通常位于胸部，最常见的病理类型是小细胞肺癌和支气管类癌，其次是胸腺类癌，较少见的包括胰岛细胞瘤、嗜铬细胞瘤、神经节旁瘤和甲状腺髓样癌。眼眶内是异位ACTH综合征极为罕见的部位，尽管有一些分泌ACTH的肿瘤起源于鼻窦区域。异位分泌ACTH的眶内肿瘤及鼻窦区域肿瘤由于靠近蝶鞍，因此必须与向下延伸至鼻腔的垂体腺瘤或颅内异位垂体ACTH细胞腺瘤区分开，这些垂体腺瘤起源于沿Rathke囊袋发育路径沉积的残余细胞，并可能在异位区域发展为激素分泌活跃的腺瘤，如蝶窦或海绵窦的ACTH细胞腺瘤。据我们所知，迄今全球文献已经描述了18例异位分泌ACTH的嗅神经母细胞瘤，尚未见眶内异位ACTH综合征报告。眶内异位分泌ACTH的神经内分泌肿瘤是导致异位ACTH综合征的极为罕见原因，与库欣病的鉴别诊断非常困难。DDAVP刺激试验与大剂量地塞米松抑制试验对ACTH细胞腺瘤（库欣病）和异位ACTH综合征均有良好的诊断价值。

目前，岩下窦静脉采血是公认的鉴别垂体ACTH细胞腺瘤与异位ACTH综合征的最准确方法，但靠近蝶鞍附近的肿瘤所致的异位ACTH综合征由于肿瘤位于眶内或筛窦中，其静脉回流途径与垂体静脉回流系统相连，即使采用岩下窦静脉采血仍可能导致假阳性结果。对于蝶窦附近异位分泌ACTH肿瘤与垂体ACTH细胞腺瘤的鉴别可参考以下方法：①CRH（或DDAVP）刺激试验和大剂量地塞米松抑制试验的结果有助于异位ACTH综合征与垂体ACTH细胞腺瘤的鉴别诊断，当大剂量地塞米松抑制试验和CRH（或DDAVP）刺激试验均提示垂体ACTH依赖性库欣综合征时，还有极少数情况被岩下窦静脉采血证实为异位ACTH综合征。②推荐从海绵窦而不是岩下窦静脉采血测定ACTH。③SSTR闪烁体显像。奥曲肽放射性核素扫描在识别表达SSTR的肿瘤中非常敏感，该肿瘤占异位分泌ACTH的肿瘤的80%，但是当这些受体缺失时奥曲肽放射性核素扫描也可能出现阴性结果。ACTH依赖性库欣综合征诊断方面的主要挑战是确定增高的ACTH来源。由于库欣综合征相关功能试验的假阳性率与假阴性率大约在10%~20%，在分析岩下窦静脉采血、大剂量地塞米松抑制试验和DDAVP刺激试验结果时，需结合多种因素综合分析，切忌单纯依靠某项功能试验结果而决定治疗方案。

本例患者ACTH依赖性库欣综合征诊断明确，从大剂量地塞米松抑制试验的结果及DDAVP刺激试验结果看，支持异位ACTH综合征的诊断，但被誉为“金标准”的岩下窦静脉采血结果则支持库欣病。正是基于垂体疾病MDT结合多种因素综合分析而制定的诊治策略，才避免了不恰当的误诊误治，最终使患者受益。异位ACTH综合征的鉴别诊断虽然有一定挑战性，但及早诊断及合理治疗可显著改善患者的预后。异位分泌ACTH的肿瘤定位是异位ACTH综合征治疗的关键，手术切除异位分泌ACTH的肿瘤是治疗异位ACTH综合征的首选方案。

参考文献

[1] Gadelha M, Gatto F, Wildemberg LE, et al. Cushing's syndrome[J]. The Lancet, 2023: S0140-6736 (23) 01961-X. (Epub ahead of print)

[2] Nieman L K, Biller B M K, Findling J M, et al. The diagnosis of Cushing's syndrome: an Endocrine Society Clinical Practice Guideline[J]. Journal of Clinical Endocrinology & Metabolism, 2008, 93(5): 1526-1540.

[3] Vieira-Corrêa M, Moroto D, Carpentieri G, et al.The 4Ds of ectopic ACTH syndrome: diagnostic dilemmas of a difficult disease[J]. Archives of Endocrinology Metabolism, 2019, 63(2): 175-181.

[4] Bansal V, El Asmar N, Selman W R, et al. Pitfalls in the diagnosis and management of Cushing's syndrome[J]. Neurosurgical Focus, 2015, 38 (2): E4.

[5] Pecori G F, Cavallo L M, Tortora F, et al.The role of inferior petrosal sinus sampling in ACTH-dependent Cushing's syndrome: review and joint opinion statement by members of the Italian Society for Endocrinology, Italian Society for Neurosurgery, and Italian Society for Neuroradiology[J]. Neurosurgical Focus, 2015, 38(2): E5.

[6] Guignat1 L, Bertherat J. The diagnosis of Cushing's syndrome: an Endocrine Society Clinical Practice Guideline: commentary from a European perspective[J]. European Journal of Endocrinology, 2010, 163(1): 9-13.

[7] Nieman L K, Biller B M K, Findling J W, et al. Treatment of Cushing's syndrome: an

Endocrine Society Clinical Practice Guideline[J]. Journal of Clinical Endocrinology & Metabolism, 2015, 100(8): 2807−2831.
[8] 中国垂体腺瘤协作组. 中国库欣病诊治专家共识(2015)[J]. 中华医学杂志, 2016, 96(11): 835−840.
[9] 张微微, 余叶蓉, 谭惠文, 等. 精氨酸血管加压素刺激试验与大剂量地塞米松抑制试验在库欣病与异位促肾上腺皮质激素综合征诊断中的价值[J].中华医学杂志, 2016, 96(11): 845−849.
[10] Raff H.Cushing syndrome: update on testing[J]. Endocrinology and Metabolism Clinics of North America, 2015, 44(1): 43−50.
[11] Sathyakumar S, Paul T V, Asha H S, et al. Ectopic Cushing's syndrome: a 10−year experience from a tertiary care center in southern India[J]. Endocrine Practice, 2017, 23(8): 907−914.
[12] Wengander S, Trimpou P, Papakokkinou E, et al. The incidence of endogenous Cushing's syndrome in the modern era[J]. Clinical Endocrinology, 2019, 91(2): 263−270.

（谭惠文　安振梅　余叶蓉）

三、胆囊神经内分泌癌

胆囊神经内分泌癌1例

1. 病史摘要

患者女性，56岁。

主诉：右上腹痛2月余，胆囊癌术后1月。

现病史：患者2月余前（2021年4月）无明显诱因出现右上腹阵发性刺痛，疼痛可放射至后背部，疼痛发作与饮食、活动无关，无恶心、呕吐、皮肤黄染、腹胀、腹泻等不适。至当地医院就诊，服用中药治疗未见明显好转。2021年4月29日服用中药后后背疼痛加剧难忍，急诊入当地医院，完善相关检查后于2021年5月7日在全麻下行“腹腔镜中转开腹胆囊癌根治术”。术后病理检查：胆囊神经内分泌癌（小细胞），伴广泛坏死和胆囊浸润，侵犯邻近肝组织，胆囊颈断端未见癌累及。免疫组化：EMA（−）、CDX2（弱+）、CD5/6（−）、P63（−）、P40（−）、P16（−）、CK7（−）、CK20（+）、Vim（+）、CK（+）、CEA

（–）、Syn（+）、CgA（+）、CD56（+）、P53（+）、TTF–1（–）；肝组织局灶见脉管内癌栓，边缘有癌侵及；（12组）淋巴结未见淋巴结结构；（8/9组）淋巴结4枚均未见癌转移。术后恢复可。为进一步诊治就诊于云南省肿瘤医院。

既往史、个人史、家族史无特殊。

2. 体格检查

ECOG评分1分。一般情况可，全身浅表淋巴结未触及肿大，双肺呼吸音清，心律齐。腹平，腹部正中见一长约10cm手术瘢痕，无压痛、反跳痛、肌紧张，未触及异常肿块。肝脾未触及，肠鸣音4次/分。

3. 辅助检查

【病理检查】2021年6月11日“某病理专家会诊中心”病理会诊：胆囊神经内分泌癌，伴广泛坏死和胆囊浸润，侵及邻近肝组织，胆囊颈断端未见癌累及。

【实验室检查】血常规、肾功能、凝血功能无异常；肝功能：2021年6月5日谷草转氨酶97U/L，谷丙转氨酶84U/L；肿瘤标志物：CA125 43.00kU/L，NSE 66.6μg/L，CEA、CA199、CA153、AFP均正常。

【影像学检查】2021年6月6日行CT检查：①上中前腹壁术后改变。胆囊术后缺如，肝左内叶术后缺如，术区边缘多发异常密度病灶，肝包膜、腹膜增厚伴少量积液，考虑术后改变。②双肾小囊肿。③右肺中叶内侧段胸膜下微小粟粒影，考虑良性。

4. 诊断

（1）胆囊神经内分泌癌术后肝转移（cT3N0M1，Ⅳb期）；

（2）肾囊肿；

（3）肝功能不全。

5. 诊治经过

2021年6月17日于云南省肿瘤医院首次就诊，综合评估病情，分别于2021年6月21日、2021年7月13日、2021年8月31日、2021年9月23日、2021年10月15日行“依托泊苷0.1g静脉输注第1至第3天，每3周1次”化疗，共5周期。于2021年8月3日行“依托泊苷0.1g静脉输注第1至第3天，卡铂300mg静脉输注第1天，每3周1次”化疗1周期。因入院时肝功能不全，予依托泊苷单药化疗，2周期后肝功能好转加用卡铂，后出现骨髓抑制、肝功能不全，遂停用卡铂。化疗期间复查示病情稳定。

2021年10月28日复查示病情进展，既往化疗不良反应大且出现化疗后骨髓抑制、肝功能损害，CT检查结果如图1A所示。于2021年11月9日、2021年11月24日行“伊立替康280mg静脉输注第1天，每2周1次”化疗2周期。

2021年12月15日复查CT提示：肝左外叶转移病灶新发、腹膜后淋巴结增大，病情进展，如图1B所示。2021年12月20日行基因检测示MSS型。分别于2021年12月21日、2022年1月19日、2022年3月2日、2022年4月6日、2022年5月18日、2022年6月22日行“CAPTEM（卡培他滨1000mg，每天2次，口服，第1至第14天；替莫唑胺300mg，每天1次，口服，第10至第14天；每4周1次）”方案化疗，共6周期。于2021年12月27日至2022年2月9日行姑息放疗（放射技术：TOMO。照射总剂量和分割方式：PGTV DT 60Gy/30F/42d，DT 2Gy/F；PTV DT 49.5Gy/30F/42d，DT 1.65Gy/F）。2022年2月28日CT检查提示腹膜后淋巴结较前明显缩小，如图2所示。2022年5月18日CT检查提示肝左外叶及肝右后叶下段结节较前新出现，如图2所示。患者家属治疗意愿较积极，希望尝试更多可能的局部治疗，综合考虑，继续原化疗方案，同时于2022年5月19日行“经肝动脉DSA+TAE术（以罂粟乙碘油2mL进行栓塞肿瘤供血动脉）”。2022年6月21日行“CT引导下肝病损微波消融术”。

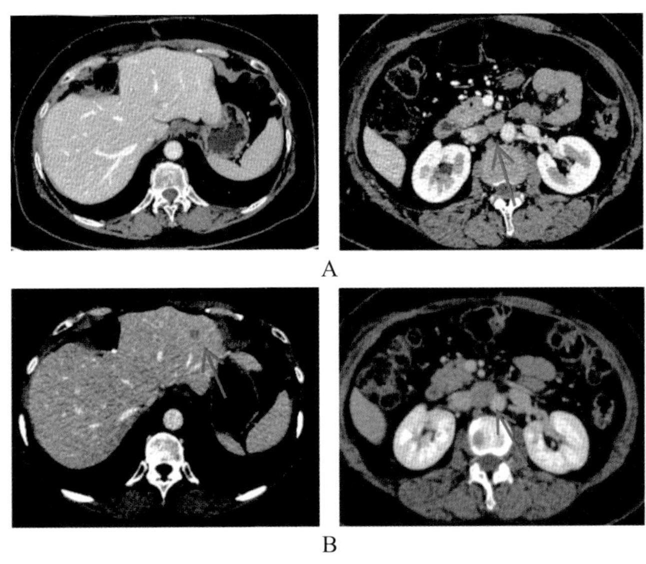

图1　伊立替康化疗前后CT检查结果

A.2021年10月28日CT检查结果［中腹腹膜后多发淋巴结肿大（大者约2.2cm × 1.4cm）］；B.2021年12月15日CT检查结果［肝左外叶强化结节较前新出现（1.1cm × 1.0cm），中腹腹膜后肿大淋巴结较前稍增大（大者约2.6cm × 2.0cm）］

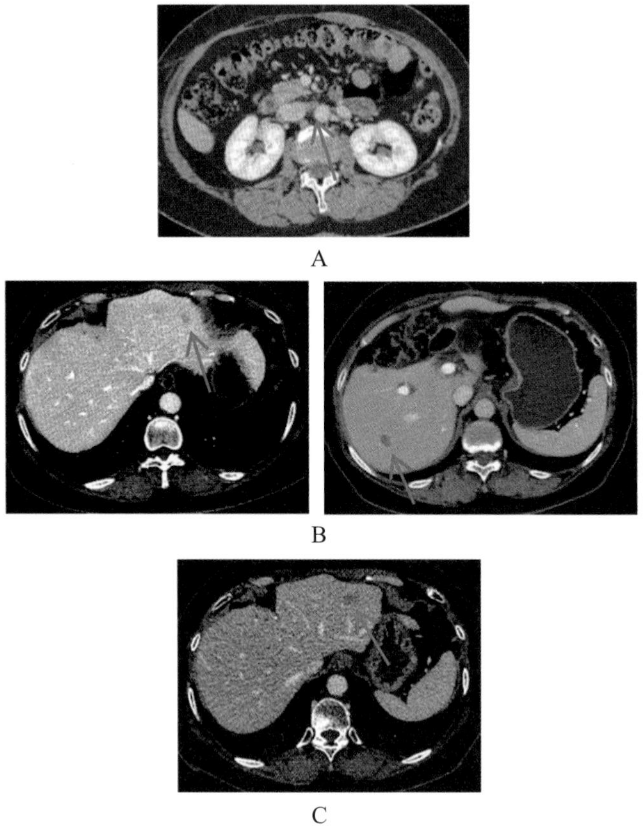

A

B

C

图2 “CAPTEM”化疗期间CT检查结果

A.2022年2月28日CT检查结果［中腹腹膜后淋巴结较前明显缩小（大者约1.0cm×1.0cm），前片肝左外叶强化结节未见显示］；B.2022年5月18日CT检查结果［肝左外叶及肝右后叶下段（1.3cm×1.1cm）结节较前新出现］；C.2022年6月20日CT检查结果［肝左外叶及肝右后叶下段结节较前增大（大者约2.3cm×2.0cm），中腹腹膜后小淋巴结显示大致同前］

2022年8月4日复查CT提示：肝门部软组织转移病灶新发、肝转移病灶增大，病情进展，如图3所示。请“某医院”远程会诊建议：①再送病理会诊；②予“FOLFOX”方案化疗；③预后差、治疗效果差，充分沟通。分别于2022年8月13日、2022年9月3日、2022年10月3日行“FOLFOX方案（奥沙利铂100mg、亚叶酸钠250mg、氟尿嘧啶500mg，静脉输注第1天，氟尿嘧啶3250mg，持续静脉输注46小时，每2周1次）”化疗3周期。2022年8月11日行肝穿刺活检，病理免疫组化：Vim（–）、CK（+）、CK7（–）、CK20（–）、Villin（+）、CDX2（部分+）、TTF–1（–）、Syn（+）、CgA（+）、CD56（+）、Ki67（+，约70%）、P53（–）、CK19（–）、HepPar–1（–）。肝肿块为神经内分泌癌（NEC），倾向小细胞型（肿瘤细胞于镜下未见坏死，细胞异型明显，>15核分裂/10HPF）。

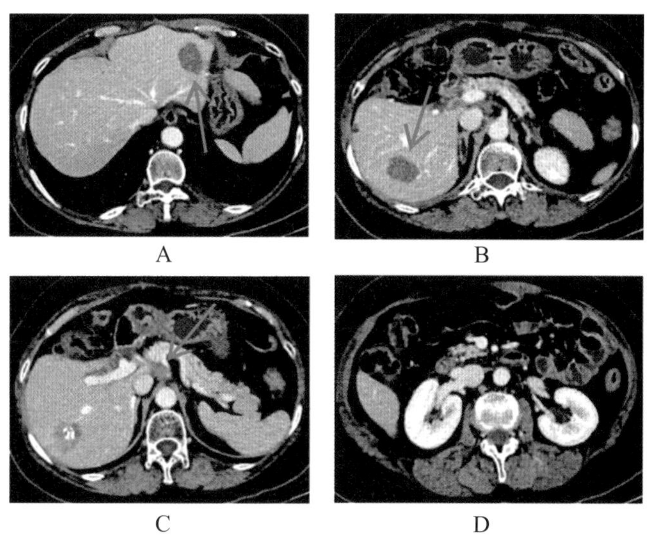

图3　2022年8月4日CT检查结果

A、B.肝左外叶及肝右后叶下段CT检查结果［各见一个、两个低密度结节（大小约3.5cm×2.2cm、3.3cm×3.0cm、3.0cm×2.7cm），治疗后改变？肝右后叶下段占位考虑转移，较前增大］；C.肝门部CT检查结果［见软组织病灶（3.2cm×2.1cm）］；D.中腹腹膜后CT检查结果（小淋巴结显示大致同前）

治疗时间线如图4所示。

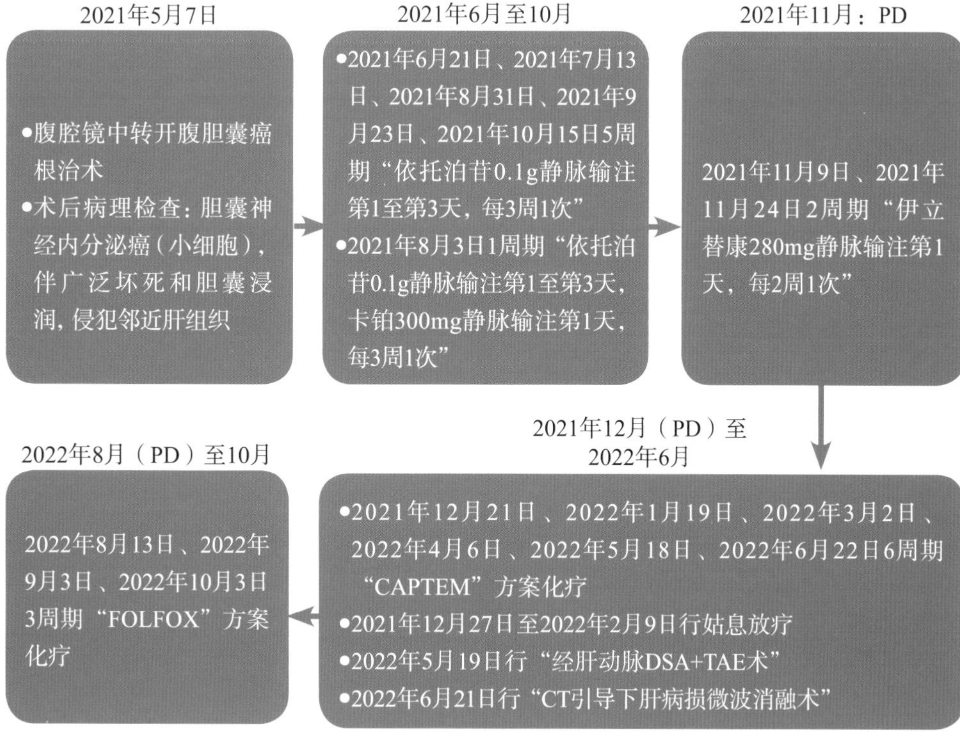

图4　治疗时间线

6. 病例解析

对于晚期，不可切除或转移性胆囊神经内分泌癌，参考神经内分泌癌的治疗推荐，基于多个小样本及回顾性研究提示，一线选择EP/EC方案化疗，总体客观缓解率可在30%~70%之间，有效率较高，国内外指南均推荐。但二线治疗目前暂时没有标准方案，可选择FOLFOX/FOLFIRI/CAPTEM±贝伐珠单抗，或者单药治疗。NORDIC神经内分泌癌研究提示，神经内分泌癌化疗药物反应性和肿瘤的Ki67有相关性。Ki67≥55%的推荐含铂两药方案，Ki67<55%的则推荐替莫唑胺为主的方案。免疫治疗，无论是单药还是双药联合，在不筛选人群的情况下，有效率低下。基于不多的临床研究数据提示和其他瘤种免疫治疗经验，对晚期神经内分泌癌患者推荐进行基因检测，特别是PD–L1、TMB及MSI检测。

该患者经过急诊手术明确病理诊断，病灶侵犯明显，腹腔有淋巴结肿大，给予EP方案化疗控制病情，但是患者肝功能明显异常，不耐受两药化疗，给予依托泊苷单药治疗，病情有所控制，但剂量强度减弱，对病情控制有影响。术后6月，腹腔淋巴结增大，换用伊立替康后病情持续进展，换用“CAPTEM”方案化疗联合局部治疗，维持半年，病情再次进展。经过MDT讨论，综合患者病情变化，患者为全身多发转移，肝内转移较为迅速，整体治疗还是以全身治疗为主，考虑患者由于肝功能耐受差，铂类药物暴露较少，后线可考虑姑息应用。同时患者经过基因检测，为MSS型，无其他特殊突变情况，但是根据指南推荐及临床研究结果，在充分沟通的情况下，也可尝试小分子酪氨酸激酶抑制剂联合免疫检查点抑制剂应用。患者确诊时就为晚期，急诊手术后明确诊断，但腹腔有残留病灶，经过多线治疗，耐受差，化疗强度欠佳，总生存期接近16月，后续治疗较为困难。

7. 专家点评

胆囊神经内分泌癌十分罕见，仅占神经内分泌肿瘤的0.2%~0.5%，占胆囊恶性肿瘤的4%，恶性程度高，发展迅速。患者症状无特异性，上腹隐痛最为常见。2021年发表在*Signal Transduction and Targeted Therapy*上的一项研究提示，胆囊神经内分泌癌无论在基因突变类型、拷贝数变异还是单核苷酸变异（SNV）方面，均与其他器官神经内分泌癌及其他类型胆囊癌存在明显不同。C>T突变是主要的SNV类型，*TP53*基因突变频率最高，可达73%。突变基因主要富集于致癌信号通路，包括Notch、WNT、Hippo和RTK–RAS通路。与其他器官的神经内分泌癌相比，胆囊神经内分泌癌中显著突变基因（*SMG*）与肺大细胞神经内分泌癌更为相似，*TP53*和*RB1*是其驱动基因。

目前针对胆囊神经内分泌癌，手术是重要的治疗方式之一，该病常通过术后病理得以确诊，即便出现局部肝转移也提倡尽可能行根治性切除或减瘤手术，但多数患者确诊时就出现淋巴结、肝等多发转移，预后极差。胆囊神经内分泌癌容易出现复发转移，术后辅助治疗具有重要意义，但是该病发病率低下，试验数据缺乏。目前参考胰腺神经内分泌癌的治疗，推荐术后辅助EP或EC方案化疗。对于晚期，不可切除或转移性胆囊神经内分泌癌，参考神经内分泌癌的治疗推荐EP/EC/IP/CAPTEM±贝伐珠单抗，或者单药治疗。近年针对神经内分泌癌的免疫治疗也有很多探索，多个研究发现，单纯免疫检查点抑制剂的客观缓解率在0~18.7%波动，疾病控制率不足30%，分子标志物分析显示PD–L1≥10%，肿瘤突变负荷高（≥9.9个突变/Mb）和高度微卫星不稳定（microsatellite instability–high，MSI–H）是疗效预测指标。如不进行分子标志物筛选，并不推荐单药免疫检查点抑制剂治疗。SWOG DART S1609研究、NIPINEC研究提示双免疫药物联合组胃肠胰神经内分泌癌患者客观缓解率略优于单药组，但疾病控制率仍然没有超过30%。陆明等在AACR大会报道了特瑞普利单抗与索凡替尼联合治疗晚期实体瘤的Ⅰ期研究结果，对包括12例神经内分泌癌患者的神经内分泌肿瘤治疗有效。随后的Ⅱ期临床试验，神经内分泌癌队列入组21例患者，接受索凡替尼每天250mg联合特瑞普利单抗治疗，客观缓解率和疾病控制率分别为23.8%和71.4%。客观缓解率和疾病控制率方面有明显提升，目前Ⅲ期临床试验正在进行中。这样的治疗组合值得关注。

参考文献

[1] Shah M H, Goldner W S, Benson A B, et al. Neuroendocrine and adrenal tumors, version 2.2021, NCCN Clinical Practice Guidelines in Oncology[J]. Journal of the National Comprehensive Cancer Network, 2021, 19(7): 839−868.

[2] 中国抗癌协会神经内分泌肿瘤专业委员会. 中国抗癌协会神经内分泌肿瘤诊治指南(2022年版)[J]. 中国癌症杂志, 2022, 32(6): 545−580.

[3] 中国临床肿瘤学会指南工作委员会.中国临床肿瘤学会(CSCO)神经内分泌肿瘤诊疗指南2022[M]. 北京: 人民卫生出版社, 2022.

[4] Sorbye H, Welin S, Langer SW, et al. Predictive and prognostic factors for treatment and survival in 305 patients with advanced gastrointestinal neuroendocrine carcinoma (WHO G3): the NORDIC NEC study[J]. Annals of Oncology, 2013, 24(1): 152−160.

[5] Spada F, Antonuzzo L, Marconcini R, et al. Chemotherapy with capecitabine plus temozolomide (CAP–TEM) in patients with advanced neuroendocrine neoplasms(NENs): an Italian multicenter retrospective analysis[J].Neuroendocrinology, 2015, 102(1/2): 121.

[6] Ayabe R I, Wach M, Ruff S, et al. Primary gallbladder neuroendocrine tumors: insights into a rare histology using a large national database[J]. Annals of Surgical Oncology, 2019, 26(11): 3577–3585.

[7] Eltawil K M, Gustafsson B I, Kidd M, et al. Neuroendocrine tumors of the gallbladder: an evaluation and reassessment of management strategy [J]. Journal of Clinical Gastroenterology, 2010, 44(10): 687–695.

[8] Liu F, Li Y, Ying D, et al. Whole–exome mutational landscape of neuroendocrine carcinomas of the gallbladder[J]. Signal Transduction and Targeted Therapy, 2021, 6(1): 55.

[9] Lu M, Zhang P, Zhang Y, et al. Efficacy, safety, and biomarkers of toripalimab in patients with recurrent or metastatic neuroendocrine neoplasms: a multiple–center phase Ⅰb trial[J]. Clinical Cancer Research, 2020, 26(10): 2337–2345.

[10] Chan D L, Rodriguez–Freixinos V, Doherty M, et al. Avelumab in unresectable/metastatic, progressive, poorly differentiated, grade 3 neuroendocrine carcinomas (NECs): combined results from NET–001 and NET–002 trials[J]. European Journal of Cancer, 2022, 169: 74–81.

[11] Patel S P, Othus M, Chae Y K, et al. A phase Ⅱ basket trial of dual anti–CTLA–4 and anti–PD–1 blockade in rare tumors(DART SWOG 1609) in patients with nonpancreatic neuroendocrine tumors[J]. Clinical Cancer Research, 2020, 26(10): 2290–2296.

[12] Klein O, Kee D, Markman B, et al. Immunotherapy of ipilimumab and nivolumab in patients with advanced neuroendocrine tumors: a subgroup analysis of the CA209–538 clinical trial for rare cancers[J]. Clinical Cancer Research, 2020, 26(17): 4454–4459.

[13] Lu M, Cao Y, Gong J, et al. Abstract CT142: a phase Ⅰ trial of surufatinib plus toripalimab in patients with advanced solid tumor[C]. Philadelphia: 2020 AACR Annual Meeting, 2020.

（谢琳）

四、乳腺神经内分泌肿瘤

乳腺神经内分泌肿瘤典型病例1例

1. 病史摘要

患者女性，54岁。

主诉：体检发现CEA升高1年余。

现病史：1年余前（2019年11月）患者体检发现CEA升高，873.60ng/mL，伴反酸、嗳气，无腹痛、腹胀，无腹泻、黑便，无吞咽困难，无恶心、呕吐等症状。2019年12月14日于四川大学华西医院门诊行无痛胃肠镜检查示：反流性食管炎（A级），慢性非萎缩性胃炎。直肠及结肠未见异常。2019年12月20日行CT上腹部血管三维重建增强扫描示：肝左外叶见稍低密度影，大小约3.2cm×3.5cm，边界不强，可疑强化。性质？肿瘤？肝右后叶见直径约1.2cm的稍低密度影，边界不清，轻度强化，性质？行CTA检查示：腹主动脉及其主要分支未见确切异常，门静脉及其属支管腔通畅，管腔内未见确切充盈缺损征象。行^{18}F–FDG PET/CT检查示：①肝左叶肿块糖代谢增高，多系恶性肿瘤，原发性？转移？胰头周围糖代谢增高淋巴结，多系肿瘤转移。②右肺上叶后段实性结节，多系炎性。2019年12月23日行开腹肝肿块活检术，术中见：腹腔内无腹水，腹膜欠光滑，肝十二指肠韧带可扪及肿大淋巴结，大小约1.5cm×1.0cm；大网膜与肝表面粘连；肝表面布满大小不等结节，最大位于左外叶，大小约4.0cm×3.5cm，于肝左外叶边缘切除大小约0.8cm×0.8cm的肝肿瘤组织，送检。活检病理：神经内分泌瘤（G2），结合临床首先排除转移性，若能排除转移，再考虑原发。免疫组化示：PCK（+）、EMA（灶+）、CK7（+）、CK19（+）、CK20（–）、CD56（–）、Syn（+）、CgA（+）、CDX2（–）、TTF–1（–）、SATB2（–）、DPC4（±）、S100P（–）、Ki67（+，8%）。建议患者至肿瘤科进一步治疗，患者未采纳，口服中药1年余，未规律复查。2021年1月开始感右上腹隐痛不适伴腹胀。

家族史：父亲已故，生前罹患“肺癌”。母亲患有“2型糖尿病”。

既往史、个人史无特殊。

2. 体格检查

ECOG评分1分，浅表淋巴结未扪及肿大。心肺听诊无特殊。全腹软，无压痛及反跳痛，未触及明显肿块。

3. 辅助检查

【病理检查】见现病史。

【实验室检查】2019年12月21日肿瘤标志物：AFP 2.66ng/mL（参考范围：<8ng/mL），CA199　8.96U/mL（参考范围：<22U/mL），CEA 759ng/mL（参考范围：<3.4ng/mL）；血常规、生化、凝血功能、大小便常规无特殊。

【影像学检查】2019年12月14日行无痛胃肠镜检查：反流性食管炎（A级），慢性非萎缩性胃炎。直肠及结肠未见异常。2019年12月20日行CT上腹部血管三维重建增强扫描，如图1所示：肝左外叶见稍低密度影，大小约3.2cm×3.5cm，边界不强，可疑强化。性质？肿瘤？肝右后叶见直径约1.2cm的稍低密度影，边界不清，轻度强化，性质？行CTA检查：腹主动脉及其主要分支未见确切异常，门静脉及其属支管腔通畅，管腔内未见确切充盈缺损征象。

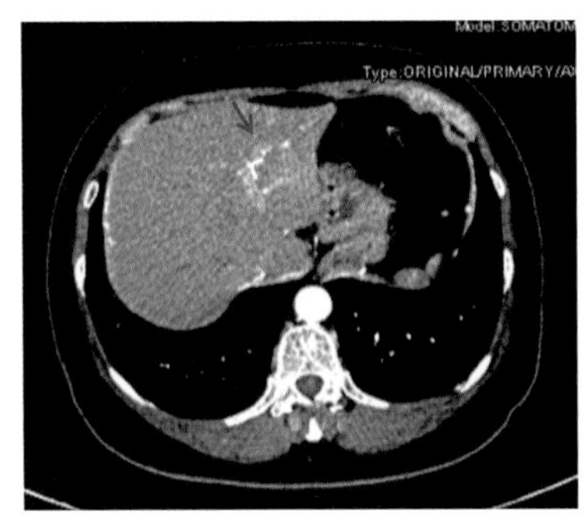

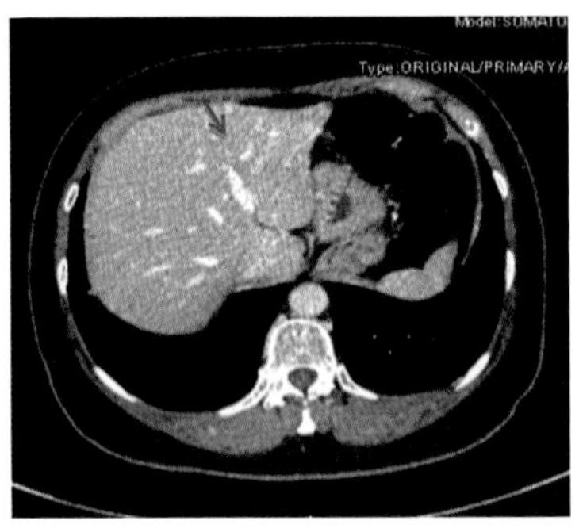

图1　2019年12月20日CT上腹部血管三维重建增强扫描结果

【核医学检查】^{18}F–FDG PET/CT检查：①肝左叶肿块糖代谢增高，多系恶性肿瘤，原发性？转移？胰头周围糖代谢增高淋巴结，多系肿瘤转移。②右肺上叶后段实性结节，多系炎性。

4. 诊断

（1）肝多发神经内分泌瘤（G2）：转移性？原发性？

（2）胰头周围淋巴结转移。

（3）右肺结节。

（4）反流性食管炎。

（5）慢性非萎缩性胃炎。

5. 诊治经过

2021年3月25日第一次MDT讨论意见：患者2019年12月肝肿块活检提示神经内分泌瘤（G2），首先考虑转移性，建议完善^{68}Ga–DOTATATE PET/CT检查、胃肠镜检查，寻找其他病灶。患者遂于2021年4月2日行^{68}Ga–DOTATATE/^{18}F–FDG PET/CT检查，如图2所示：①肝（^{18}F–FDG及^{68}Ga–DOTATATE摄取增高，SUV_{max}分别为6.40、39.82）、胸腹部淋巴结、腹膜及腹横筋膜病变均多系神经内分泌肿瘤转移（^{18}F–FDG及^{68}Ga–DOTATATE摄取增高，SUV_{max}分别为4.53、12.01），原发病灶倾向来自右侧乳腺（^{68}Ga–DOTATATE摄取SUV_{max}为2.32）。②枕骨及双侧胸膜病变不除外肿瘤转移。2021年4月2日行全腹部增强CT检查，如图3所示：与2019年12月20日相比，肝转移病灶明显增多、增大。进一步完善双侧乳腺钼靶检查提示：乳腺增生，考虑BI–RADS 3类。行双侧乳腺彩超检查提示：双乳实性结节，腺病？BI–RADS 3类，左乳2点钟乳头旁查见8mm × 4mm × 10mm弱回声结节，右乳11点钟距乳头3cm处查见6mm × 3mm × 7mm弱回声结节，边界较清楚，形态较规则，内未见明显血流信号。2021年4月5日行无痛胃肠镜检查提示：慢性非萎缩性胃炎，直肠及结肠未见异常。血液肿瘤标志物：CEA 3014.00ng/mL，CA125 29.40U/mL，NSE 24.50ng/mL。

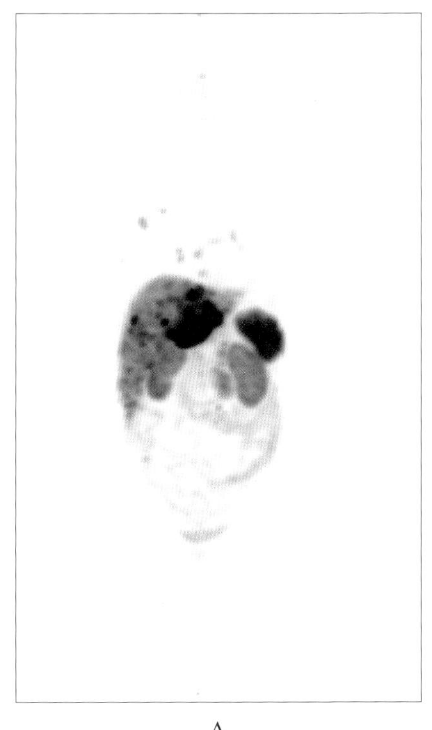
A

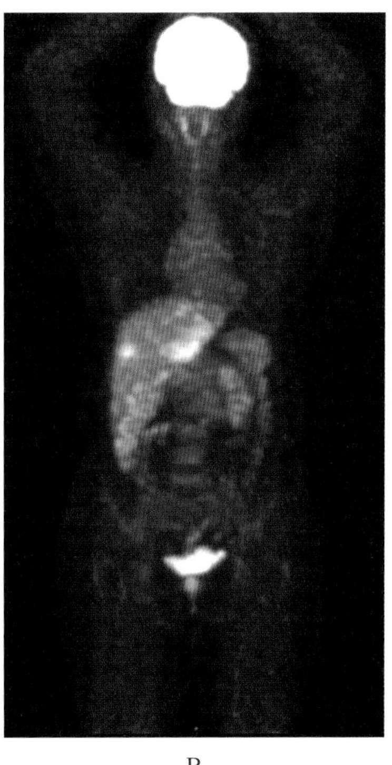
B

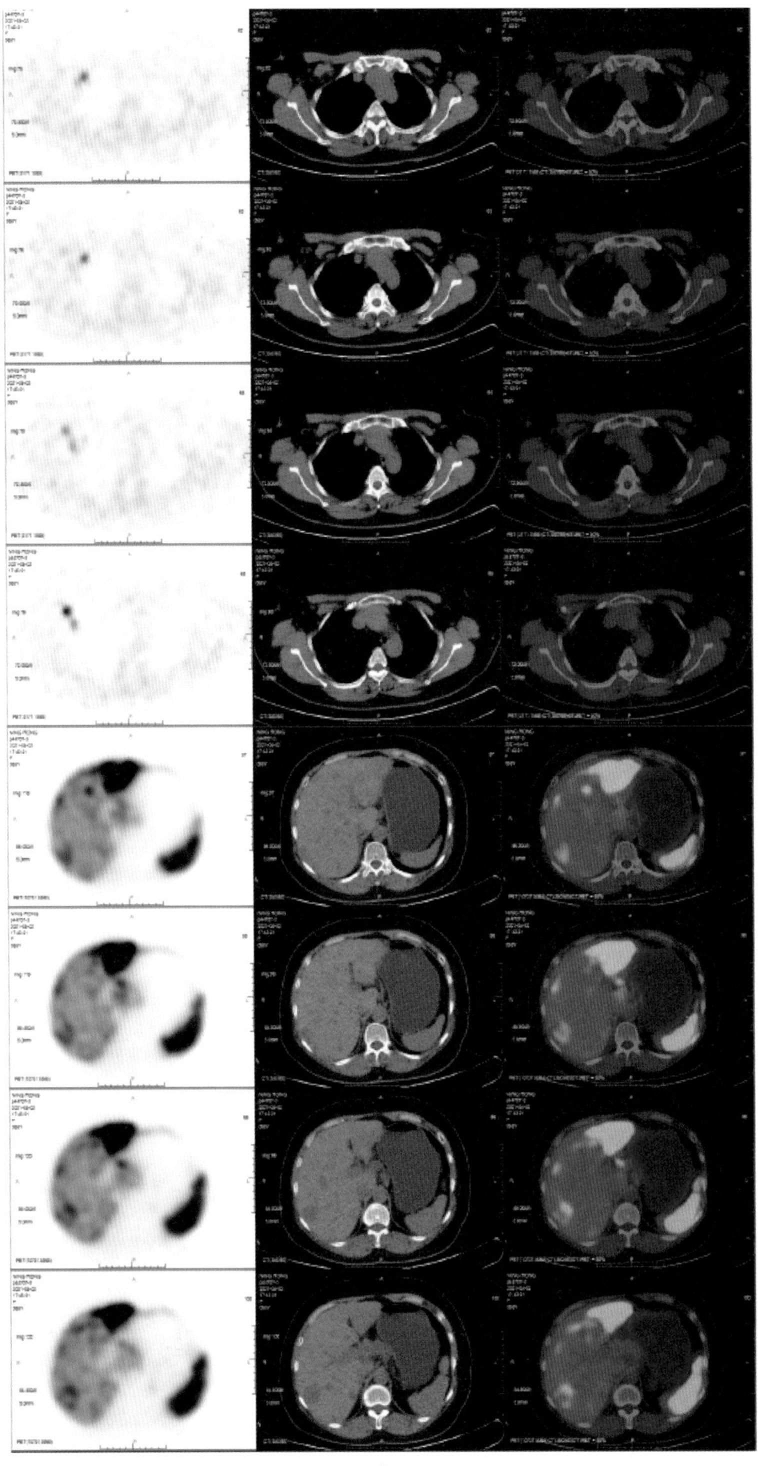

C

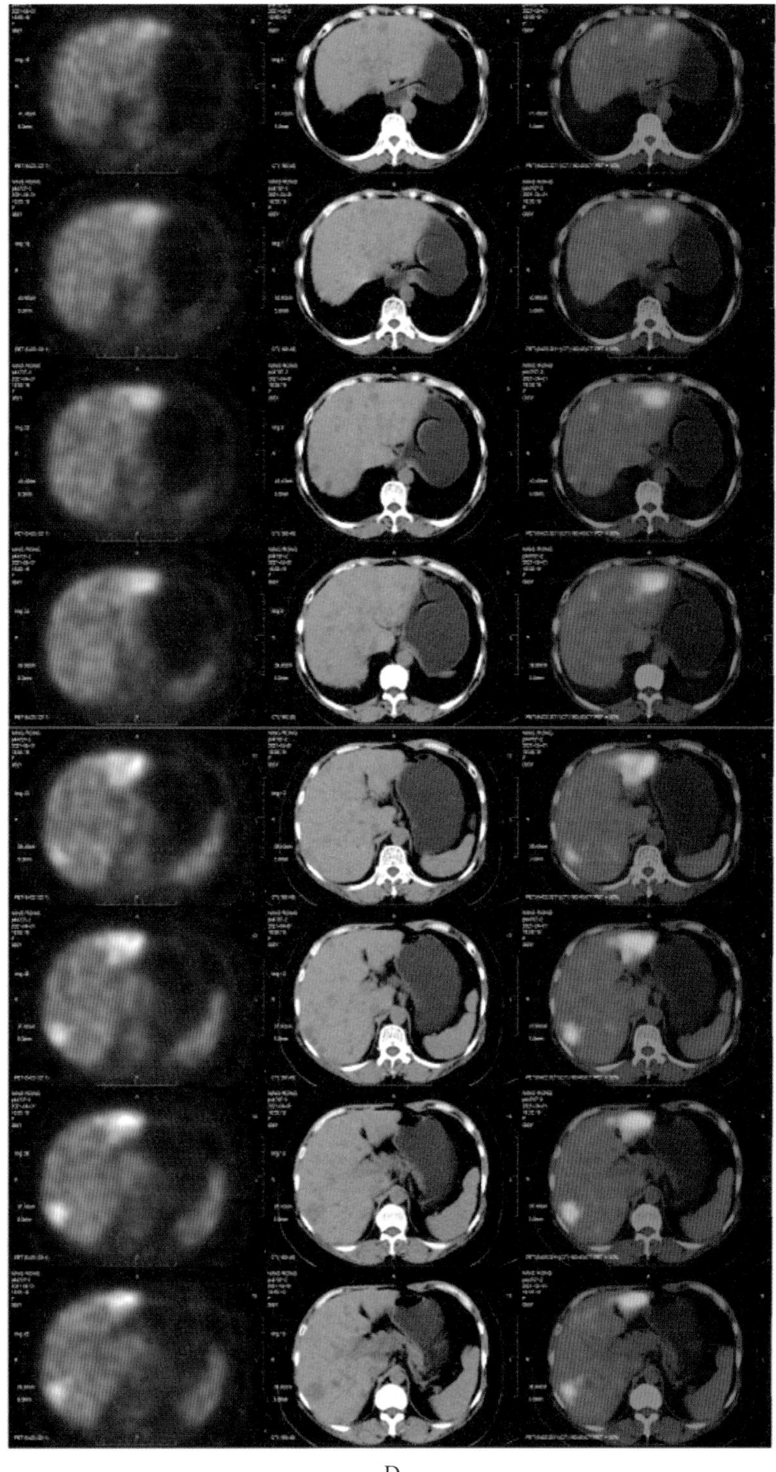

D

图2 2021年4月2日^{68}Ga–DOTATATE/^{18}F–FDG PET/CT检查结果

A.^{68}Ga–DOTATATE PET/CT检查结果（全身）；B.^{18}F–FDG PET/CT检查结果（全身）；C.^{68}Ga–DOTATATE PET/CT检查结果（局部）；D.^{18}F–FDG PET/CT检查结果（局部）

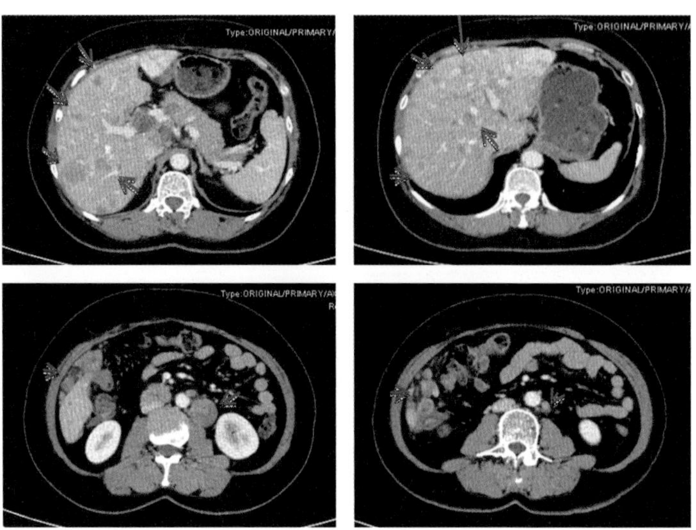

图3　2021年4月2日全腹部增强CT检查结果

2021年4月8日第二次MDT讨论意见：结合PET/CT、胃肠镜和病理检查结果，目前诊断考虑乳腺神经内分泌肿瘤伴肝、胸腹部淋巴结、腹膜及腹横筋膜转移（Ⅳ期，G2，非功能性），枕骨及双侧胸膜可疑转移，肝转移病灶为Ⅲ型，无法根治性手术切除，目前肿瘤广泛转移，建议以内科治疗为主，首选长效生长抑素类似物，同时肝活检标本加做乳腺相关免疫组化标记；对比历次影像学结果右肺结节变化不大，建议密切复查。患者遂于2021年4月开始兰瑞肽水凝胶120mg，皮下注射，每28天1次。2021年4月13日对肝活检标本加做免疫组化结果回报：GATA3（+）、ER（中等+，80%）、PR（–）、GCDFP–15（+）。结合病史及既往免疫组化结果，首先考虑为乳腺来源可能性大。

2021年6月23日复查全腹部增强CT（图4）提示：肝转移病灶及腹腔淋巴结较2021年4月增大。考虑到患者肿瘤负荷较大，转移广泛，建议更换为索凡替尼靶向治疗。患者遂于2021年7月开始口服索凡替尼300mg（每天1次），3月后（2021年10月12日）、6月后（2022年1月18日）复查全腹部增强CT，如图4所示，病灶略缩小，强化减低，疗效评价为SD。2022年4月患者出现腹泻，稀便5~6次/天，血压正常，尿蛋白阴性，口服止泻药效果不佳。2022年4月14日复查全腹部增强CT，如图4所示，肝转移病灶及腹腔淋巴结较2022年1月略增大，其余病灶变化不大，总体疗效评价为SD。考虑到患者腹泻明显，建议索凡替尼减量至250mg（每天1次）。截至2022年6月27日，患者仍在随访中。

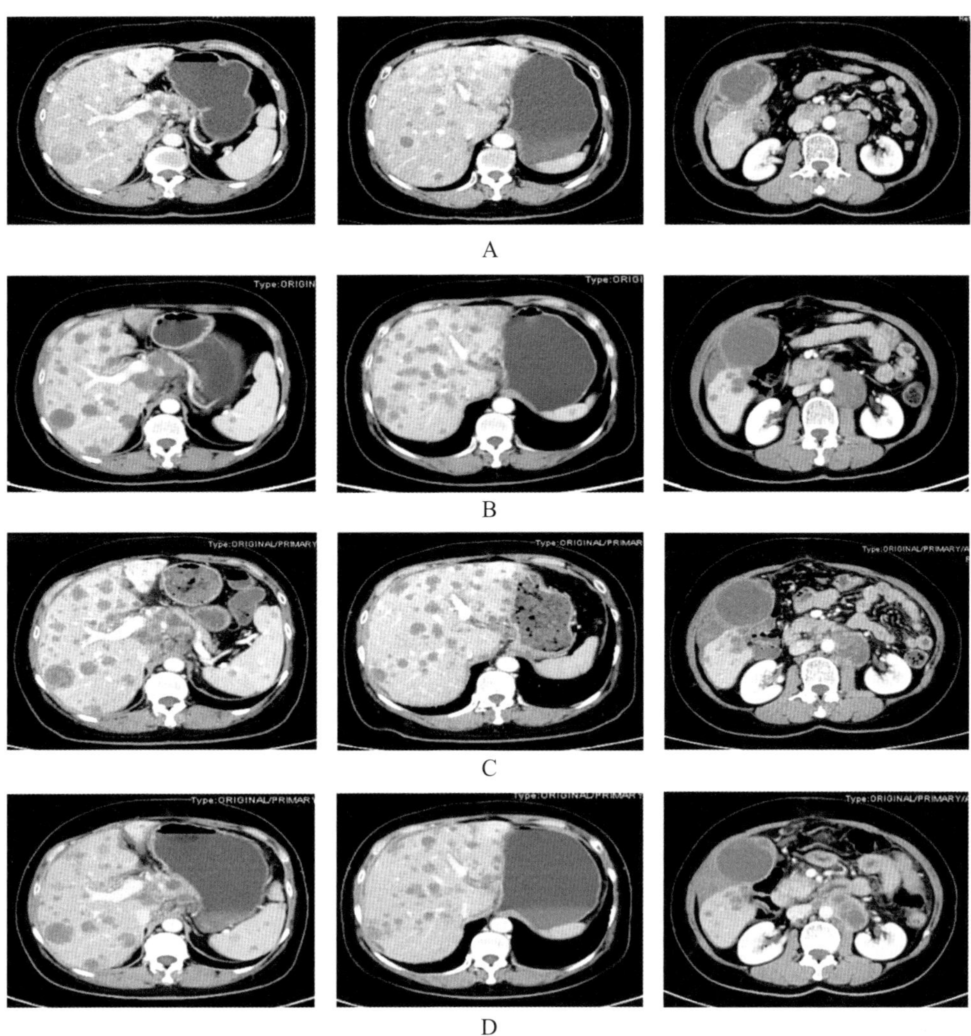

A

B

C

D

图4　2021年6月23日至2022年4月14日4次全腹部增强CT检查结果

A.2021年6月23日；B.2021年10月12日；C.2022年1月18日；D.2022年4月14日

治疗时间线如图5所示。

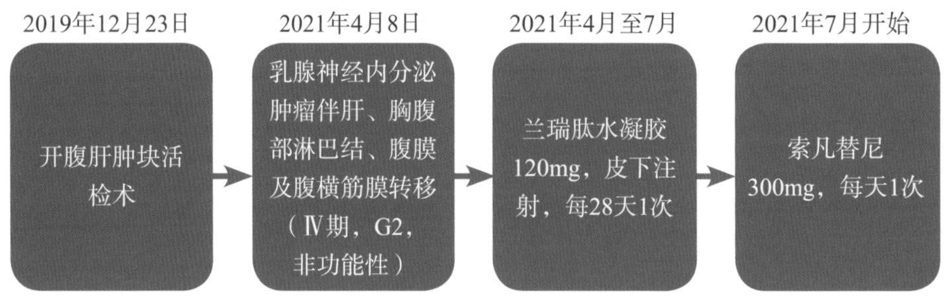

图5　治疗时间线

6. 病例解析

2014年，随机、双盲、Ⅲ期临床试验CLARINET研究的结果在*The New England Journal of Medicine*上发表。该研究对比了长效生长抑素类似物兰瑞肽水凝胶和安慰剂在晚期胰腺、中肠、后肠和不明原发部位神经内分泌瘤患者中的疗效，所有入组患者均为分化良好的G1/G2级、非功能性、SSTR阳性、Ki67不超过10%的神经内分泌瘤患者。结果表明，与安慰剂相比，兰瑞肽水凝胶可显著改善中位无进展生存期（未达到vs. 18月，$P<0.001$）。同年，兰瑞肽水凝胶被美国FDA批准用于高中分化晚期胃肠胰神经内分泌瘤。本例患者原发病灶非常罕见，但属于分化良好的神经内分泌瘤，Ki67为8%，参照CLARINET研究结果，一线治疗选择了兰瑞肽水凝胶。

索凡替尼是我国自主研发的酪氨酸激酶抑制剂，可同时靶向VEGFR1、VEGFR2、VEGFR3和FGFR1等靶点。2020年，大型、Ⅲ期临床试验SANET–ep研究证明了索凡替尼与安慰剂相比可显著延长非胰腺神经内分泌肿瘤患者的中位无进展生存期（9.2月vs. 3.8月，$P<0.0001$），60%以上的入组患者既往接受过抗肿瘤治疗。该药常见不良反应为高血压、腹泻、蛋白尿。基于SANET–ep研究中索凡替尼的良好疗效，在本例患者一线治疗失败后，我们建议患者二线采用索凡替尼，目前，二线治疗无进展生存期已大于11月。

7. 专家点评

原发性肝神经内分泌肿瘤非常罕见，对于此类患者，应首先排除转移性肝神经内分泌肿瘤，采用可及的检查手段排查原发病灶，包括PET/CT检查、胃肠镜检查等。本例患者PET/CT检查及肝病灶免疫组化均提示原发病灶来源于乳腺，属于罕见发病部位。肿瘤的Ki67接近10%，对于此类患者的全身治疗方案，首选长效生长抑素类似物或靶向药物，抑或化疗，目前仍有争议，且为临床实践中的难点，需结合患者的Ki67、SSTR表达情况、肿瘤负荷、肿瘤的生物学行为、肿瘤有无功能、合并的基础疾病等多方面因素综合考量。希望未来有更多的循证医学证据为临床提供参考。

参考文献

[1] Caplin M E, Pavel M, Ruszniewski P. Lanreotide in metastatic enteropancreatic neuroendocrine tumors[J]. The New England Journal of Medicine, 2014, 371(16): 1556−1557.

[2] Xu J, Shen L, Zhou Z, et al. Surufatinib in advanced extrapancreatic neuroendocrine tumours (SANET−ep): a randomised, double−blind, placebo−controlled, phase 3 study[J]. The Lancet Oncology, 2020, 21(11): 1500−1512.

（李晓芬）

第八节
混合性神经内分泌肿瘤

一、胃食管结合部混合性神经内分泌肿瘤

胃食管结合部混合性神经内分泌–非神经内分泌肿瘤病例1例

1. 病史摘要

患者男性，57岁。

主诉：反复上腹部疼痛1月。

现病史：患者1月前无明显诱因出现上腹部隐痛不适，伴吞咽困难，每天发作5~10次，每次持续约10分钟，休息后可自行缓解，不伴反酸、嗳气、烧心，无黑便、乏力、头晕等不适。胃镜检查提示：食管距门齿35cm以下见新生物，病变范围至胃底贲门处，表面不规则，覆污苔，边界不清，考虑胃底贲门癌？胃多发溃疡、糜烂。胃镜病理：＜胃底贲门处活检组织＞，呈高分化腺癌改变。为进一步诊治，西南医科大学附属医院门诊以“贲门恶性肿瘤”收入胃肠外科。

8年前诊断高血压，最高收缩压约170mmHg，平日规律服用依那普利片，血压控制好。

个人史、家族史无特殊。

2. 体格检查

ECOG评分1分，体温：36.2℃，脉搏：92次/分钟，呼吸：20次/分钟，血压：119/86mmHg。腹部平坦，全腹柔软，上腹部轻微压痛，无反跳痛，中上腹未扪及包块，肝、脾肋下未扪及，肝、肾区无叩痛，墨菲征阴性，胃振水音阴性，肠鸣音4次/分。

3. 辅助检查

【术前病理检查】2021年8月3日胃镜活检：＜胃底贲门处活检组织＞，呈高分化腺癌改变。

【术前实验室检查】血常规、肝肾功能、DIC、消化系统肿瘤标志物未见明显异常。

【术前影像学检查】胸腹部增强CT检查：食管下段、贲门癌可能，胃窦壁增厚，请结合镜检结果。

【术前核医学检查】无。

【术中所见】患者于2021年8月6日行腹腔镜下胃癌根治术，术中见：①肿瘤位于胃食管结合部，约6cm×5cm×5cm，质硬，边界不清，侵及浆膜，侵及食管下段，可推动，致管腔狭窄，胃周发现数枚大小不等肿大淋巴结；②腹盆腔未见明显积液，肝颜色红润，表面未见结节及包块，胆囊、大网膜、小肠及其系膜、大肠及其系膜、腹盆壁未见肿瘤种植转移。

【术后病理检查】<“胃食管交界恶性肿瘤”根治标本>肿瘤大小：5.0cm×4.5cm×2.5cm；肉眼分型：隆起型；组织学类型：结合免疫组化结果，支持混合性神经内分泌–非神经内分泌肿瘤，神经内分泌肿瘤成分中大细胞神经内分泌癌（LCNEC）约占30%，非神经内分泌肿瘤成分为高分化管状腺癌和中分化鳞状细胞癌。神经内分泌癌约20核分裂/10HPF；癌周黏膜有无异常：无；镜下肿瘤侵及：侵犯胃壁全层，累及胃周脂肪，肿瘤蔓延侵犯食管；远近切缘：未见肿瘤；神经侵犯：查见；脉管内癌栓：未见；送检“网膜”未见肿瘤累及；淋巴结：查见肿瘤转移（胃小弯0/27，胃大弯0/3，胃食管结合部2/8，食管下段旁淋巴结0/3）；免疫组化：Ki67（+，腺癌及鳞状细胞癌约20%，神经内分泌癌约50%）、HER2（–）、P40（鳞状细胞癌部分+）、Villin（+）、CK20（–）、P63（鳞状细胞癌部分+）、CgA（神经内分泌癌+）、P53（<1%）。错配修复蛋白：MSH2（+）、MLH1（+）、PSM2（+）、MSH6（+）。

4. 诊断

主诊断：胃食管结合部混合性神经内分泌–非神经内分泌肿瘤伴食管下段受侵（pT4N1M0）。

5. 诊治经过

患者初诊考虑胃底贲门肿瘤，活检提示高分化腺癌，胸腹部增强CT检查未见明显远处转移，于2021年8月6日在胃肠外科行腹腔镜下胃癌根治术，术后病理检查证实为混合性神经内分泌–非神经内分泌肿瘤，其中大细胞神经内分泌癌约占30%，其Ki67阳性率高达50%。非神经内分泌肿瘤成分为腺癌和鳞状细胞癌，Ki67阳性率约20%。该患者肿瘤成分复杂，伴淋巴结转移，恶性程度较高，故经MDT讨论后，推荐术后予以EP（依托泊苷+顺铂）方案化疗6周期，现规律随访。

6. 病例解析

混合性神经内分泌–非神经内分泌肿瘤（mixed neuroendocrine–non–neuroendocrine neoplasms，MiNENs）概念于《WHO内分泌器官肿瘤分类》（2017年版）中首次提出，定义与原有的混合性腺神经内分泌癌（mixed adenoneuroendocrine carcinoma，MANEC）相同。混合性神经内分泌–非神经内分泌肿瘤是一种高度异质性的罕见肿瘤，约占所有低分化神经内分泌癌（poorly differentiated neuroendocrine carcinomas，PDNEC）的1/3。混合性神经内分泌–非神经内分泌肿瘤结合了神经内分泌成分和非神经内分泌成分，两者至少占肿瘤的30%。胃原发的混合性神经内分泌–非神经内分泌肿瘤约占所有胃神经内分泌肿瘤的7%，占胃低分化神经内分泌癌的25%。胃混合性神经内分泌–非神经内分泌肿瘤高度恶性，成分一般为分化较好的腺癌和低分化神经内分泌癌。目前针对混合性神经内分泌–非神经内分泌肿瘤的标准治疗仍缺乏大样本临床研究，需MDT讨论后行综合治疗。针对初诊肿瘤无远处转移且潜在切除的患者，手术治疗是首选推荐。针对术后病理证实为低级别混合性神经内分泌–非神经内分泌肿瘤的患者，不推荐术后辅助化疗；针对中高级别混合性神经内分泌–非神经内分泌肿瘤患者，推荐术后辅助化疗，推荐方案包括依托泊苷+铂类，5–氟尿嘧啶联合奥沙利铂或伊立替康。

本例患者初始治疗时无明显远处转移，为可切除肿瘤，术后病理证实为混合性神经内分泌–非神经内分泌肿瘤，其中大细胞神经内分泌癌约占30%，Ki67阳性率约50%，故针对该患者，推荐行术后辅助化疗，方案为EP，累计完成6周期，期间不良反应为轻度呕吐、Ⅱ度粒细胞减少，经对症处理后好转。

7. 专家点评

胃混合性神经内分泌–非神经内分泌肿瘤属于罕见的混合性神经内分泌肿瘤，研究发现胃混合性神经内分泌–非神经内分泌肿瘤患者的预后较纯低分化神经内分泌癌稍好。胃混合性神经内分泌–非神经内分泌肿瘤缺乏特异性临床症状，可表现为上腹部隐痛、呃逆、反酸、烧心等，胃镜检查下常表现为溃疡型或隆起型肿物，文献报道约70%胃混合性神经内分泌–非神经内分泌肿瘤患者的首诊胃镜活检病理为腺癌，提示单纯依赖胃镜诊断混合性神经内分泌–非神经内分泌肿瘤缺乏可靠性，更多依赖术后病理结果。胃混合性神经内分泌–非神经内分泌泌肿瘤复合成分大部分为分化较好的腺癌，个别病理报道可混合鳞状细胞癌。目前胃混合性神经内分泌–非神经内分泌肿瘤的诊疗仍缺乏专家共识，推荐早期以手术为主，术后根据肿瘤级别评估是否行术后辅助化疗，局部晚期或晚期可考虑行新辅助化疗降期后再行手术治疗。该病例为罕见类型的胃混合性神经内分泌–非神经内分泌肿瘤，非神经内分泌肿瘤成分为高分化管状腺癌和中分化鳞状细胞癌，神经内分泌肿瘤成分为高级别大细胞神经内分泌癌，一线治疗选择根治性手术。考虑该病理类型复杂，肿瘤恶性程度高，复发转移风险较大，故术后予以EP方案辅助化疗。

针对T4N+的胃腺癌患者，术后辅助放疗可降低复发率，但针对混合性神经内分泌–非神经内分泌肿瘤病理类型，目前研究发现术前新辅助化疗或术后辅助化疗可改善无病生存期和总生存期，但术后辅助放疗能否进一步改善预后目前仍缺乏相关临床研究证实，故该患者根据当前研究，暂未选择辅助放疗。

参考文献

[1] Klöppel G C A, Hruban R H, Klimstra D S, et al. Neoplasms of the neuroendocrine pancreas: introduction[M]//WHO classification of tumours of endocrine organs. Lyon: IARC Press, 2017.

[2] de Mestier L, Cros J, Neuzillet C, et al. Digestive system mixed neuroendocrine–non–neuroendocrine neoplasms[J]. Neuroendocrinology, 2017, 105(4): 412–425.

[3] Park J Y, Ryu M H, Park Y S, et al. Prognostic significance of neuroendocrine components in gastric carcinomas[J]. European Journal of Cancer, 2014, 50(16): 2802–2809.

[4] La Rosa S, Sessa F, Uccella S. Mixed neuroendocrine–nonneuroendocrine neoplasms (MiNENs): unifying the concept of a heterogeneous group of neoplasms[J]. Endocrine Pathology, 2016, 27(4): 284–311.

[5] Schmitz R, Mao R, Moris D, et al. Impact of postoperative chemotherapy on the survival of patients with high–grade gastroenteropancreatic neuroendocrine carcinoma[J]. Annals of Surgical Oncology, 2021, 28(1): 114–120.

[6] Brathwaite S, Rock J, Yearsley M M, et al. Mixed adeno–neuroendocrine carcinoma: an aggressive clinical entity[J]. Annals of Surgical Oncology, 2016, 23(7): 2281–2286.

[7] Ishida M, Sekine S, Fukagawa T, et al . Neuroendocrine carcinoma of the stomach: morphologic and immunohistochemical characteristics and prognosis[J]. American

Journal of Surgical Pathology, 2013, 37(7): 949−959.

[8] Zhang P, Li Z, Li J, et al. Clinicopathological features and lymph node and distant metastasis patterns in patients with gastroenteropancreatic mixed neuroendocrine−non−neuroendocrine neoplasm[J]. Cancer Medicine, 2021, 10(14): 4855−4863.

[9] 郑琳琳, 焦笑笑, 姚晓萌, 等.胃混合性神经内分泌−非神经内分泌肿瘤的临床特点[J].医学研究生学报, 2022, 35(6): 635−639.

[10] Cohen D J, Leichman L. Controversies in the treatment of local and locally advanced gastric and esophageal cancers[J]. Journal of Clinical Oncology, 2015, 33(16): 1754−1759.

[11] Turri−Zanoni M, Maragliano R, Battaglia P, et al. The clinicopathological spectrum of olfactory neuroblastoma and sinonasal neuroendocrine neoplasms: refinements in diagnostic criteria and impact of multimodal treatments on survival[J]. Oral Oncology, 2017, 74: 21−29.

（罗雨豪　范娟）

二、胆囊混合性神经内分泌肿瘤

胆囊混合性腺神经内分泌癌伴肝转移治疗1例

1. 病史摘要

患者女性，53岁。

主诉：右上腹反复疼痛1月。

现病史：患者自诉1月余前（2016年11月）无明显诱因出现右上腹疼痛，为阵发性隐痛，无明显加重或缓解，伴背部放射痛，偶有头晕，无恶心、呕吐，无畏寒、发热，无心慌、气紧，无腹胀、腹泻等，于当地医院就诊考虑“胆囊占位”，现为求进一步诊治就诊于西南医科大学附属医院。

既往史、个人史、家族史无特殊。

2. 体格检查

皮肤及巩膜未见明显黄染，腹部平坦，无腹壁静脉曲张，右上腹轻压痛，无反跳痛、肌紧张，腹部无包块。肝肋缘下未触及，脾肋缘下未触及，墨菲征阴性，肾区无叩击痛，无移动性浊音。肠鸣音4次/分。

3. 辅助检查

【实验室检查】血常规：无特殊；肝肾功能：无特殊；凝血功能：无特殊；肿瘤标志物：AFP 15.59ng/mL，铁蛋白 151.17ng/mL，CA50 29.42IU/mL，CA199 40.99IU/mL。

【影像学检查】腹部增强CT检查，结果如图1所示：胆囊壁稍增厚，可见结节影，增强扫描呈明显强化；肝右前叶下段多发结节状稍低密度影，肝左外叶小囊状稍低密度影，肝内外胆管稍扩张，腹腔内及腹膜后未见肿大淋巴结。考虑：胆囊癌伴肝右前叶转移。

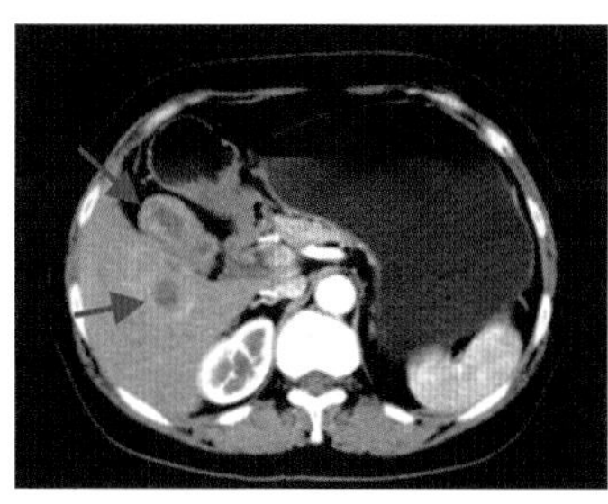
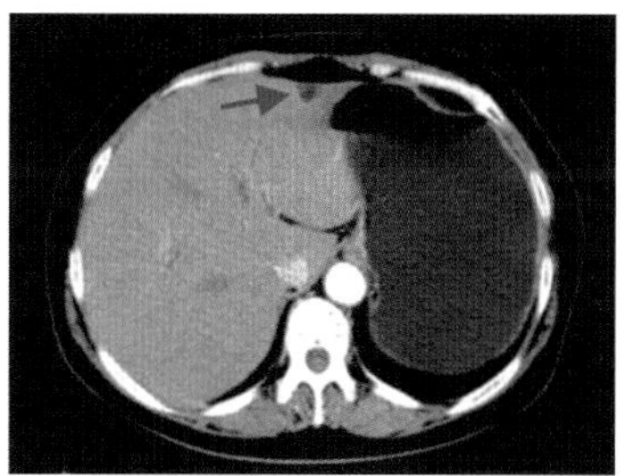

图1 腹部增强CT检查结果

【核医学检查】骨扫描：未见明显骨转移征象。

4. 诊断

主诊断：胆囊癌伴肝右前叶转移（Ⅳ期）。

5. 诊治经过

2017年1月经全科室讨论后：于2017年1月4日行全麻下胆囊癌切除术+肝转移病灶切除术联合淋巴结清扫术，术中见胆囊肿大（约8cm×5cm×3cm），与大网膜粘连，壁厚0.5cm，内有脓液、坏死组织、烂鱼肉样组织，腹腔内无腹水，肝色泽、质地正常，边缘锐，肝右前叶下段见转移组织，腹膜和盆腔未见肿瘤转移，术中出血约600mL。术后病理如图2所示：胆囊混合性腺神经内分泌癌（主要为中分化腺癌，其中含有约30%小细胞癌）伴肝转移（转移病灶呈低分化腺癌改变）。免疫组化：<胆囊>CgA（+）、Syn（+）、CD56（+）、Ki67（+，60%）。患者术后由于经济原因，拒绝行化疗。

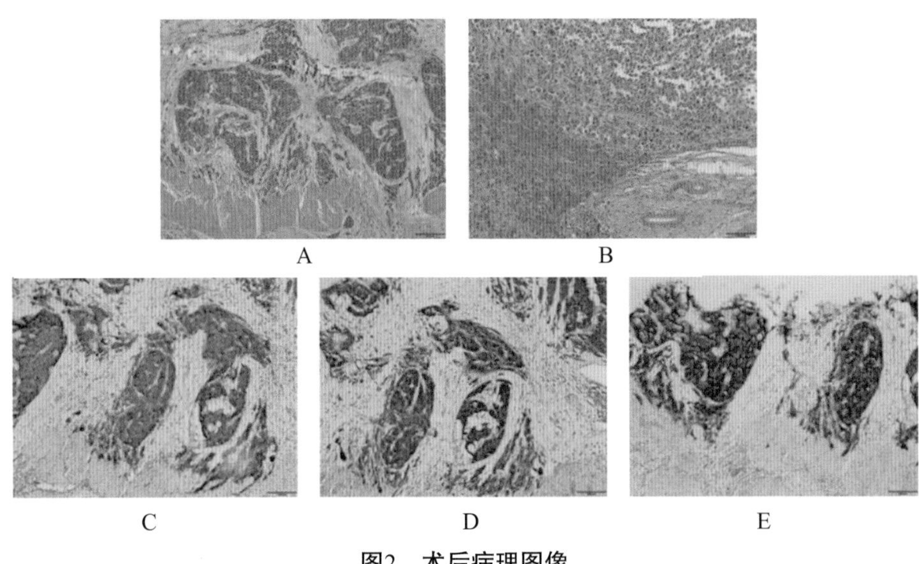

图2　术后病理图像

A.胆囊HE（×100）；B.肝HE（×100）；C.胆囊免疫组化CgA（×100）；D.胆囊免疫组化NSE（×100）；E.胆囊免疫组化CD56（×100）

术后2月，因腹胀、腹痛伴皮肤黄染再次入院，完善腹部CT检查：右前腹壁见瘢痕影，胆囊及肝右叶部分缺失，腹腔内腹膜和肠系膜增厚粘连，部分呈结节状，腹腔内部分肠管扩张，考虑不全性肠梗阻。予以禁食、补液、胃肠减压、降黄等治疗。经多学科会诊后，考虑为：肿瘤转移所致肠梗阻可能性大，积极与患方沟通病情后，患方拒绝行进一步的治疗，要求办理出院。患者因恶病质于2017年5月不幸去世。

6. 病例解析

混合性腺神经内分泌癌是一类上皮性肿瘤，其包括腺癌和神经内分泌癌形态特征。胆囊混合性腺神经内分泌癌是一种极其罕见的疾病，国内外报道较少。其临床表现为非典型症状，如腹痛、腹胀或黄疸等，极少出现激素相关综合征。常规影像学检查：超声、CT、MRI对神经内分泌瘤的诊断具有一定的价值，但存在误诊、漏诊的可能。多种影像学检查联合使用可实现优势互补，提高诊断率。本病最终确诊还需要依靠病理诊断。

目前对于胆囊混合性腺神经内分泌癌的治疗主要是采用个体化和综合治疗策略，包括手术切除、化疗、放疗、靶向治疗、免疫治疗和PRRT等。对于早期患者，建议首选手术切除。手术方案的制定需充分考虑患者一般情况、肿瘤特点、肿瘤分级与分期等因素。对于晚期不可手术切除的患者，全身化疗可控制肿瘤的生长，缓解患者的症状，延长患者的生存期。Eltawil等的研究表明，肿瘤突破胆囊壁、Ki67>20%的胆囊神经内分泌癌预后极差，即使行根治性手术切除治疗，其预后也非常不理想，综合治疗有望提高疗效。

本例患者Ki67为60%且肿瘤肝转移，恶性程度高，术后建议患者行化疗，患方拒绝。术后4月，患者因肿瘤恶病质不幸去世。因此，对于晚期胆囊混合性腺神经内分泌癌患者，除了手术治疗，还应该考虑协同综合治疗，以改善患者的预后。

7. 专家点评

胆囊混合性腺神经内分泌癌是一种恶性程度高的肿瘤，由于正常的胆囊黏膜无神经内分泌细胞，因此暂时还不确定其起源。目前较为主流的理论机制可能有三种：第一种为化生—不典型增生—癌变；第二种为由肿瘤干细胞分化为混合性胆囊肿瘤；第三种为由新陈代谢异常引起。这种混合性腺神经内分泌癌通常在结肠、阑尾、直肠或胃发生，很少出现在胆道、胆囊。胆囊混合性腺神经内分泌癌作为胆囊的原发肿瘤诊断极其困难，其表现出很大的异质性。本例患者术前考虑为胆囊癌肝转移，术后病理检查确认为胆囊混合性腺神经内分泌癌，这提醒我们术前要结合多种影像学检查结果，有条件的医院应完善CgA和Syn的检测。有研究报道CgA、Syn存在于92.3%的胆囊混合性腺神经内分泌癌中，对其诊断具有高敏感性。早期胆囊混合性腺神经内分泌癌主要的治疗方式为手术切除，辅以术后化疗，但晚期患者目前尚无治疗标准。由于大多数患者被诊断时为晚期，丧失手术切除机会，化疗成为晚期患者的主要治疗方式。目前一线化疗方案为EP或EC方案。Song等的研究报道了一例多脏器远处转移的胆囊神经内分泌癌行新辅助化疗的成功案例。尽管手术治疗和化疗对胆囊混合性腺神经内分泌癌患者有一定的疗效，目前进展期和晚期胆囊混合性腺神经内分泌癌的生存期仍不理想。探索有效的治疗方案是目前临床和基础研究的难点和热点。

参考文献

[1] Nagtegaal I D, Odze R D, Klimstra D, et al. The 2019 WHO classification of tumours of the digestive system[J].Histopathology, 2020, 76(2): 182−188.

[2] 中国抗癌协会神经内分泌肿瘤专业委员会. 中国抗癌协会神经内分泌肿瘤诊治指南(2022年版)[J]. 中国癌症杂志, 2022, 32(6): 545−580.

[3] Machairas N, Paspala A, Frountzas M, et al. Mixed adenoneuroendocrine carcinoma (MANEC) of the gallbladder: a systematic review of outcomes following surgical management[J]. In Vivo, 2019, 33(6): 1721−1726.

[4]Eltawil K M, Gustafsson B I, Kidd M, et al. Neuroendocrine tumors of the gallbladder: an evaluation and reassessment of management strategy [J]. Journal of Clinical Gastroenterology, 2010, 44(10): 687−695.

[5]Costa A C, Cavalcanti C, Coelho H, et al. Rare mixed adenoneuroendocrine carcinoma of the gallbladder: case report and review of literature[J]. American Journal of Case Reports, 2021, 22: e929511.

[6]Zhang D, Li P, Szankasi P, et al. Mixed adenoneuroendocrine carcinoma of the gallbladder, amphicrine type: case report and review of literature[J]. Pathology Research and Practice, 2020, 216(7): 152997.

[7]Song W, Chen W, Zhang S, et al. Successful treatment of gallbladder mixed adenoneuroendocrine carcinoma with neo−adjuvant chemotherapy[J]. Diagnostic Pathology, 2012, 7: 163.

（李波　彭一晟）

第九节
遗传性神经内分泌肿瘤

一、多发性内分泌腺瘤病1型（MEN1）

MEN1典型病例1例

1. 病史摘要

患者女性，42岁。

主诉：反复尿路结石13年余，腹泻、骨痛5年余。

现病史：13年余前（2007年7月）因“上腹部疼痛”于当地医院就诊，查彩超提示肾、输尿管结石，予止痛等对症治疗（具体药物不详）后缓解。其后反复出现尿路结石，于当地医院行体外碎石治疗。5年余前（2015年4月）无明显诱因出现腹泻，约7~8次/天，最多10余次/天，不成形黄色大便或水样便，伴四肢骨痛，骨痛呈游走性，双下肢长骨及关节为主，休息后疼痛可缓解，反复于当地医院行止泻、止痛治疗。

家族史：父亲已故，生前罹患“胃癌”“糖尿病”。母亲已故，死因不详。大伯、五伯已故，死因不详。三伯、四伯、堂弟（三伯之子）、胞妹均有“MEN1”病史（图1），并行“甲状旁腺切除术”。其余家族成员暂未发现类似病史。姑姑、三伯、四伯、胞姐均有“糖尿病”病史。

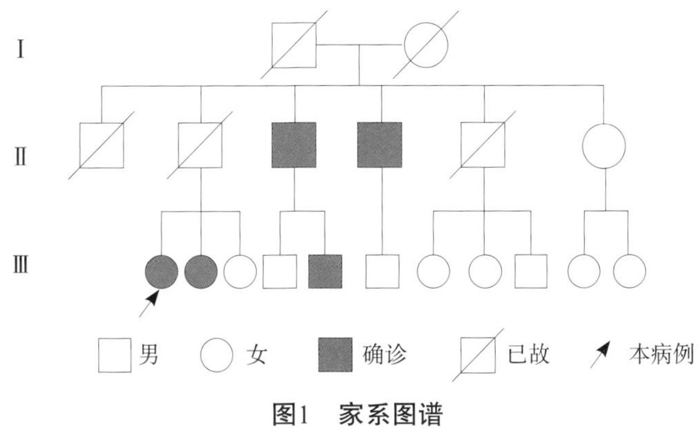

图1　家系图谱

2. 体格检查

ECOG评分0分，浅表淋巴结未扪及肿大。全腹软，无压痛及反跳痛，未触及明显肿块。双下肢多处骨、骨关节压痛，踝关节、膝关节、跖趾关节、趾间关节活动受限。

3. 辅助检查

【病理检查】暂无。

【实验室检查】2020年10月13日血常规：Hb 80g/L（↓）；肝肾功能+电解质：肌酐132μmol/L（↑），EGFR 42.90mL/（min·1.73m^2），钙2.89mmol/L（↑），镁0.6mmol/L（↓），无机磷0.74mmol/L（↓）；骨代谢指标：B–ALP>124.00μg/L（↑）（参考范围：11.4~24.6μg/L），β–胶原降解产物3.690ng/mL（↑）（参考范围：0.299~0.573ng/mL），25–羟基维生素D 30.8nmol/L（↓）（参考范围：47.7~144nmol/L）；PTH 345.40pmol/L（↑）（参考范围：1.6~6.9pmol/L）；降钙素11.03pmol/L（↑）（参考范围：<6.4pmol/L）；泌乳素：54.2ng/mL（↑）（参考范围：6~29.9ng/mL）；其余内分泌激素（ACTH、皮质醇、生长激素、促甲状腺激素、β人绒毛膜促性腺激素、黄体生成素、卵泡刺激素、雌二醇、孕酮、游离甲状腺素、肾素、醛固酮等）均在正常范围。

【影像学检查】2020年10月13日行甲状腺彩超检查，结果如图2所示：甲状腺双侧叶下方实性结节：甲状旁腺来源？甲状腺双侧叶结节：结节性甲状腺肿？2020年10月22日行胰腺高分辨增强MRI检查，结果如图3所示：胰腺尾部两个弥散受限小结节（直径约0.4cm和0.5cm），增强扫描局部强化稍明显，不除外神经内分泌肿瘤可能；双侧肾上腺多发结节，最大结节位于左侧肾上腺（约2.9cm×2.1cm），腺瘤？增生？2020年10月22日行垂体高分辨增强MRI检查，结果如图4所示：垂体柄稍左偏，增强扫描强化欠均匀，考虑垂体微腺瘤坏死囊变或拉氏囊肿可能？

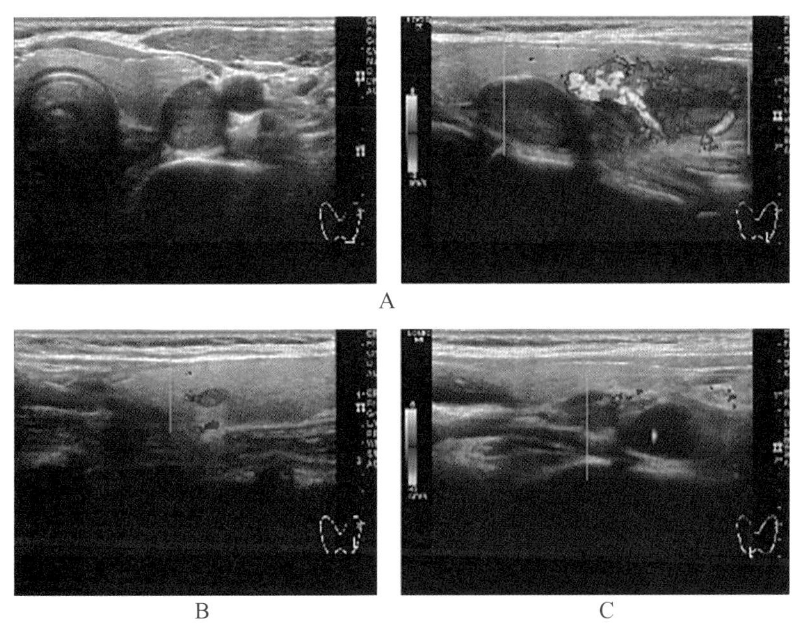

图2　2020年10月13日甲状腺彩超检查结果

A.甲状腺左叶下极下方；B.甲状腺左叶纵断面；C.甲状腺右叶下极下方

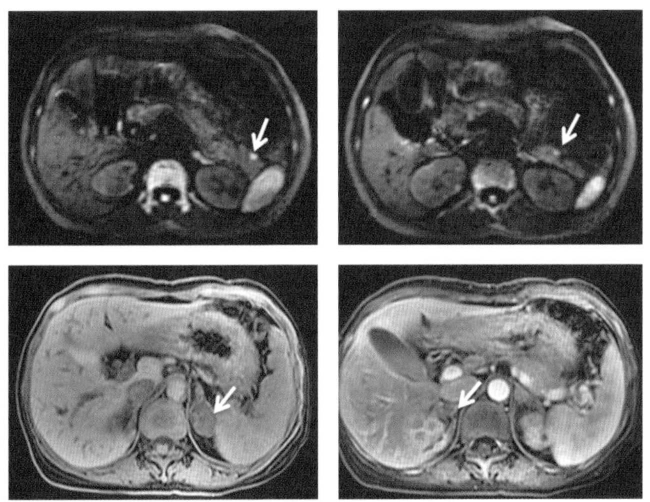

图3　2020年10月22日胰腺高分辨增强MRI检查结果

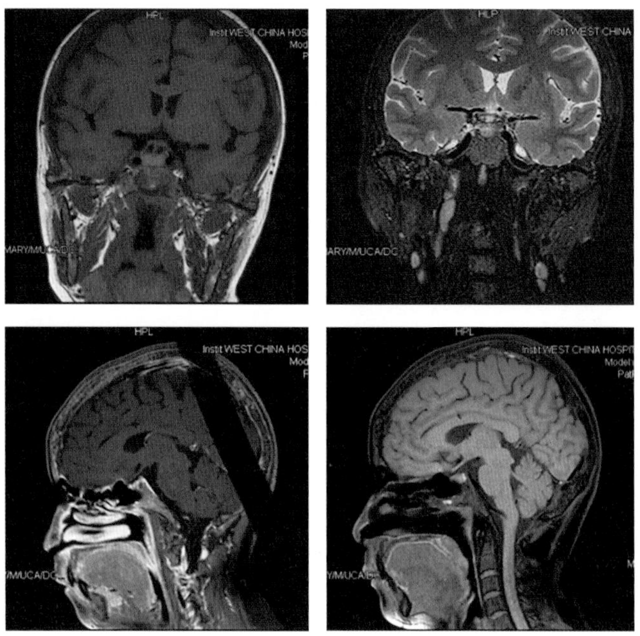

图4　2020年10月22日垂体高分辨增强MRI检查结果

【核医学检查】2020年10月14日行SPECT甲状旁腺融合显像，结果如图5所示：甲状腺左叶下方结节（大小约32mm × 20mm × 15mm）、右叶中份后方结节（大小约14mm × 12mm × 10mm）、右叶下份后方深面结节（其中右侧两处紧邻，大小约13mm × 10mm × 8mm）共3处结节摄取MIBI局限性增高，多系甲状旁腺功能亢进病灶。

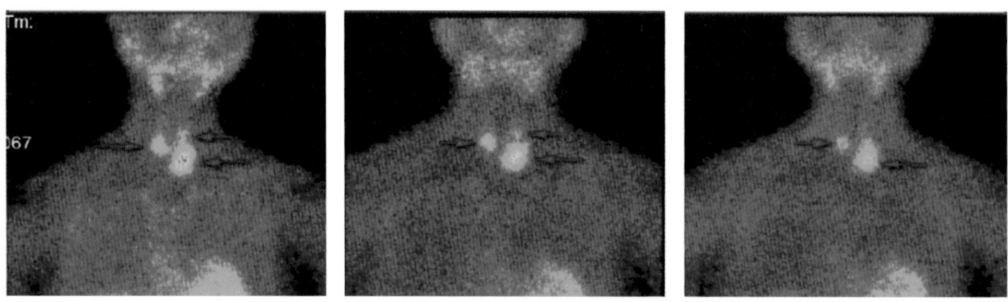

图5　2020年10月14日SPECT甲状旁腺融合显像结果

【基因检测】外周血基因检测：*MEN1*基因胚系突变。

4. 诊断

（1）MEN1累及胰腺、甲状旁腺、肾上腺？

（2）甲状旁腺功能亢进症。

（3）高钙血症。

（4）尿路结石。

（5）中度贫血。

（6）垂体微腺瘤?

（7）肾功能不全。

5. 诊治经过

2020年10月23日第一次MDT讨论意见：患者MEN1诊断明确，目前合并甲状旁腺功能亢进症的临床表现（高钙低磷、尿路结石、骨痛），建议行甲状旁腺切除术，同时完善^{68}Ga–DOTATATE PET/CT检查明确全身肿瘤情况及SSTR的表达情况，评估病理活检的可行性，根据检查结果决定后续治疗方案。于2020年10月24日行甲状旁腺全切术，术后病理检查示：甲状旁腺组织（左下、左上、右上、右下）均呈腺瘤样增生。术后出现继发性甲状旁腺功能减退症，低血钙，予补钙、补充维生素D后血钙渐正常。

2021年2月28日完善^{68}Ga–DOTATATE PET/CT检查，结果如图6所示：胰头及胰尾SSTR表达增高病灶，SUV_{max}为8.38，均倾向神经内分泌肿瘤，并伴肝（SUV_{max}为20.37）及胰周淋巴结（SUV_{max}为22.87）转移。双侧肾上腺低密度结节为腺瘤可能性大（SUV_{max} 11.21）。

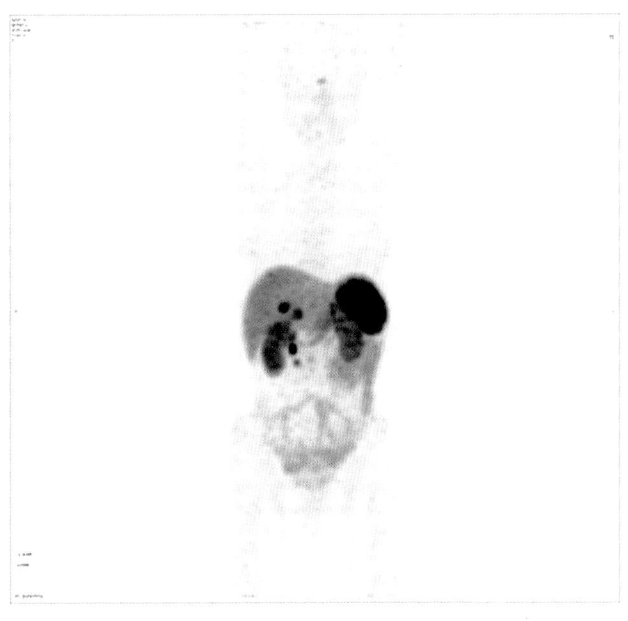

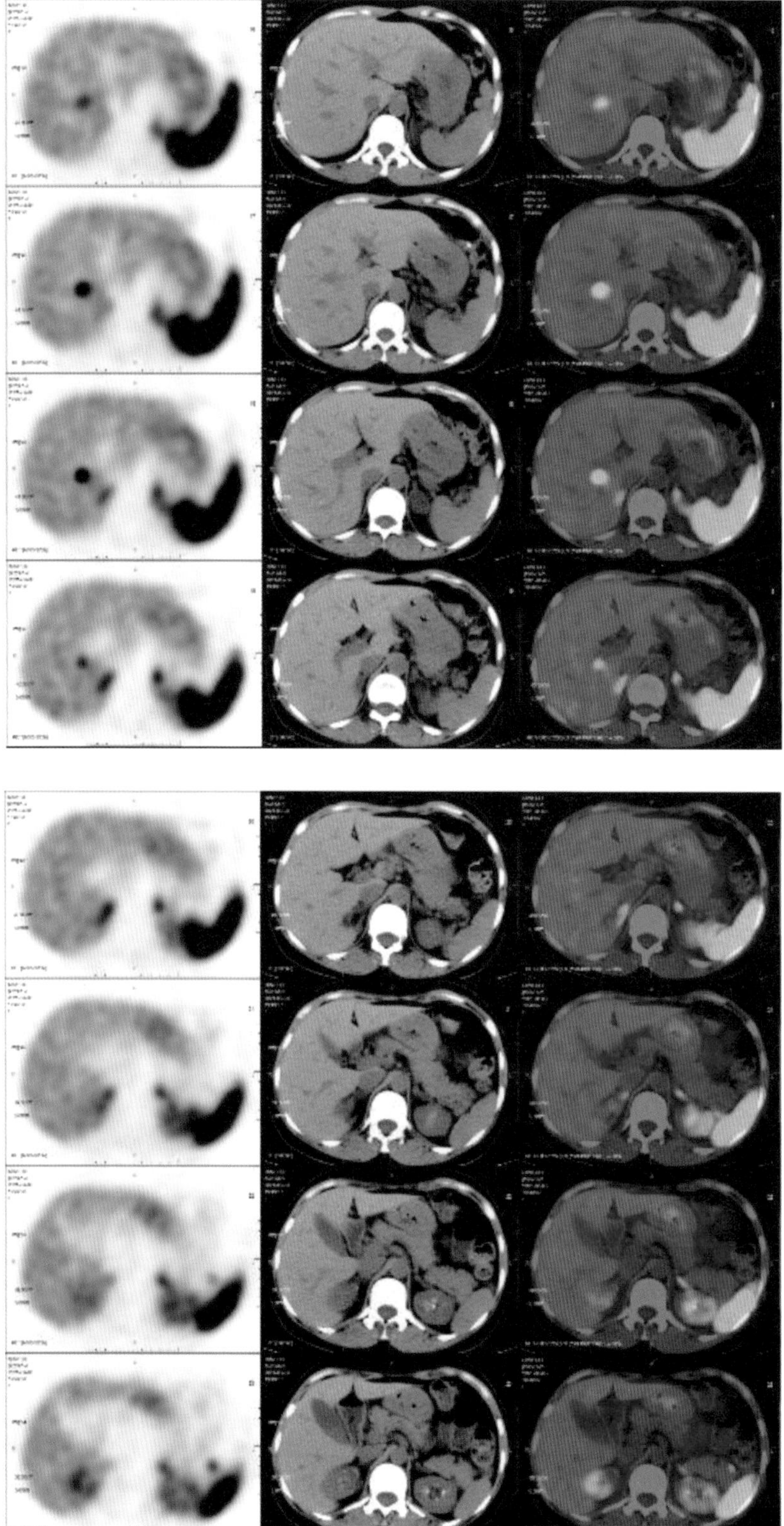

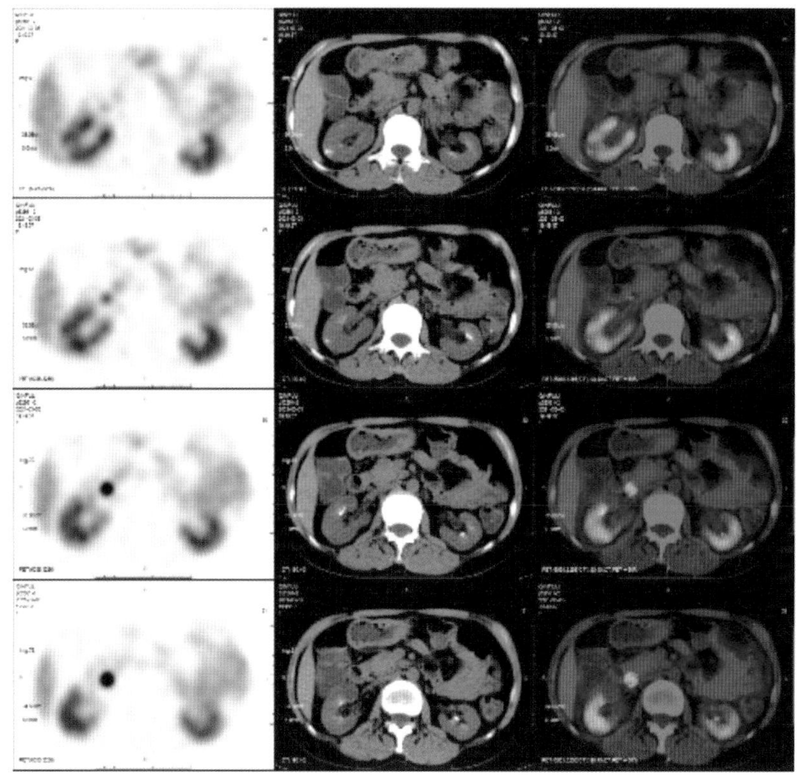

图6　2021年2月28日^{68}Ga–DOTATATE PET/CT检查

2021年3月17日行CT引导下肝穿刺活检，病理提示：结合有限的组织学形态及免疫表型结果，支持为神经内分泌肿瘤，0~1核分裂/10HPF，至少为G1，不排除G2可能。因为活检小样本，代表性有限。免疫组化：PCK（+）、CD56（+）、Syn（+）、CgA（+）、TTF–1（–）、ATRX（+）、P53（+，80%）、Rb（+）、SSTR2（强+）、胃泌素（部分+）、生长抑素（–）、胰岛素（–）、胰高血糖素（–）、Ki67（+，约2%）。

2021年3月20日第二次MDT讨论意见：患者MEN1累及胰腺、甲状旁腺、肾上腺，胰腺多发神经内分泌瘤伴肝及胰周淋巴结转移，Ki67较低，肿瘤负荷较小，建议长效生长抑素类似物治疗。患者遂于2021年3月21日开始醋酸奥曲肽微球30mg，臀部肌肉深部注射（每28天1次）治疗，定期复查，截至2022年6月16日，病情稳定。

治疗时间线如图7所示。

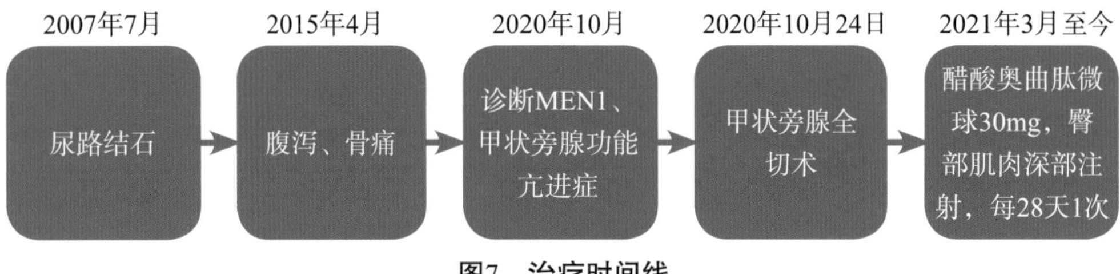

图7　治疗时间线

6. 病例解析

MEN1是一种常染色体显性遗传病，与*MEN1*基因胚系突变有关，常伴有多个部位的内分泌肿瘤。最常见的临床表现为甲状旁腺功能亢进，PTH过度分泌常常引起高血钙、低血磷、高碱性磷酸酶血症以及由此引起的尿路结石、骨质疏松、神经肌肉改变、认知改变等。满足以下标准中任何一条即可诊断为MEN1：①同一个体出现2个或以上部位MEN1相关内分泌肿瘤（甲状旁腺腺瘤、胰腺或十二指肠神经内分泌肿瘤、垂体前叶肿瘤等）；②出现一个MEN1相关内分泌肿瘤并且一级亲属确诊MEN1；③明确的*MEN1*基因胚系突变，不论是否有临床表现。

最常见的MEN1是甲状旁腺腺瘤（≥95%患者），其次是胰腺神经内分泌瘤和垂体肿瘤，MEN1还可能与肺和胸腺类癌（<8%患者）、肾上腺腺瘤或肾上腺癌（27%~36%）、甲状腺腺瘤（<10%）、多发脂肪瘤和皮肤血管瘤（胶原瘤和血管纤维瘤，60%~90%）相关。

手术切除甲状旁腺是治疗甲状旁腺功能亢进症的主要手段，对于其他功能性肿瘤（如功能性胰腺神经内分泌肿瘤、功能性肾上腺皮质肿瘤等）和有明显占位效应的垂体肿瘤，手术切除是首选治疗方式，对泌乳素瘤和生长激素瘤还可采用相应药物治疗。而对于非功能性肿瘤、无法手术切除或伴远处转移的神经内分泌肿瘤，药物治疗是主要治疗方式，包括长效生长抑素类似物、依维莫司、舒尼替尼、索凡替尼等，可参照散发性神经内分泌肿瘤治疗。

结合该患者的临床表现、影像学和病理检查结果、基因突变情况、家族史，MEN1诊断明确，MDT讨论首先切除甲状旁腺缓解患者尿路结石、骨痛等症状，PET/CT检查提示患者合并胰腺多发神经内分泌肿瘤伴肝及胰周淋巴结转移，肿瘤负荷较小，生长缓慢，手术切除对患者以后的生活质量影响较大，因此选择了长效生长抑素类似物治疗。

7. 专家点评

遇到不明原因反复发生尿路结石、骨痛，高血钙、低血磷等甲状旁腺功能亢进症相关临床表现的患者，一定要警惕MEN1，询问患者家族史；除了甲状旁腺，需要同时安排全面的全身检查，包括头颅MRI、胸腹部增强CT，有条件者应行^{68}Ga–DOTATATE PET/CT检查，以明确是否合并其他肿瘤，若有2个及以上部位MEN1相关内分泌肿瘤，或合并家族史，应建议患者行基因检测。本例患者诊断过程历经多年，较为曲折，最终确诊时已有胰腺神经内分泌肿瘤伴肝转移，合并多个MEN1相关内分泌肿瘤（甲状旁腺腺瘤、胰腺腺瘤、肾上腺腺瘤），对此类患者早期诊断可大大改善生活质量和预后。

参考文献

[1] Thakker R V, Newey P J, Walls G V, et al. Clinical practice guidelines for multiple endocrine neoplasia type 1 (MEN1) [J]. Journal of Clinical Endocrinology & Metabolism, 2012, 97(9): 2990−3011.

[2] Jensen R T, Norton J A. Treatment of pancreatic neuroendocrine tumors in multiple endocrine neoplasia type 1: some clarity but continued controversy [J]. Pancreas, 2017, 46(5): 589−594.

[3] Yates C J, Newey P J, Thakker R V. Challenges and controversies in management of pancreatic neuroendocrine tumours in patients with MEN1 [J]. The Lancet Diabetes & Endocrinology, 2015, 3(11): 895−905.

[4] Frost M, Lines K E, Thakker R V. Current and emerging therapies for PNETs in patients with or without MEN1 [J]. Nature Reviews Endocrinology, 2018, 14(4): 216−227.

（李晓芬）

二、多发性内分泌腺瘤病2型（MEN2）

MEN2A经典病例1例

1. 病史摘要

患者男性，73岁。

主诉：体检发现血钙升高4月。

现病史：4月前患者于四川大学华西医院门诊体检发现血钙升高（2.64mmol/L），无不适症状，3月后复查血钙2.64mmol/L，血无机磷0.89mmol/L，PTH 8.39pmol/L，25-羟基维生素D 52.8nmol/L。两次检查示血钙升高，PTH升高，为明确高钙原因入院。

诊断糖尿病30年，痛风20年，高血压5年。长期药物治疗，血糖、尿酸、血压控制可。

个人史、家族史无特殊。

2. 体格检查

呼吸19次/分钟，血压139/77mmHg，心率77次/分钟，身高165cm，体重58kg，BMI：21.3kg/m^2，坐高81cm，腰围85cm，左右肋盆距均为11cm，简易体能状况量表（SPPB）评分12分（4分+4分+4分），全身皮肤未见异常，甲状腺未触及肿大。脊柱无畸形，胸腰椎无明显压痛及叩痛。

3. 辅助检查

【实验室检查】血常规：无特殊；肝肾功能：无特殊。

2021年6月25日：24小时尿钙1.91mmol（参考范围：2.5~7.5mmol）、24小时尿磷11.55mmol（参考范围：22.00~48.00mmol）。B-ALP：12.14μg/L（参考范围：11.4~24.6μg/L），β-CTX：0.126ng/mL（参考范围：0.300~0.584ng/mL），tP1NP：23.60ng/mL（参考范围：9.06~76.24ng/mL）。表1显示了初诊到术后随访的血钙、血磷、血镁、PTH、25-羟基维生素D、降钙素、CEA指标的变化。垂体各轴、血尿儿茶酚胺（2次）、肾素-血管紧张素-醛固酮系统均未见异常。

表1 实验室主要指标检查结果

日期	Ca（mmol/L）	P（mmol/L）	Mg（mmol/L）	PTH（pmol/L）	25-羟基维生素D（nmol/L）	降钙素（pg/mL）	CEA（ng/mL）
2021年6月25日	2.44	0.89	0.71（↓）	5.31	67.3	144.2（↑）	3.91
2021年6月26日	2.57（↑）	0.87	0.75	5.70		71.09（↑）	
2021年10月20日	2.51	0.62（↓）	0.79	7.02（↑）	68.3	66.74（↑）	3.97
2021年10月23日	2.47	1.28	0.66（↓）	0.96（↓）		1.91	
术后1月	2.38	0.99	0.73（↓）	4.29		0.61	2.51
术后3月	2.43	1.10	0.81	5.13	76.7	0.59	2.19
术后7月	2.41	1.07	0.90	6.06	83.5	<0.50	2.31
术后1年	2.44	1.00	0.86	4.54	90.5	<0.50	2.44

【影像学检查】2021年6月28日肾上腺彩超检查：双侧肾上腺区未见确切团块回声。

2021年6月28日甲状腺及颈部淋巴结彩超检查：甲状腺右叶弱回声结节（5mm × 4mm × 5mm），边界欠清楚，形态欠规则，内部及周边可见较丰富血流信号，性质？甲状腺左叶下极下方查见混合回声结节（11mm × 5mm × 10mm），边界较清楚，形态较规则，内及周边可见点线状血流信号：甲状旁腺来源？甲状腺左叶数个弱回声结节，边界较清楚，形态较规则，内部未见明显血流信号：结节性甲状腺肿？

2021年6月30日甲状腺彩超声学造影检查：甲状腺右叶上份弱回声结节（7mm × 5mm × ？ mm），边界欠清楚，形态欠规则，内部及周边可见较丰富的血流信号，超声造影：该结节动脉期及静脉期呈均匀增强，不排除髓样癌。甲状腺左叶下极下方混合回声结节（11mm × 5mm × 10mm），边界较清楚，形态较规则，内及周边可见点线状血流信号，超声造影：该结节动脉期呈不均匀高增强，内部可见少许不强化区，静脉期呈不均匀稍高增强，考虑结节性甲状腺肿。甲状腺左叶数个弱回声结节，边界较清楚，形态较规则，内部未见明显血流信号：结节性甲状腺肿？左侧颈部淋巴结增大，形态结构未见明显异常。

【核医学检查】SPECT甲状旁腺融合显像：甲状腺左叶中下份后方结节（食管左侧壁旁，12mm × 9mm × 5mm）摄取^{99m}Tc–MIBI轻度增高，倾向甲状旁腺功能亢进病灶。

【病理检查】2021年9月2日行甲状腺右叶结节超声引导下细针穿刺，细胞病理诊断。病变部位：甲状腺右叶；标本类型：穿刺涂片及细胞块；病理诊断：髓样癌；免疫组化：TG（–）、TTF–1（+）、PTH（–）、CgA（+）、降钙素（–）、CEA（+）；穿刺液CEA：4.5ng/mL（参考范围：<5ng/mL）。

2021年10月22日术中冷冻病理诊断：①病变部位，甲状腺右叶及峡部，病理诊断：符合髓样癌。最终诊断待石蜡切片及免疫组化结果。②病变部位，左上甲状旁腺腺瘤？病理诊断：倾向甲状旁腺腺瘤，最终诊断待石蜡切片结果。冷冻后组织石蜡切片病理诊断：①病变部位：甲状腺右叶及峡部；病理诊断：符合髓样癌；癌灶区侵及甲状腺被膜。免疫组化：CgA（+）、降钙素（+）、CEA（+）、EMA（灶+）；支持上述诊断。②病变部位：左上甲状旁腺腺瘤？病理诊断：符合甲状旁腺腺瘤；免疫组化：PTH（+）；支持上述诊断。③病变部位：甲状腺左叶；病理诊断：结节性甲状腺肿。淋巴结："左中央区淋巴结"1枚、"气管前淋巴结"1枚、"右侧6a区淋巴结"2枚、"右侧6b区淋巴结"1枚，未见肿瘤转移。

4. 诊断

（1）MEN2A；

（2）甲状腺右叶髓样癌（T1aN0M0）；

（3）原发性甲状旁腺功能亢进症：左上甲状旁腺腺瘤。

5. 诊治经过

患者初次住院期间复查血钙正常或正常高限波动，PTH多次复查正常。降钙素升高明显，甲状腺超声检查提示甲状腺右叶髓样癌可能，左叶中下份结节甲状旁腺可能或结节性甲状腺肿。SPECT甲状旁腺融合显像提示甲状腺左叶中下份后方结节为甲状旁腺功能亢进病灶。患者多年高血压，血压控制稳定，肾上腺彩超及多次血尿儿茶酚胺未见异常，排除嗜铬细胞瘤可能。患者出院后进一步完善全基因组检测及细针穿刺活检，未查见MEN2A相关的基因突变，右叶结节细胞病理诊断为甲状腺髓样癌，进而于甲状腺外科住院进行手术治疗。手术名称：甲状腺全切+双侧中央区淋巴结清扫+甲状旁腺自体移植+左上甲状旁腺瘤切除术。术中查见甲状旁腺5枚，左上甲状旁腺为A1型，手术结束时未变色，予以原位保留；右上、右下、左下甲状旁腺为A2型，术后血供差，常规移植于左侧胸锁乳突肌内；甲状腺左叶上份后方另见一大小约10mm × 5mm × 5mm质软结节，切除后送术中冰冻提示甲状旁腺腺瘤。术后复查降钙素及PTH明显降低，予补钙及左甲状腺素钠片替代治疗，门诊随访中逐渐停止补钙，血钙仍保持正常，患者生活质量高。

6. 病例解析

本例患者因体检发现血钙升高住院，查因期间经甲状腺彩超提示甲状腺右叶结节性质不明，甲状腺超声造影提示右叶结节髓样癌可能，细胞病理诊断支持甲状腺髓样癌诊断。患者肾上腺彩超及多次血尿儿茶酚胺检查结果排除了嗜铬细胞瘤可能。患者是否伴有甲状旁腺功能亢进症，因血钙及PTH几次检查均正常，诊断较为困难。颈部彩超及超声造影检查对于甲状腺左叶下极结节是否为甲状旁腺来源存在不一致结论。SPECT甲状旁腺融合显像提示甲状腺左叶中下份结节为甲状旁腺功能亢进病灶可能。然而SPECT甲状旁腺融合显像并不用于甲状旁腺功能亢进的诊断，只用于甲状旁腺功能亢进症的术前定位。患者进一步完成全基因组测序筛查未见MEN2A相关的基因突变。因此患者术前明确诊断甲状腺髓样癌，但未能明确是否有甲状旁腺功能亢进症。如果伴有甲状旁腺功能亢进症即为MEN2A，在甲状腺全切+淋巴结清扫的同时，对于肉眼可见增生的甲状旁腺应予切除，其余甲状旁腺原位保留或妥善移植。甲状腺外科手术医生术中发现除4枚甲状旁腺外，另在甲状腺左叶上份后方寻找到一质软结节，经术中冰冻病理提示甲状旁腺腺瘤。术后病理结果支持诊断甲状腺右叶髓样癌（T1aN0M0），原发性甲状旁腺功能亢进症：左上甲状旁腺腺瘤，因此MEN2A诊断明确。患者术后随访1年，降钙素、血钙、PTH恢复正常。

7. 专家点评

MEN2A是一种以甲状腺髓样癌、嗜铬细胞瘤和甲状旁腺增生或腺瘤导致甲状旁腺功能亢进症为特征的遗传性综合征。偶然也可见皮肤的苔状淀粉样变。临床表现随受累腺体的性质不同而有所不同，临床特征取决于受累的腺体。几乎所有的MEN2A患者都有甲状腺髓样癌，约40%~50%患者患有嗜铬细胞瘤，约10%~20%的患者有甲状旁腺功能亢进症。该例患者未发现嗜铬细胞瘤。而MEN2A的基因检测未查见相关的基因突变，不排除该例患者存在少见的或未报道的突变。

对于甲状腺髓样癌伴甲状旁腺功能亢进症的MEN2A患者，应在甲状腺全切+淋巴结清扫+甲状旁腺原位保留/自体移植的同时，对于肉眼可见增生的甲状旁腺应予切除，其余甲状旁腺原位保留或妥善移植。然而仅有部分MEN2A患者的甲状旁腺功能亢进症与甲状腺髓样癌或嗜铬细胞瘤被同步诊断。在术前血钙正常的患者的甲状腺髓样癌手术中才发现长大的甲状旁腺并不少见，也有部分患者是先经过甲状腺髓样癌/嗜铬细胞瘤的手术处理，之后数年再出现甲状旁腺功能亢进症，进而再进行手术。

多数人（84%）有4个甲状旁腺，而3%~13%的人具有额外的甲状旁腺。在具有额外甲状旁腺的人群中，甲状旁腺腺体数量可能在5~8枚波动。术前该患者的甲状旁腺功能亢进症不能确定，同时又具有额外甲状旁腺，最终能在术中发现并切除额外甲状旁腺，并被病理证实为甲状旁腺腺瘤，得益于外科医生的丰富经验和谨慎操作。

目前原发性甲状旁腺功能亢进症最常用的术前影像学定位方法是^{99m}Tc–MIBI显像+颈部超声检查，灵敏度达81%~95%。一个基于23项研究、1236名原发性甲状旁腺功能亢进症患者的Meta分析指出，^{99m}Tc–MIBI SPECT/CT甲状旁腺显像的病灶检出率达到88%。但假阳性和假阴性结果时有发生，尤其是有下述情况时：甲状旁腺功能亢进由甲状旁腺增生导致或涉及多个甲状旁腺、甲状旁腺腺瘤小于500mg、甲状腺结节。该病例术前影像学定位出现偏差，可能是受到患者结节性甲状腺肿的影响。

参考文献

[1] Miller J A, Gundara J, Harper S, et al. Primary hyperparathyroidism in adults–(Part Ⅱ)surgical management and postoperative follow–up: position statement of the Endocrine Society of Australia, the Australian & New Zealand Endocrine Surgeons, and the Australian & New Zealand Bone and Mineral Society[J]. Clinical Endocrinology, 2021(Online ahead of print).

[2] Wells S A Jr, Asa S L, Dralle H, et al. Revised American thyroid association guidelines for the management of medullary thyroid carcinoma[J]. Thyroid, 2015, 25(6): 567–610.

[3] Scholten A, Schreinemakers J M, Pieterman C R, et al. Evolution of surgical treatment of primary hyperparathyroidism in patients with multiple endocrine neoplasia type 2A[J]. Endocrine Practice, 2011, 17(1): 7–15.

[4] Akerstrom G, Malmaeus J, Bergstrom R. Surgical anatomy of human parathyroid glands[J]. Surgery, 1984, 95(1): 14–21.

[5] Wang C. The anatomic basis of parathyroid surgery[J]. Annals of Surgery, 1976, 183(3): 271–275.

[6] Patel C N, Salahudeen H M, Lansdown M, et al. Clinical utility of ultrasound and

^{99m}Tc sestamibi SPECT/CT for preoperative localization of parathyroid adenoma in patients with primary hyperparathyroidism[J]. Clinical Radiology, 2010, 65(4): 278–287.

[7] Sukan A, Reyhan M, Aydin M, et al. Preoperative evaluation of hyperparathyroidism: the role of dual–phase parathyroid scintigraphy and ultrasound imaging[J]. Annals of Nuclear Medicine, 2008, 22(2): 123–131.

[8] Treglia G, Sadeghi R, Schalin–Jantti C, et al. Detection rate of ^{99m}Tc–MIBI single photon emission computed tomography (SPECT)/CT in preoperative planning for patients with primary hyperparathyroidism: a meta–analysis[J]. Head & Neck, 2016, 38(Suppl 1): E2159–E2172.

（姚渝　田浩明）

三、Von Hippel–Lindau（VHL）综合征

舒尼替尼治疗VHL综合征1例

1. 病史摘要

患者女性，53岁。

主诉：上腹部及右腰背部疼痛20天。

现病史：患者20天前（2021年11月4日）出现上腹部及右腰背部隐痛，为持续胀痛，无腹泻、便秘，无血尿、排尿疼痛等，至当地医院行腹部平扫CT检查示：双肾体积增大，边缘不规则，双肾多发等/低密度结节影及团块影；双侧肾上腺低密度结节影，性质？胰头下方软组织密度团块影。泌尿系统彩超检查示：①双肾增大，双肾下极包块；②右肾囊肿。尿常规：隐血（++）。后于四川大学华西医院行全腹部增强CT检查（2021年11月11日）：①双肾占位，考虑肿瘤性病变，肾癌？双肾多发囊肿。②胰腺钩突区占位，下腔静脉及十二指肠受压，胰腺头部见明显强化结节影，考虑肿瘤性病变，胰腺神经内分泌肿瘤？③双侧肾上腺明显强化结节，肿瘤性病变可能。于神经内分泌肿瘤MDT会诊后建议入院完善病理活检明确性质。

既往史：患者右眼22岁开始出现视力减退，逐渐失明，未行治疗，查见瞳孔呈白色，眼球可见血管增生。

个人史、家族史无特殊。

2. 体格检查

ECOG评分1分，浅表淋巴结未扪及肿大，右侧眼球浑浊，未见瞳孔，结膜有血管增生，眼球活动正常，无视力，无光感，如图1所示。全腹软，无压痛及反跳痛，未触及明显肿块。

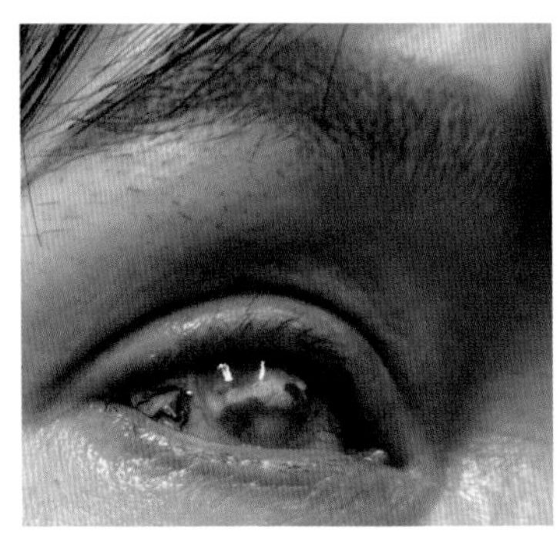

图1　2021年11月就诊时右眼图像

3. 辅助检查

【病理检查】2021年12月2日行彩超引导下胰腺钩突穿刺活检。病理免疫组化提示：CK（+）、EMA（–）、A103/MART–1（–）、WT–1（–）、D2–40（–）、CgA（+）、Syn（+）、PTH（–）、降钙素（–）、TTF（–）；β–C（膜+）、PAX8（–）、PAX2（–）、抑制素α（–）、SSTR2（+）、ATXR2（+）、Ki67（+，约2%）。支持有神经内分泌分化的肿瘤（倾向1级）。FISH检查：3p缺失。

2021年12月3日行左肾占位穿刺活检。病理免疫组化提示：PAX8（+）、PAX2（+）、CAIX（+）、CDX2（+）、CgA（–）、β–C（–）、D2–40（–）、CK20（–）、GATA3（–）。支持透明细胞肾细胞癌。FISH检查：3p缺失。

【实验室检查】血常规、凝血常规、肝肾功能、肿瘤标志物、大便常规、ACTH、血儿茶酚胺代谢物未见明显异常。肾上腺素、去甲肾上腺素、多巴胺、甲氧基肾上腺素、甲氧基去甲肾上腺素、3–甲氧酪胺均正常。

【影像学检查】2021年11月30日行全腹部增强CT检查，如图2所示：双肾多发囊实性团块，多系透明细胞癌。双侧肾上腺强化结节，嗜铬细胞瘤可能性大；胰腺多发强化结节，多系神经内分泌肿瘤。上述改变提示VHL综合征可能，结合头部检查。右肾分隔囊性病变，BosniakⅢ型，双肾其余囊性病变BosniakⅠ型。肝左内叶下段局部脂肪浸润。主动脉旁见少许淋巴结显示。

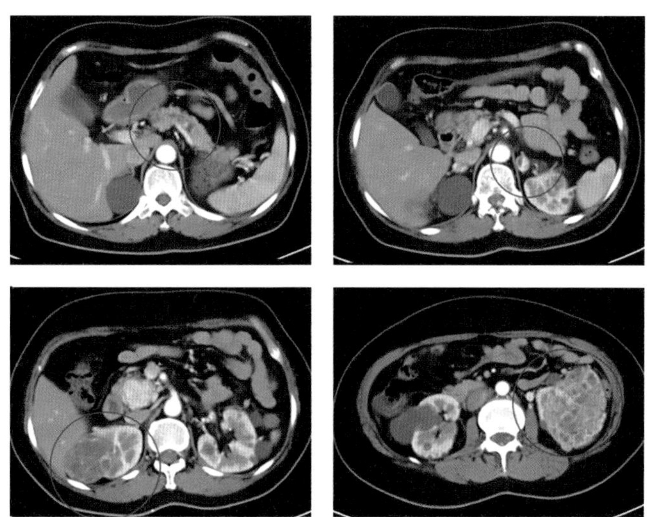

图2　2021年11月30日全腹部增强CT检查结果

MRI头部轴位冠矢状位增强检查示：后侧小脑半球见2枚0.3cm强化结节，右侧眼球见囊状长T1、长T2信号影，FLAIR呈等信号，增强扫描囊壁见数个强化结节。各脑室、脑沟信号未见异常，中线结构未见偏移。颅骨信号未见异常。

【NGS检测】患者肾肿瘤组织及外周血经NGS：胚系VHL Exon1 c.264G>A（p.W88*），提示杂合无义突变，疑似致病突变。

4. 诊断

主诊断：VHL综合征（双肾透明细胞癌，双侧肾上腺嗜铬细胞瘤，胰头神经内分泌肿瘤）。

5. 诊治经过

2021年11月第一次MDT讨论意见：诊断明确。治疗：建议舒尼替尼单药治疗。2021年11月30日至2022年3月10日，患者口服舒尼替尼（37.5mg，口服，每天1次），期间出现手足综合征2级，于2022年3月10日调整给药方案，服药2周停1周，服用至今。治疗期间疗效评价为SD。

2022年7月7日行全腹部增强CT检查，如图3所示：双肾多发肾癌表现；双侧肾上腺及胰腺多发富血供肿瘤，考虑VHL综合征可能，对比2021年11月30日CT旧片，双侧肾上腺病灶未见明显变化，余病灶均有缩小。双肾多发囊性病变，部分见分隔，较旧片未见明显变化。

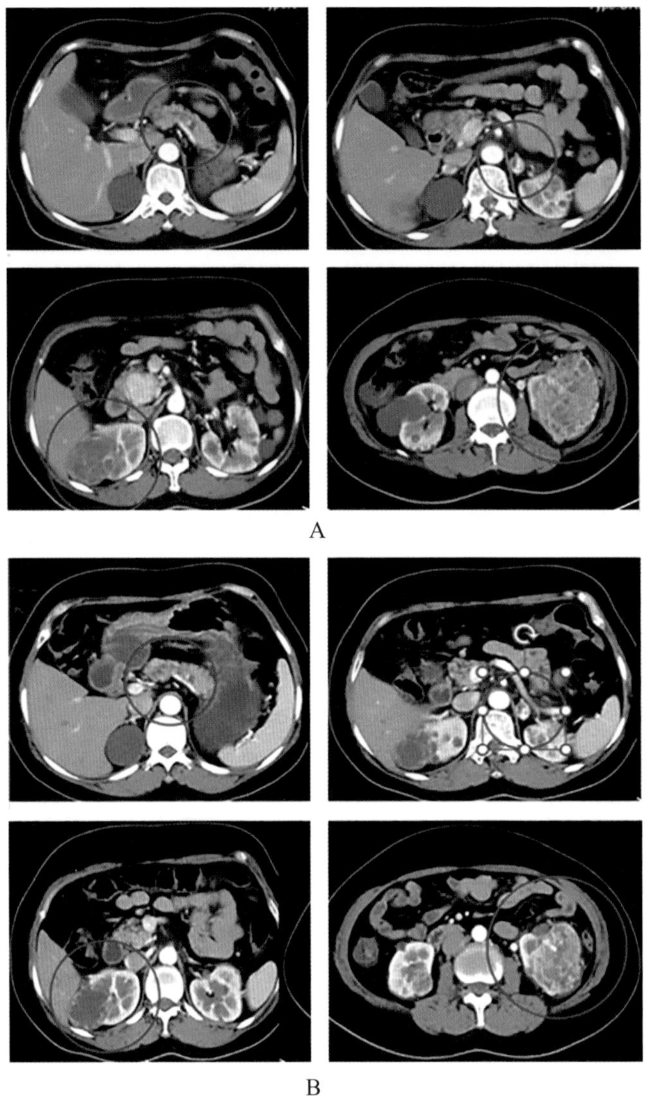

图3　2021年11月30日与2022年7月7日全腹部增强CT检查结果对比

A.2021年11月30日；B.2022年7月7日

舒尼替尼治疗期间，发生的最主要不良反应为手足综合征2级，高血压2级，但未进行药物降压治疗，后自行恢复。

治疗时间线如图4所示。

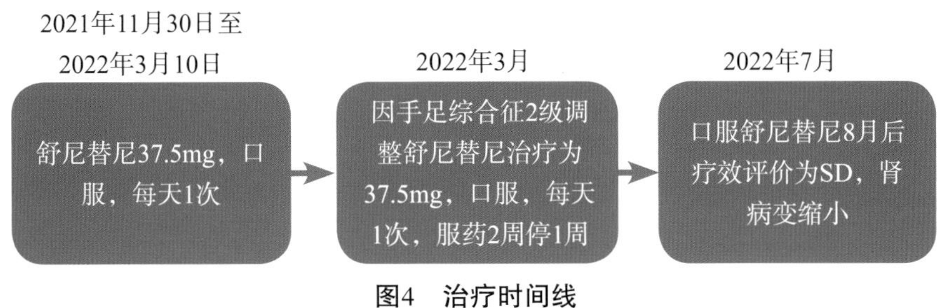

图4 治疗时间线

6. 病例解析

VHL综合征（von Hippel–Lindau syndrome，又称林道综合征）是一种3号染色体基因突变的常染色体显性遗传病，子女中有一半会遗传到*VHL*突变基因并最终产生疾病。该病常见的损害包括视网膜血管瘤、脊髓和脑部的血管网织细胞瘤、肾透明细胞癌、肾囊肿、肾上腺嗜铬细胞瘤、胰腺神经内分泌肿瘤等。

*VHL*基因是一种抑癌基因，而VHL肿瘤抑制蛋白（pVHL）功能的缺失一方面会引起HIF–1α或HIF–2α泛素化；另一方面，pVHL可通过与延伸因子C、延伸因子B、CUL2和Rbx1的相互作用，四种物质形成泛素连接酶的四聚体，使蛋白酶降解。HIF–1或HIF–2和pVHL通过四聚体复合物调控*HIF*和*VEGF*等基因。故VHL综合征的肿瘤均富含血管，通常表达大量HIF和VEGF。

在大多数肾透明细胞癌中也发现*VHL*基因失活，并认为VHL–HIF–VEGF/VEGFR通路是转移性肾细胞癌的治疗靶点，在过去的十余年中，以VEGFR为靶点的抗血管生成药物也已成为转移性肾细胞癌的标准治疗药物。

此外，2021年8月，美国FDA批准了HIF–2α抑制剂贝组替芬用于肾细胞癌、中枢神经系统血管母细胞瘤或胰腺神经内分泌肿瘤的治疗。因为从MK–6482–004研究中发现，纳入的61例VHL综合征相关肾细胞癌患者中，部分合并中枢神经血管母细胞瘤和/或胰腺神经内分泌肿瘤的患者，在接受贝组替芬治疗后，客观缓解率为49%（95% *CI*：36~62），中位缓解持续时间未达到，56%的应答者疗效持续时间≥12月。鉴于VHL综合征可能累及的器官和损害形式较多，对于不同部位的病损，也可采用不同的治疗策略。例如，对于视网膜血管瘤可使用激光光凝局部治疗，对于中枢神经系统血管母细胞瘤建议进行手术切除，对于单纯肾囊肿采用积极监测，对于肾细胞癌可进行手术或药物治疗，对于胰腺神经内分泌肿瘤建议按照不同分级采用手术、mTOR抑制剂、VEGFR抑制剂、卡培他滨联合替莫唑胺化疗等综合治疗手段，对于肾上腺嗜铬细胞瘤建议在用α受体阻滞剂控制血压后进行手术切除。

该患者30多年前已出现右眼失明，不能排除为视网膜血管瘤所致，目前存在胰腺神经内分泌肿瘤和双肾透明细胞癌，两个部位肿瘤基因检测查见3p缺失，肾上腺嗜铬细胞瘤等多个器官病损，结合*VHL*基因存在胚系无义突变，符合VHL综合征诊断。由于肿瘤分布较广泛，肿瘤负荷相对较大，使用VEGFR抑制剂靶向治疗能够兼顾各器官的病损，因此治疗上采用舒尼替尼全身治疗，口服8月后肾肿瘤缩小，目前继续靶向治疗中，毒性反应可控，生活质量良好。

7. 专家点评

VHL综合征是一种以多发性血管增生性肿瘤为特征的遗传性肿瘤综合征，为常染色体显性遗传病，由生殖细胞*VHL*基因的突变引起。根据发生嗜铬细胞瘤的风险不同，VHL综合征分为Ⅰ型和Ⅱ型2种类型，如图5所示。

VHL type 1 (without phaeochromocytoma)
Retinal haemangioblastoma
CNS haemangioblastoma
Clear cell renal cell carcinoma
VHL type 2 (with phaeochromocytoma)
Type 2a
Phaeochromocytoma
Retinal haemangioblastoma
CNS haemangioblastoma
Pancreatic islet tumour
Type 2b
Phaeochromocytoma
Retinal haemangioblastoma
CNS haemangioblastoma
Pancreatic islet tumour
Clear cell renal cell carcinoma
Type 2c
Phaeochromocytoma
Chuvash polycythaemia (VHL gene inactivation)
CNS = Central nervous system.

图5　VHL综合征分型

注：摘自*Hormone Research in Paediatrics*, 2015, 84（3）：145–152.

VHL综合征患者由于*VHL*基因失活和转录因子HIF–2α的组成活化而导致肾细胞癌的高发生率。HIF–2α抑制剂贝组替芬已经被证实在VHL综合征相关的肾细胞癌和胰腺神经内分泌肿瘤病灶、中枢神经系统血管母细胞瘤病灶中均显示了疗效。然而在中国，该药物尚未被SFDA批准和上市，患者尚无药物可及性。因此，抗VEGFR的靶向药物可能是该患者合适的治疗药物。舒尼替尼作为经典的抗VEGFR的多靶点酪氨酸激酶抑制剂，近十几年来一直被认为是晚期肾细胞癌的标准治疗药物之一。此外，舒尼替尼也是胰腺神经内分泌肿瘤的标准治疗药物之一，而在转移性嗜铬细胞瘤或副神经节瘤的治疗中，舒尼替尼也显示了一定的治疗前景。因此，对于不可切除的多器官累及的VHL综合征患者而言，舒尼替尼也是合理的靶向治疗药物。

参考文献

[1] Louise M, Binderup M, Smerdel M, et al. Von Hippel−Lindau disease: updated guideline for diagnosis and surveillance [J]. European Journal of Medical Genetics, 2022, 65(8): 104538.

[2] Gossage L, Eisen T, Maher E R. VHL, the story of a tumour suppressor gene [J]. Nature Reviews Cancer, 2015, 15(1): 55−64.

[3] Choueiri T K, Kaelin W G Jr. Targeting the HIF2−VEGF axis in renal cell carcinoma [J]. Nature Medicine, 2020, 26(10): 1519−1530.

[4] Gläsker S, Vergauwen E, Koch C A, et al. Von Hippel−Lindau disease: current challenges and future prospects [J]. Onco Targets and Therapy, 2020, 13: 5669−5690.

[5] Kim H, Shim B Y, Lee S J, et al. Loss of von Hippel−Lindau (VHL) tumor suppressor gene function: VHL−HIF pathway and advances in treatments for metastatic renal cell carcinoma (RCC) [J]. International Journal of Molecular Sciences, 2021, 22(18): 9795.

[6] Jonasch E, Donskov F, Iliopoulos O, et al. Belzutifan for renal cell carcinoma in von Hippel−Lindau disease [J]. The New England Journal of Medicine, 2021, 385(22): 2036−2046.

[7] Fallah J, Brave M H, Weinstock C, et al. FDA approval summary: belzutifan for von Hippel−Lindau disease associated tumors [J]. Clinical Cancer Research, 2022, 28(22): 4843−4848.

[8] Zhou J, Gong K. Belzutifan: a novel therapy for von Hippel−Lindau disease [J]. Nature Reviews Nephrology, 2022, 18(4): 205−206.

[9] Lonser R R, Glenn G M, Walther M, et al. Von Hippel−Lindau disease [J]. The Lancet, 2003, 361(9374): 2059−2067.

[10] Ben−Skowronek I, Kozaczuk S. Von Hippel−Lindau syndrome [J]. Hormone Research in Paediatrics, 2015, 84(3): 145−152.

[11] Motzer R J, Hutson T E, Tomczak P, et al. Sunitinib versus interferon alfa in metastatic renal−cell carcinoma [J]. The New England Journal of Medicine, 2007,

356(2): 115–124.

[12] Raymond E, Dahan L, Raoul J, et al. Sunitinib malate for the treatment of pancreatic neuroendocrine tumors[J]. The New England Journal of Medicine, 2011, 364(6): 501–513.

[13] Ayala-Ramirez M, Chougnet C N, Habra M A, et al. Treatment with sunitinib for patients with progressive metastatic pheochromocytomas and sympathetic paragangliomas [J]. Journal of Clinical Endocrinology & Metabolism, 2012, 97(11): 4040–4050.

（成科）

四、*SDHB*基因突变

*SDHB*胚系突变相关性肾上腺嗜铬细胞瘤1例

1. 病史摘要

患者女性，47岁。

主诉：体检发现左侧肾上腺占位2月。

现病史：2月前（2021年1月）于当地医院体检行腹部B超检查提示：左侧肾上腺占位声像，嗜铬细胞瘤？当时不伴头晕、头痛、腹痛、腹胀、恶心、呕吐、腰背疼痛、发热、乏力、血尿等不适。后患者至重庆某医院就诊，行CT检查提示：左侧肾上腺占位病变，考虑为嗜铬细胞瘤。当时未行特殊诊治。2021年3月4日，于四川大学华西医院门诊就诊，查血示：血儿茶酚胺，去甲肾上腺素74.18nmol/L（参考范围：<5.17nmol/L），多巴胺0.38nmol/L（参考范围：<0.31nmol/L），甲氧基去甲肾上腺素51.55nmol/L（参考范围：<0.71nmol/L）。于2021年3月31日入住四川大学华西医院。

高血压病史约2年，既往血压最高220/130mmHg，口服钙通道阻滞剂类降压药，血压控制欠佳。

家族史：患者儿子基因检测提示*SDHB*胚系突变。

2. 体格检查

ECOG评分0分，浅表淋巴结未扪及肿大，全腹无压痛、反跳痛，未触及明显肿块。

3. 辅助检查

【实验室检查】血常规：无特殊；肝肾功能：无特殊；凝血功能：无特殊；肿瘤标志物：CEA、CA199、CA125、AFP、NSE均正常。血儿茶酚胺：去甲肾上腺素74.18nmol/L（参考范围：<5.17nmol/L），多巴胺0.38nmol/L（参考范围：<0.31nmol/L），甲氧基去甲肾上腺素51.55nmol/L（参考范围：<0.71nmol/L），大小便正常。

【影像学检查】2021年3月18日行上腹部增强CT检查，如图1所示：腹主动脉左旁肿块，大小约5.3cm×4.3cm，边界清楚，增强扫描呈明显不均匀强化，内见星状低密度影，肿块包绕腹主动脉生长，邻近小血管受压推移。左侧肾上腺显示欠清、边缘模糊。肝囊肿。

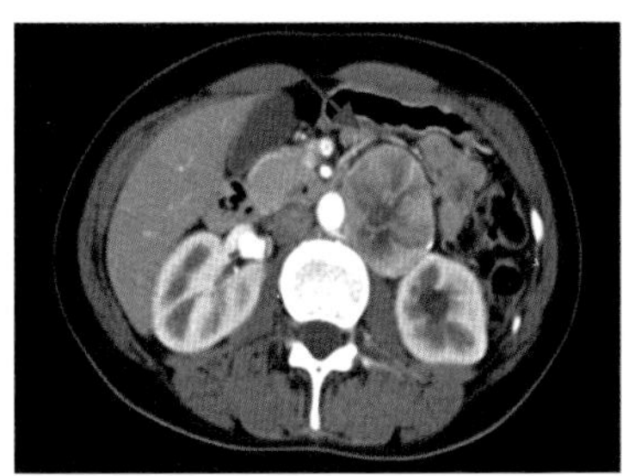
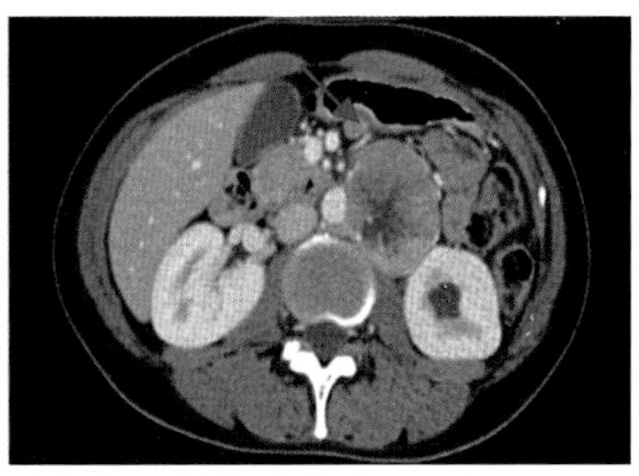

图1　2021年3月18日上腹部增强CT检查

【内镜检查】2021年3月行无痛胃镜检查，如图2所示：慢性非萎缩性胃炎。行无痛肠镜检查，如图3所示：未见明显异常。

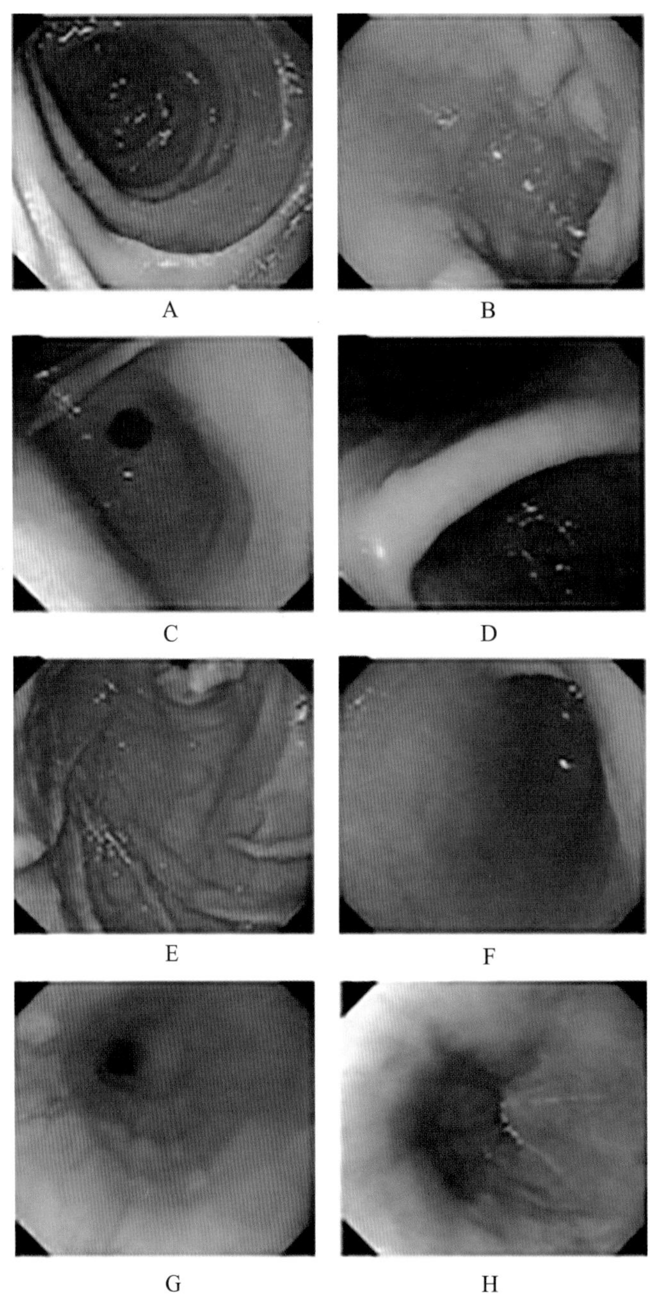

图2　2021年3月无痛胃镜检查结果

A.十二指肠降部；B.十二指肠球部；C.胃窝；D.胃角；E.胃底；F.胃体；G.食管中段；H.食管下段

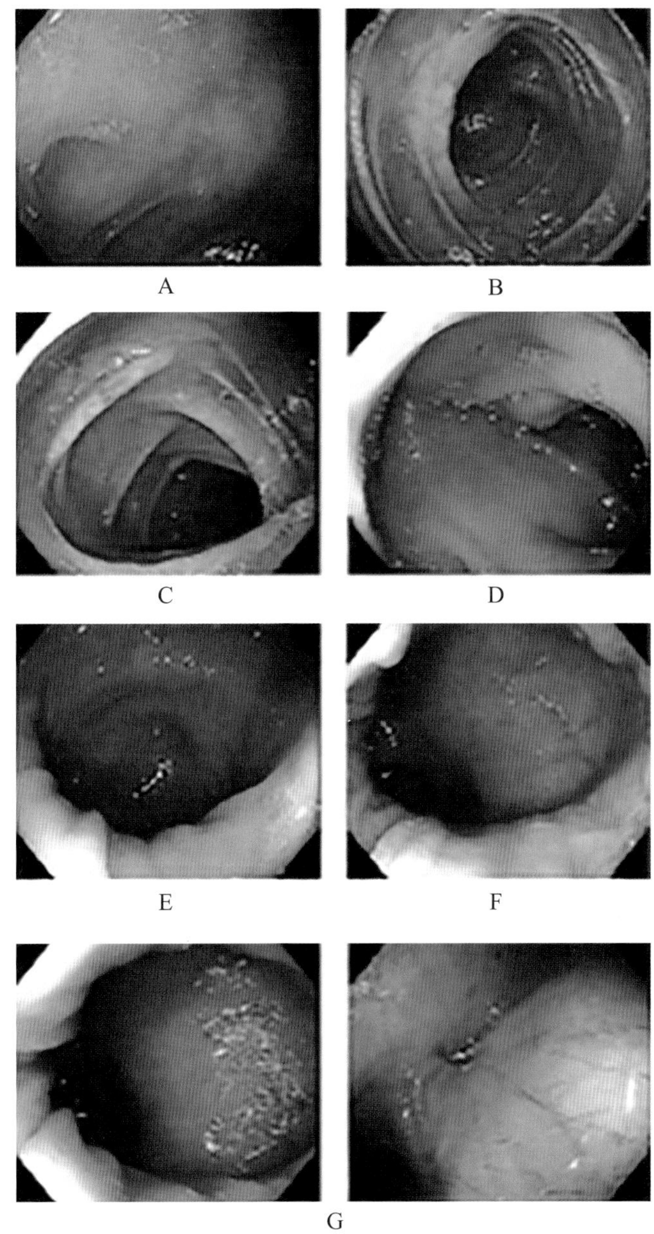

图3　2021年3月无痛肠镜检查

A.盲尖；B.回盲部；C.升结肠；D.横结肠；E.降结肠；F.直肠；G.肛门

【核医学检查】未行核素显像等相关检查。

4. 诊断

（1）腹膜后副神经节瘤（*SDHB*基因相关的孤立性嗜铬细胞瘤和副神经节瘤）；

（2）继发性高血压3级。

5. 诊治经过

2021年3月第一次MDT讨论意见：结合患者腹部超声、CT等影像学结果，高血压病史，门诊查血去甲肾上腺素和甲氧基去甲肾上腺素明显升高等证据，基本考虑诊断为腹膜后副神经节瘤或肾上腺嗜铬细胞瘤。患者一般情况好，无手术禁忌证，建议行手术切除。术前1周多，患者开始口服酚卞明（起始剂量为每天5片，后加量至每天7片）联合硝苯地平控释片进行降压治疗，血压及心率控制在正常范围内。2021年4月7日行腹膜后肿瘤切除及左侧肾上腺切除术，术中见左中上腹腹膜后探及一实性肿块，大小约6cm × 4cm，质硬，固定，与周围组织膜性粘连，探及肿块下极累及左侧肾上腺。

术后患者恢复可。术后病理：病变部位（腹膜后）副神经节瘤，若发生于肾上腺则称为嗜铬细胞瘤。免疫组化：肿瘤细胞CgA（+）、Syn（+）、HMB45（–）、MART–1（–）、抑制素α（部分+）、CR（–）、SDHB（±）、Ki67（+，约5%）；支持细胞S100（+）。注：本例SDHB表达减弱，不排除SDHB表达缺失的可能，建议行*SDH*基因测序检测分析*SDH*基因状态以明确是否为SDH缺陷型副神经节瘤（此类型侵袭性更强）。肿瘤组织经NGS检查，提示*TERT*基因体细胞突变，为c.–124C>T，突变丰度为33.43%。*SDHB*胚系突变，为p.K80Rfs*8，杂合型。

2021年7月，行胸部CT检查发现肺部孤立性小结节，后完善全身PET/CT检查提示：肺结节，性质？2021年8月2日于重庆某医院行胸腔镜下左肺下叶结节切除手术，术后病理：副神经节瘤，Ki67（+，15%），SSTR2（小灶+）。2021年9月16日、2021年10月16日行醋酸兰瑞肽120mg，每月1次治疗，共注射2次，用药后腹泻，乏力（1度）。目前当地医院随访。2022年5月患者于当地医院复查CT提示肝血管瘤，未见明显肿瘤复发转移征象。

治疗时间线如图4所示。

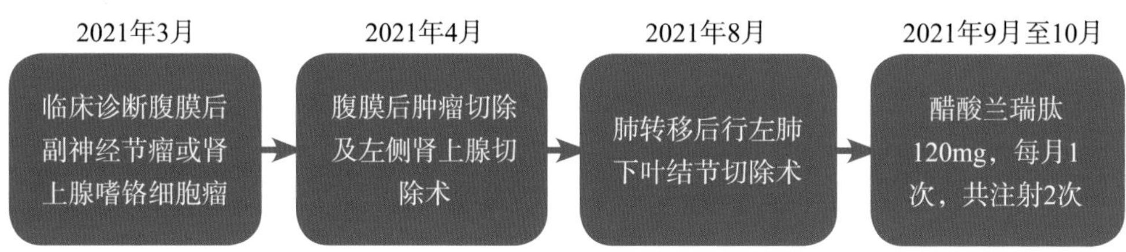
2021年3月
临床诊断腹膜后副神经节瘤或肾上腺嗜铬细胞瘤
2021年4月
腹膜后肿瘤切除及左侧肾上腺切除术
2021年8月
肺转移后行左肺下叶结节切除术
2021年9月至10月
醋酸兰瑞肽120mg，每月1次，共注射2次

图4　治疗时间线

6. 病例解析

琥珀酸脱氢酶（succinate dehydrogenase，SDH），又叫线粒体复合酶Ⅱ，主要包括A、B、C、D 4个亚基组成四聚体，在三羧酸循环中具有重要作用。4个亚基分别由4个基因编码，当SDH亚基基因胚系突变后会导致SDH失活，使线粒体三羧酸循环障碍，导致肿瘤发生。其中*SDHB*、*SDHC*和*SDHD*与嗜铬细胞瘤、副神经节瘤的发生最为相关。与*SDH*基因突变相关的多种肿瘤包括嗜铬细胞瘤、副神经节瘤、胃肠间质瘤、肾细胞癌、垂体瘤。相较其他亚型的*SDH*突变，*SDHB*突变更易导致恶性肿瘤和肾癌。

*SDHB*基因突变的嗜铬细胞瘤和副神经节瘤患者，发生转移性疾病的风险也增加（约40%~60%）。目前建议在某些特定患者（如有嗜铬细胞瘤和副神经节瘤家族病史或肿瘤易感基因突变携带者，以及存在肿瘤综合征特征或转移性疾病的患者）中应进行基因检测。同时*SDHB*基因突变的嗜铬细胞瘤和副神经节瘤患者通常具有较高的远处转移风险，因此需要对这类患者进行密切随访监测，以便对疾病进行早期识别。对于可切除性病变，NCCN指南建议首选微创手术进行根治性切除，对于肿瘤瘤体较小、肿瘤生物学行为较惰性的肿瘤，指南也建议使用生长抑素类似物进行抗肿瘤增殖和抗神经内分泌症状治疗，尽管目前生长抑素类似物对于这类患者的抗肿瘤增殖作用的数据还相对有限。

NCCN指南也建议对存在高血压的患者需在手术前先采用选择性α1受体阻滞剂（如特拉唑嗪或哌唑嗪）或非选择性α受体阻滞剂（如酚卞明）进行7~14天的降压治疗，待血压稳定后再实施手术。因此，对于这例患者，一开始在诊断时高度怀疑为腹膜后副神经节瘤，在外科评估为可切除的情况下，首先进行了超过7天的酚卞明联合硝苯地平控释片进行降压治疗，随后进行了根治性手术切除。在病理证实为副神经节瘤后完善基因检测发现为*SDHB*胚系突变，也对患者采用积极监测和密切随访，在随访中PET/CT检查发现出现孤立性肺转移病灶，再次进行手术切除，考虑患者肿瘤生物学行为进展相对惰性，后续采用醋酸兰瑞肽进行辅助治疗，目前仍在密切随访。

7. 专家点评

2022年*Endocrine Reviews*杂志上发表的一篇综述将嗜铬细胞瘤和副神经节瘤按胚系或体系的基因突变特点进行了分子分型，Ⅰ型为假性乏氧相关，Ⅱ型为激酶信号相关，Ⅲ型为Wnt信号相关。其中，Ⅰ型和Ⅲ型肿瘤具有更强的侵袭性和更高的转移风险。该综述也提出所有具有嗜铬细胞瘤和副神经节瘤病史的患者和所有无症状的基因突变携带者均需要进行终身随访，并根据其基因突变状况和疾病特点进行个体化治疗，但无论在何种情况下，只要存在手术可能性还是应尽可能选择手术治疗。

目前对于嗜铬细胞瘤和副神经节瘤的转移风险评估主要是基于肿瘤大小（≥5cm）、肾上腺外病灶、*SDHB*突变、多巴胺性表型（如血浆3–甲氧酪胺高于正常上限3倍）、Ki67等情况。其中，存在*SDHB*突变的嗜铬细胞瘤和副神经节瘤的转移风险在35%~75%。此外，应该从6岁开始对潜在的*SDHB*突变携带者进行基因检测，从10岁开始对潜在的*SDHA/SDHC/SDHD*突变携带者进行基因检测。之所以选择每隔2~3年进行影像学检测，是因为SDHB相关肿瘤在最初筛查阴性后2年就可能被发现。鉴于*SDHB*突变相关的嗜铬细胞瘤和副神经节瘤具有更高的复发和转移风险，通常更推荐进行全肾上腺切除术而非保留肾上腺的手术。

参考文献

[1] Astuti D, Latif F, Dallol A, et al. Gene mutations in the succinate dehydrogenase subunit SDHB cause susceptibility to familial pheochromocytoma and to familial paraganglioma [J]. American Journal of Medical Genetics, 2001, 69(1): 49–54.

[2] Favier J, Amar L, Gimenez–Roqueplo A P. Paraganglioma and phaeochromocytoma: from genetics to personalized medicine [J]. Nature Reviews Endocrinology, 2015, 11(2): 101–111.

[3] Neumann H P, Pawlu C, Peczkowska M, et al. Distinct clinical features of paraganglioma syndromes associated with SDHB and SDHD gene mutations [J]. The Journal of the American Medical Association, 2004, 292(8): 943–951.

[4] Ricketts C, Woodward E R, Killick P, et al. Germline SDHB mutations and familial renal cell carcinoma [J]. Journal of the National Cancer Institute, 2008, 100(17): 1260–1262.

[5] King K S, Prodanov T, Kantorovich V, et al. Metastatic pheochromocytoma/ paraganglioma related to primary tumor development in childhood or adolescence: significant link to SDHB mutations [J]. Journal of Clinical Oncology, 2011, 29(31): 4137–4142.

[6] Lenders J W, Duh Q Y, Eisenhofer G, et al. Pheochromocytoma and paraganglioma: an endocrine society clinical practice guideline [J]. Journal of Clinical Endocrinology & Metabolism, 2014, 99(6): 1915–1942.

[7] Lenders J W M, Eisenhofer G. Update on modern management of pheochromocytoma

and paraganglioma [J]. Endocrinology and Metabolism(Seoul, Korea), 2017, 32(2): 152−161.

[8] Shah M H, Goldner W S, Benson A B, et al. Neuroendocrine and adrenal tumors, version 2.2021, NCCN Clinical Practice Guidelines in Oncology[J]. Journal of the National Comprehensive Cancer Network, 2021, 19(7): 839−868.

[9] Nölting S, Bechmann N, Taieb D, et al. Personalized management of pheochromocytoma and paraganglioma [J]. Endocrine Reviews, 2022, 43(2): 199−239.

[10] Lenders J W M, Kerstens M N, Amar L, et al. Genetics, diagnosis, management and future directions of research of phaeochromocytoma and paraganglioma: a position statement and consensus of the Working Group on Endocrine Hypertension of the European Society of Hypertension[J]. Journal of Hypertension, 2020, 38(8): 1443−1456.

[11] Eisenhofer G, Lenders J W, Siegert G, et al. Plasma methoxytyramine: a novel biomarker of metastatic pheochromocytoma and paraganglioma in relation to established risk factors of tumour size, location and SDHB mutation status [J]. European Journal of Cancer, 2012, 48(11): 1739−1749.

[12] Fassnacht M, Assie G, Baudin E, et al. Adrenocortical carcinomas and malignant phaeochromocytomas: ESMO−EURACAN Clinical Practice Guidelines for diagnosis, treatment and follow−up [J]. Annals of Oncology, 2020, 31(11): 1476−1490.

[13] Tufton N, Shapiro L, Srirangalingam U, et al. Outcomes of annual surveillance imaging in an adult and paediatric cohort of succinate dehydrogenase B mutation carriers [J]. Clinical Endocrinology, 2017, 86(2): 286−296.

[14] Nockel P, El Lakis M, Gaitanidis A, et al. Preoperative genetic testing in pheochromocytomas and paragangliomas influences the surgical approach and the extent of adrenal surgery [J]. Surgery, 2018, 163(1): 191−196.

（成科）

第二章

诊疗新进展

第一节
神经内分泌肿瘤病理进展

一、命名

1907年，Oberndorfer第一次提出了“类癌”这个术语，用以描述胃肠道一种结构单一、侵袭性比一般肿瘤低的上皮性肿瘤，认为其是一种类似癌的良性肿瘤。但后来的研究逐渐认识到这些肿瘤部分具有恶性行为。1929年，Oberndorfer本人也修正了原来的观点，认为这种肿瘤为恶性，并可发生转移。

1980年第一版WHO肿瘤分类系统采用“类癌”这一术语描述除胰腺外的这类肿瘤（发生于胰腺者称胰岛细胞瘤，islet cell tumors，ICT）。1995年，Capella等提出，将这类肿瘤中侵袭性较低的称为“神经内分泌肿瘤”，恶性或局部浸润的称为“神经内分泌癌”。这一提法被WHO肿瘤分类系统2000年和2004年修订版采用，但是用“内分泌”代替“神经内分泌”。2010年第四版WHO《消化系统肿瘤病理学与遗传学分类》对消化系统这类肿瘤，统一采用“神经内分泌肿瘤（neuroendocrine neoplasms，NEN）”这一术语。

神经内分泌肿瘤是起源于肽能神经元和神经内分泌细胞的异质性肿瘤。不同部位的神经内分泌肿瘤形态类似，分泌的激素不同，起源细胞不同，提示了几乎所有的器官和附属器均有发生神经内分泌肿瘤的可能性。然而，不同部位的命名千差万别，比如垂体和甲状旁腺的神经内分泌肿瘤被命名为腺瘤和腺癌，肾上腺的神经内分泌肿瘤被命名为嗜铬细胞瘤和恶性嗜铬细胞瘤，肾上腺外的神经内分泌肿瘤被命名为副神经节瘤和恶性副神经节瘤。不同的定义表明了神经内分泌肿瘤的两种起源分支，一种是起源于内分泌器官和非内分泌器官的上皮型，一种是起源于神经元结构的神经型。

神经型的神经内分泌肿瘤称为副神经节瘤。对于上皮型神经内分泌肿瘤，使用类癌和小细胞神经内分泌癌/大细胞神经内分泌癌来分别描述惰性和侵袭性的神经内分泌肿瘤，广泛应用于消化系统之外的许多器官和系统，包括肺、胸腺、膀胱、胆道、肾、泌尿道和生殖腺。然而“类癌”这一术语逐渐被认识到并不能恰如其分地表述出这类肿瘤的恶性潜能，因为“癌样病变”听起来感觉更像一个良性病变。

因此，2019年，第五版《WHO内分泌系统肿瘤分级》提出了一个通用的命名系统，以更好地对这一类肿瘤进行命名。神经型的神经内分泌肿瘤称为副神经节瘤。对于分化好的上皮型神经内分泌肿瘤，保留正常神经内分泌细胞形态和分子特征的，称为神经内分泌瘤（neuroendocrine tumors，NETs）。神经内分泌瘤根据增殖情况分为3个级别（G1，G2，G3），用于预后分层，并已被证明在呼吸系统和消化系统中有效、可靠。需要注意的是，虽然这类分化好的肿瘤称为“瘤”（tumor），但这是一种非定性的定义，其仍有转移的可能性。分化差的上皮型神经内分泌肿瘤，由于具有重度细胞异型性和紊乱的分子/遗传特征，但保留神经内分泌标志，称为神经内分泌癌（neuroendocrine carcinoma，NEC）。神经内分泌癌又可分为大细胞神经内分泌癌（LCNEC）和小细胞神经内分泌癌（SCNEC）。

第五版《WHO内分泌系统肿瘤分级》已采用这一命名系统，并在2022年更新为《WHO内分泌肿瘤及神经内分泌肿瘤分级》。因此，为了标准化命名、化繁为简，WHO 2022年提出了一个基于分化程度（differentiation）和分级（grading）统一的神经内分泌肿瘤的命名系统（表1）。

表1 WHO上皮型神经内分泌肿瘤统一命名

肿瘤类别定义	神经内分泌肿瘤	
肿瘤家族/分类定义	分化好的神经内分泌肿瘤	分化差的神经内分泌肿瘤
肿瘤类型定义	神经内分泌瘤	神经内分泌癌
肿瘤亚型定义	根据不同部位定义	大细胞神经内分泌癌/小细胞神经内分泌癌
肿瘤分级定义	G1，G2，G3	高级别

二、2022年版WHO神经内分泌肿瘤分类命名变化及新的诊断类别

2022年版《WHO内分泌肿瘤及神经内分泌肿瘤分级》包含了一个全新章节——非内分泌器官的“神经内分泌肿瘤”。这一新的章节包含了来自消化道、肺、上呼吸道、泌尿生殖道、乳腺及皮肤等部位的神经内分泌瘤和神经内分泌癌（表2）。

胰腺神经内分泌肿瘤命名有几个小改动。

（1）对于<0.5cm的肿瘤，之前的WHO肿瘤分类命名系统称之为“微腺瘤”（microadenoma）；但由于这些肿瘤在极偶尔的情况下也可发生淋巴结转移，因此在2022版中称之为“神经内分泌微瘤”（neuroendocrine microtumor）。

（2）胰腺神经内分泌肿瘤异位激素分泌。对于胰腺神经内分泌肿瘤导致

的库欣综合征，之前的WHO肿瘤分类命名系统主要介绍了异位ACTH分泌，而2022年版还介绍了异位皮质醇分泌导致的库欣综合征；胰腺神经内分泌肿瘤的胃泌素分泌，因为胃泌素并不是内分泌部胰腺正常分泌的激素；异位PTH的分泌或过多的甲状旁腺激素释放激素分泌，可导致高钾血症；异位生长激素释放激素或异位生长激素分泌导致肢端肥大症；异位降钙素或血清素分泌导致腹泻；异位抗利尿激素分泌导致低钠血症；等等。胰腺神经内分泌肿瘤可异位分泌其他部位正常分泌的激素，提示全身各系统神经内分泌肿瘤之间可相互作用。

表2　2022年版WHO不同解剖部位的上皮型神经内分泌肿瘤分类

神经内分泌肿瘤	分类	诊断要点
胃肠、胆道、胰腺		
分化好的神经内分泌瘤（NET）	NET，G1	<2核分裂/2mm^{2}和/或Ki67<3%
	NET，G2	2~20核分裂/2mm^{2}和/或Ki67 3%~20%
	NET，G3	>20核分裂/2mm^{2}和/或Ki67>20%
分化差的神经内分泌癌（NEC）	小细胞NEC	>20核分裂/2mm^{2}和/或Ki67>20%（通常>70%），小细胞形态
	大细胞NEC	>20核分裂/2mm^{2}和/或Ki67>20%（通常>70%），大细胞形态
上消化道和唾液腺		
分化好的神经内分泌瘤（NET）	NET，G1	<2核分裂/2mm^{2}和/或Ki67<3%
	NET，G2	2~20核分裂/2mm^{2}和/或Ki67 3%~20%
	NET，G3	>20核分裂/2mm^{2}和/或Ki67>20%
分化差的神经内分泌癌（NEC）	小细胞NEC	>20核分裂/2mm^{2}和/或Ki67>20%（通常>70%），小细胞形态
	大细胞NEC	>20核分裂/2mm^{2}和/或Ki67>20%（通常>70%），大细胞形态
肺和胸腺		
分化好的神经内分泌瘤（NET）	典型类癌/NET，G1	<2核分裂/2mm^2，没有坏死
	不典型类癌NET，G2	2~10核分裂/2mm^2，有/没有坏死（点状坏死）
	类癌/NET伴高核分裂和/或高Ki67	不典型类癌形态学伴高核分裂（>10核分裂/2mm^2）和/或高Ki67（>30%）
分化差的神经内分泌癌（NEC）	小细胞NEC	>10核分裂/2mm^2，常伴坏死及小细胞形态
	大细胞NEC	>10核分裂/2mm^2，通常伴坏死及大细胞形态
甲状腺		
髓样癌（MTC）	低级别MTC	<5核分裂/2mm^2，没有坏死，Ki67<5%
	高级别MTC	至少有下列一项特征： ≥5核分裂/2mm^2，坏死，Ki67≥5%

三、神经内分泌肿瘤病理辅助诊断标记

（一）神经内分泌标记

2022年版《WHO内分泌肿瘤及神经内分泌肿瘤分级》对神经内分泌标记的使用推荐，除了常用的CgA和Syn（图1），还强调了INSM1的使用；其中，Syn和INSM1灵敏度更高，但需要注意在非神经内分泌细胞上的着色，比如Syn阳性可见于肾上腺皮质、胰腺实性假乳头状肿瘤及胰腺腺泡细胞肿瘤，INSM1阳性可见于胸部非神经内分泌肿瘤及肉瘤。CgA和SSTR在神经内分泌瘤中常呈强阳性，而在大多数神经内分泌癌里仅部分阳性或阴性。另外，还需要使用上皮标记来确定上皮型神经内分泌肿瘤的上皮属性。

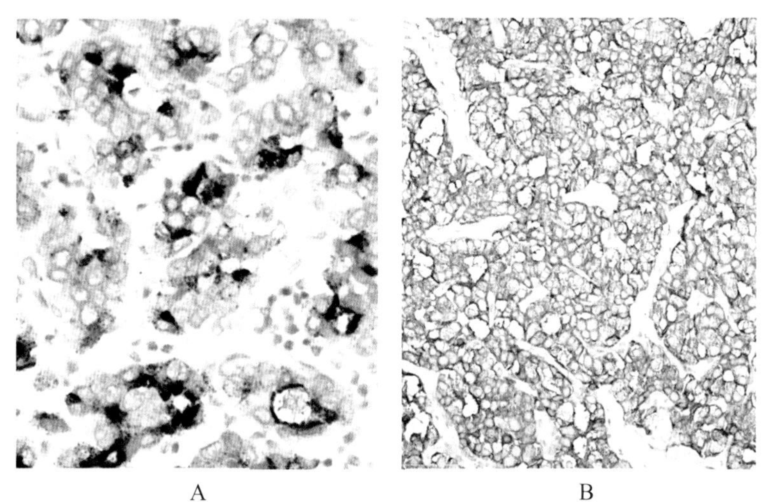

图1　神经内分泌肿瘤神经内分泌标记免疫组化染色

A.CgA（×400，胞质点状颗粒状阳性）；B.Syn（×400，胞质阳性）

（二）转录因子标记

关于转录因子类型的免疫组化标记，副神经节瘤、嗜铬细胞瘤GATA3核阳性，但甲状旁腺、垂体和乳腺神经内分泌肿瘤及神经内分泌癌也有可能表达GATA3。TTF–1阳性可提示肺神经内分泌瘤和甲状腺髓样癌来源，但与抗体克隆高度相关，克隆号SPT24可能为较可靠的选择。甲状腺髓样癌表达CEA、降钙素及降钙素基因相关肽。肠道来源的神经内分泌肿瘤可表达CDX2及SATB2，十二指肠和胰腺来源的神经内分泌肿瘤可表达ISL1、PDX1、和CDX2，胰腺神经内分

泌瘤可表达ARX。后肠和泌尿生殖系统的神经内分泌瘤可表达PASP。下丘脑的肿瘤也可能表达TTF–1，但该肿瘤为神经源性而不是上皮源性，TTF–1也可表达于高级别肿瘤尤其是其他部位的神经内分泌癌。Merkel细胞癌也可表达SATB2。当鉴别诊断为神经内分泌癌的时候，由于其缺乏组织学分化，使用转录因子来提示肿瘤来源并不可靠。

（三）激素标记

激素染色对于神经内分泌瘤来说有一定意义。垂体瘤激素染色+转录因子染色，可将肿瘤细胞分为成熟（类似于成熟的神经内分泌细胞）和不成熟（缺乏终末分化），这一分类有临床意义。对胰腺神经内分泌瘤有类似发现，如果肿瘤细胞表达胰岛素标记，即使患者没有胰岛素瘤症状，依然提示该肿瘤侵袭程度低。

（四）分化标记

免疫组化标志可用于鉴别神经内分泌瘤G3和神经内分泌癌：ATRX、DAXX、Menin、P27缺失，SSTR2/5表达，更支持神经内分泌瘤G3的诊断，而Rb缺失、P53弥漫强阳性或完全缺失表达（图2）和/或SSTR2/5缺失，通常提示神经内分泌癌的可能性。

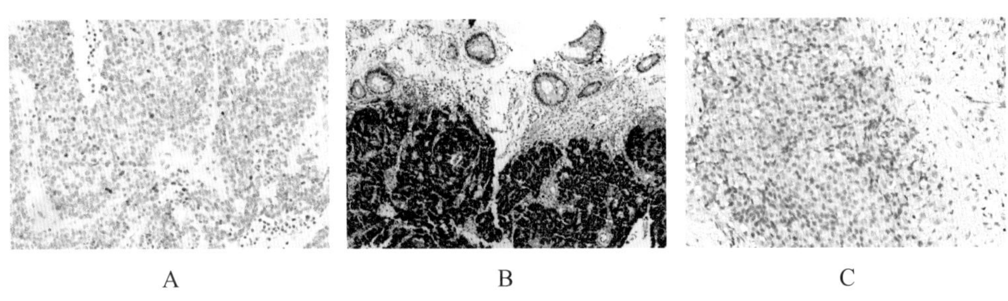

A　　　　B　　　　C

图2　神经内分泌肿瘤P53免疫组化染色

A.神经内分泌瘤（NET，G2）的P53染色（×200，散在强弱不等阳性信号，提示*TP53*为野生型）；B、C.神经内分泌癌（NEC）的P53染色（B.×100，弥漫强阳性表达；C.×200，完全缺失表达，二者均提示*TP53*为突变型）

四、神经内分泌肿瘤分子遗传研究进展

神经内分泌瘤与神经内分泌癌有不同的肿瘤驱动基因及部位特异性表观遗传学改变。不同部位的神经内分泌癌均可由*TP53*、*RB*基因突变所致。

有文献对非功能性胰腺神经内分泌肿瘤进行表观遗传及转录组印记研究，发现可以用内分泌细胞分化类型来分类。研究证实，胰腺神经内分泌肿瘤可分为三种亚型（表3）：A细胞样型、类A细胞样型及B细胞样型。A细胞样型的胰腺神经内分泌肿瘤表达PDX1，B细胞样型的胰腺神经内分泌肿瘤表达ARX。B细胞样型的胰腺胰腺神经内分泌肿瘤，一般缺少拷贝数变异，也没有*MEN1*突变或*ATRX*/*DAXX*突变，预后较好。有两种ARX阳性肿瘤，一类为A细胞样型，缺少拷贝数变异，但拥有*MEN*1突变；而另一类为类A细胞样型，拥有显著拷贝数变异、*MEN*1突变、*ATRX*/*DAXX*突变。A细胞样型肿瘤可能由于染色体不稳定性和突变向A细胞方向分化，从而演进到中度恶性。PDX1和ARX并不是胰腺神经内分泌肿瘤的独立预后因素，ALT是独立预后因素，因此，ALT阳性、ARX阳性胰腺神经内分泌瘤由于ALT激活，是预后最差的非功能性胰腺神经内分泌瘤。

表3　基于遗传学和表观遗传印记的胰腺神经内分泌肿瘤分类

表观遗传相似性	非功能性胰腺神经内分泌瘤1	非功能性胰腺神经内分泌瘤2	非功能性胰腺神经内分泌瘤1	胰岛素瘤1	胰岛素瘤2	胰岛素瘤3
	A细胞样型	A细胞样型>B细胞样型	B细胞样型/其他	B细胞样型	B细胞样型	A细胞样型>B细胞样型
表观遗传印记	分化好的	去分化的	未知	分化好的	分化好的	去分化?
*MEN*1	++	+++	±	–	–	未知
ATRX/*DAXX*	+	+++	–	–	–	++
*YY*1	–	–	–	+++	–	未知
mTOR	+	+++	+	–	–	未知
拷贝数变异	无	扩增/缺失	无	无	扩增	未知
分级	G1	G2	G1	G1	G1	G2
大小	3cm	4cm	3cm	<2cm	<2cm	>3cm
预后	良好	差	良好	良好	良好	差

五、神经内分泌瘤G3与神经内分泌癌的区分

（一）共存的肿瘤

如果肿瘤内或相关的部位有低级别神经内分泌瘤成分，更倾向神经内分泌瘤诊断；相反的，如果有癌（腺癌或鳞状细胞癌）成分共存，那么神经内分泌成分为神经内分泌癌的可能性更大（因为相比较而言，神经内分泌瘤更不容易与非神

经内分泌的癌形成混合肿瘤）。

（二）临床情况

初始症状：如果患者首发时有相应临床表现，比如血CgA水平升高，更倾向神经内分泌瘤的诊断；而神经内分泌癌罕有血CgA水平升高，更常见一般肿瘤标志物的升高。

（三）影像学

功能显像检查更容易发现神经内分泌瘤病变，包括SSTR SPECT显像、^{68}Ga–DOTATATE PET/CT或PET/MRI，而在FDG–PET/CT或PET/MRI中常呈阴性。相反的，神经内分泌癌在FDG–PET/CT或PET/MRI中更易呈阳性。

（四）免疫组化

见前述。

六、少见部位神经内分泌肿瘤

对于脊柱副神经节瘤，尤其是马尾副神经节瘤，现在认为是上皮型神经内分泌瘤，称为马尾神经内分泌瘤（cauda equina neuroendocrine tumor），这些肿瘤不表达GATA3，表达上皮标志，形态学上可见上皮样细胞组成小巢状，周围被支持细胞包绕，与多灶性遗传性副神经节瘤无关；如果病变为复合瘤，含有成熟神经节细胞或施万细胞成分，则称为神经节细胞瘤/神经瘤伴神经内分泌瘤。

以前的十二指肠降部或壶腹部“节细胞副神经节瘤”，现在被认为是具有上皮型神经内分泌瘤成分的复合性神经节细胞瘤/神经瘤伴神经内分泌瘤（composite gangliocytoma/neuroma and neuroendocrine tumor，CoGNET），除十二指肠之外，亦可见于空肠、幽门、食管、胰腺、阑尾、肺和甲状腺。该肿瘤包含三种成分：上皮性神经内分泌细胞、神经节细胞和梭形的施万细胞；上皮性神经内分泌细胞表达角蛋白、神经内分泌标志及激素标志（胰多肽、生长抑素）。

中耳是鼓室副神经节产生副神经节瘤的部位，但中耳也可以有上皮型神经内分泌肿瘤。近期有研究证实，中耳神经内分泌肿瘤表达INSM1、Syn、SATB2，局灶CDX2、GATA3弱阳性；肿瘤细胞角蛋白始终阳性（AE1/AE3，CAM5.2）。因此，2022版《WHO内分泌肿瘤及神经内分泌肿瘤分级》将其称为中耳神经内分泌瘤（middle ear neuroendocrine tumors，MeNETs）。

七、神经内分泌肿瘤预后/治疗相关标志

神经内分泌肿瘤预后/治疗相关标志见表4。

表4 神经内分泌肿瘤预后/治疗相关标志

基因	NEN类型	应用	治疗选择	检测手段
SSTRs	NET≫NEC	鉴别诊断NET和NEC	SSA和PRRT	IHC
DAXX-ATRX	NET	诊断/预后	EVE/IFNα/STZ/SUN/TMZ	IHC
RET	NET	预后		SEQ
SDHB	PPGL	预后		SEQ
Rb，*P53*	NEC	诊断NET G3和NEC	化疗	IHC

注：IHC，immunohistochemistry，免疫组化；EVE，everolimus，依维莫司；IFNα，interferon alpha，干扰素α；STZ，streptozotocin，链脲霉素；SUN，sunitinib，舒尼替尼；TMZ，temozolomide，替莫唑胺；SEQ，sequencing analysis，测序分析；PPGL，pheochromocytoma/paraganglioma，嗜铬细胞瘤/副神经节瘤。

参考文献

[1] Oberndorfer S. Karzinoide tumoren des dunndarms [J]. Frankfurt Z Path, 1907, 1: 426–432.

[2] Soga J. The term "carcinoid" is a misnomer: the evidence based on local invasion [J]. Journal of Experimental & Clinical Cancer Research, 2009, 28(1): 15.

[3] Klöppel G, Perren A, Heitz P U. The gastroenteropancreatic neuroendocrine cell system and its tumors: the WHO classification [J]. Annals of the New York Academy of Sciences, 2004, 1014: 13–27.

[4] Capella C, Heitz P U, Höfler H, et al. Revised classification of neuroendocrine tumours of the lung, pancreas and gut [J]. Virchows Archiv, 1995, 425(6): 547–560.

[5] Capella C, Solcia E, Sobin L H, et al. Endocrine tumours of the stomach [M]//Hamilton S R, Aaltonen L A. WHO classification of tumours pathology & genetics of tumours of the digestive system. Lyon: IARC press, 2000.

[6] Heitz P U, Komminoth P, Perren A, et al. Pancreaic endocrine tumours: introduction [M]//Delellis R A, Lloyd R V, Heitz P U, et al. Pathology and genetics of tumours of the endocrine organs. Lyon: IRAC Press, 2004.

[7] Rindi G, Arnold R, Bosman F T, et al. Nomenclature and classification of

neuroendocrine neoplasms of the digestive system [M]//Bosman F T, Carneiro F, Hruban R H, et al. WHO classicification of tumours of the digestive system. Lyon: IARC Press, 2010.

[8] Rosai J. The origin of neuroendocrine tumors and the neural crest saga [J]. Modern pathology, 2011, 24(Suppl 2): S53- S57.

[9] Rindi G, Klimstra D S, Abedi-Ardekani B, et al. A common classification framework for neuroendocrine neoplasms: an International Agency for Research on Cancer (IARC) and World Health Organization (WHO) expert consensus proposal [J]. Modern Pathology, 2018, 31(12): 1770-1786.

[10] Asa S L, Kovacs K, Vale W, et al. Immunohistologic localization of corticotrophin-releasing hormone in human tumors [J]. American Journal of Clinical Pathology, 1987, 87(3): 327-333.

[11] Fountas A, Giotaki Z, Ligkros N, et al. Cushing's Syndrome due to CRH and ACTH co-secreting pancreatic tumor-presentation of a new case focusing on diagnostic pitfalls [J]. Endocrine Pathology, 2015, 26(3): 239-342.

[12] Maragliano R, Vanoli A, Albarello L, et al. ACTH-secreting pancreatic neoplasms associated with Cushing Syndrome: clinicopathologic study of 11 cases and review of the literature [J]. American Journal of Surgical Pathology, 2015, 39(3): 374-382.

[13] Suissa Y, Magenheim J, Stolovich-Rain M, et al. Gastrin: a distinct fate of neurogenin 3 positive progenitor cells in the embryonic pancreas [J]. PLoS One, 2013, 8(8): e70397.

[14] Drucker D J, Asa S L, Henderson J, et al. The parathyroid hormone-like peptide gene is expressed in the normal and neoplastic human endocrine pancreas [J]. Molecular Endocrinology, 1989, 3(10): 1589-1595.

[15] Kamp K, Feelders R A, van Adrichem R C, et al. Parathyroid hormone-related peptide (PTHrP) secretion by gastroenteropancreatic neuroendocrine tumors (GEP-NETs): clinical features, diagnosis, management, and follow-up [J]. Journal of Clinical Endocrinology & Metabolism, 2014, 99(9): 3060-3069.

[16] Sano T, Asa S L, Kovacs K. Growth hormone-releasing hormone-producing tumors: clinical, biochemical, and morphological manifestations[J]. Endocrine Reviews, 1988, 9(3): 357-373.

[17] Sano T, Saito H, Yamasaki R, et al. Immunoreactivity against anti-growth hormone-releasing hormone(GHRH) sera in huamn pancreas and pancreatic

endocrine tumors: evidence of pitfall in immunohistochemical study [J]. Biomedical Research, 1987, 8(6): 407–414.

[18] Ezzat S, Ezrin C, Yamashita S, et al. Recurrent acromegaly resulting from ectopic growth hormone gene expression by a metastatic pancreatic tumor [J]. Cancer, 1993, 71(1): 66–70.

[19] Alshaikh O M, Yoon J Y, Chan B A, et al. Pancreatic neuroendocrine tumor producing insulin and vasopressin [J]. Endocrine Pathology, 2018, 29(1): 15–20.

[20] Kanitra J J, Hardaway J C, Soleimani T, et al. Adrenocortical oncocytic neoplasm: a systematic review [J]. Surgery, 2018, 164(6): 1351–1359.

[21] Ohara Y, Oda T, Hashimoto S, et al. Pancreatic neuroendocrine tumor and solid–pseudopapillary neoplasm: key immunohistochemical profiles for differential diagnosis [J]. World Journal of Gastroenterology, 2016, 22(38): 8596.

[22] Tsai H K, Hornick J L, Vivero M. INSM1 expression in a subset of thoracic malignancies and small round cell tumors: rare potential pitfalls for small cell carcinoma [J]. Modern Pathology, 2020, 33(8): 1571–1580.

[23] Chan C S, Laddha S V, Lewis P W, et al. ATRX, DAXX or MEN1 mutant pancreatic neuroendocrine tumors are a distinct alpha–cell signature subgroup [J]. Nature Communications, 2018, 9(1): 4158.

[24] Cejas P, Drier Y, Dreijerink K M A, et al. Enhancer signatures stratify and predict outcomes of non–functional pancreatic neuroendocrine tumors [J]. Nature Medicine, 2019, 25(8): 1260–1265.

[25] Boons G, Vandamme T, Ibrahim J, et al. PDX1 DNA methylation distinguishes two subtypes of pancreatic neuroendocrine neoplasms with a different prognosis [J]. Cancers, 2020, 12(6): 1461.

[26] Di Domenico A, Pipinikas C P, Maire R S, et al. Epigenetic landscape of pancreatic neuroendocrine tumours reveals distinct cells of origin and means of tumour progression [J]. Communications Biology, 2020, 3(1): 740.

[27] Dreijerink K M, Hackeng W M, Singhi A D, et al. Clinical implications of cell-of-origin epigenetic characteristics in non-functional pancreatic neuroendocrine tumors [J]. Journal of Pathology, 2022, 256(2): 143–148.

[28] Hackeng W M, Schelhaas W, Morsink F H M, et al. Alternative lengthening of telomeres and differential expression of endocrine transcription factors distinguish metastatic and non–metastatic insulinomas [J]. Endocrine Pathology, 2020, 31(2):

108–118.

[29] Uccella S, La Rosa S, Metovic J, et al. Genomics of high–grade neuroendocrine neoplasms: well–differentiated neuroendocrine tumor with high–grade features (G3 NET) and neuroendocrine carcinomas (NEC) of various anatomic sites [J]. Endocrine Pathology, 2021, 32(1): 192–210.

[30] Tang L H, Untch B R, Reidy D L, et al. Well–differentiated neuroendocrine tumors with a morphologically apparent high–grade component: a pathway distinct from poorly differentiated neuroendocrine carcinomas high–grade progression of neuroendocrine tumors [J]. Clinical Cancer Research, 2016, 22(4): 1011–1017.

（要文青　江丹）

第二节
神经内分泌肿瘤核医学诊治进展

核医学是利用放射性示踪技术、放射性核素及其制品进行疾病研究和诊治的学科，其在神经内分泌瘤中的应用日益广泛，主要包括影像诊断和放射性核素治疗两部分。

一、影像诊断

神经内分泌肿瘤核医学影像诊断所用显像方法包括SPECT/CT、PET/CT和PET/MRI。常用示踪剂众多，主要种类及其影像所反映的生物学信息见表1。与传统影像学检查方法超声、CT和MRI不同，核医学影像检查所见取决于所用示踪剂种类，而非显像仪器本身。

表1　神经内分泌肿瘤常用核医学示踪剂

示踪剂	所反映的生物学信息	显像仪器	适用肿瘤
$^{131}I/^{123}I$–MIBG	儿茶酚胺储存	SPECT/CT	嗜铬细胞瘤/副神经节瘤 神经母细胞瘤 甲状腺髓样癌 Merkel细胞瘤
$^{68}Ga/^{64}Cu$–DOTA–SSA	SSTR表达	PET/CT或PET/MRI	胃肠胰神经内分泌瘤 胸腺神经内分泌瘤 支气管/肺神经内分泌瘤 嗜铬细胞瘤/副神经节瘤
^{18}F–DOPA	儿茶酚胺代谢	PET/CT或PET/MRI	嗜铬细胞瘤/副神经节瘤 神经母细胞瘤 胃肠神经内分泌瘤 甲状腺髓样癌
^{99m}Tc–MIBI	线粒体数量	SPECT/CT	甲状旁腺瘤/增生
$^{11}C/^{18}F$–Choline	细胞膜的合成和稳定	PET/CT或PET/MRI	甲状旁腺瘤/增生
^{68}Ga–Exendin–4	胰高血糖素样肽–1受体表达	PET/CT或PET/MRI	胰岛素瘤

续表

示踪剂	所反映的生物学信息	显像仪器	适用肿瘤
^{68}Ga–Pentixafor	C–X–C趋化因子受体4表达	PET/CT或PET/MRI	醛固酮瘤
^{18}F–FDG	葡萄糖代谢	PET/CT或PET/MRI	嗜铬细胞瘤/副神经节瘤 所有失分化神经内分泌瘤

（一）^{131}I/^{123}I–MIBG

间碘苄胍（metaiodobenzylguanidine，MIBG）是去甲肾上腺素的功能性类似物，可利用胺前体摄取机制进入胞质中的小囊泡或神经内分泌颗粒。MIBG在交感神经肾上腺素受体丰富的神经内分泌肿瘤中集聚，尤其是嗜铬细胞瘤、副神经节瘤和神经母细胞瘤（图1、图2）。其他类型的神经内分泌肿瘤诸如类癌也可以摄取MIBG，但摄取水平变异较大。

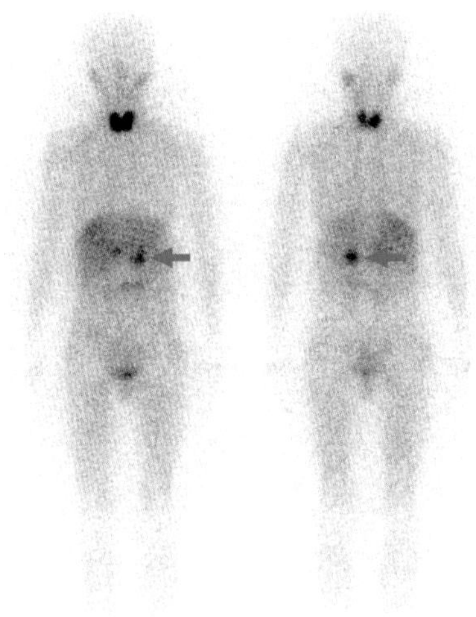

A

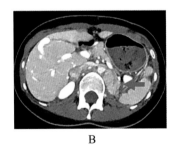

B

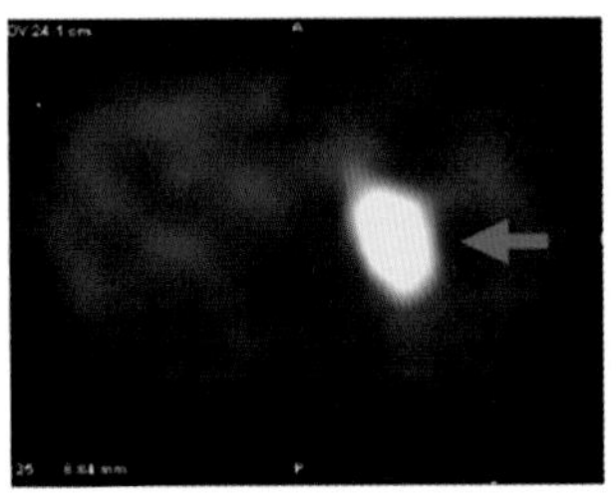

C

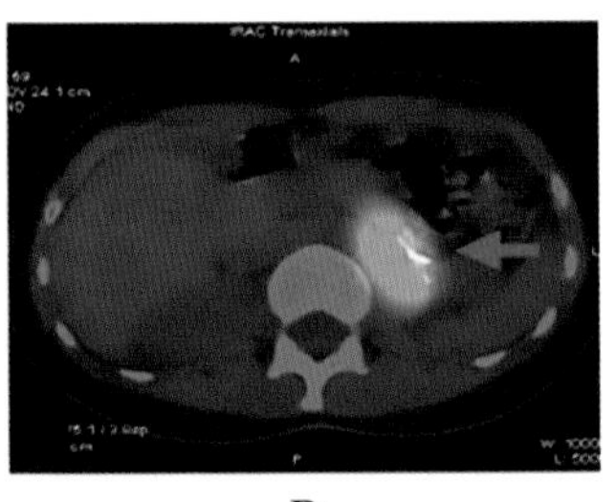

D

图1　^{131}I/^{123}I–MIBG显像（左侧肾上腺嗜铬细胞瘤术后原位复发）

A.^{131}I–MIBG SPECT平面显像；B.增强CT；C.SPECT断层；D.SPECT/CT融合图像（示复发病灶位于原左侧肾上腺区，相应部位见一富血供肿块，该肿块摄取MIBG明显增高）

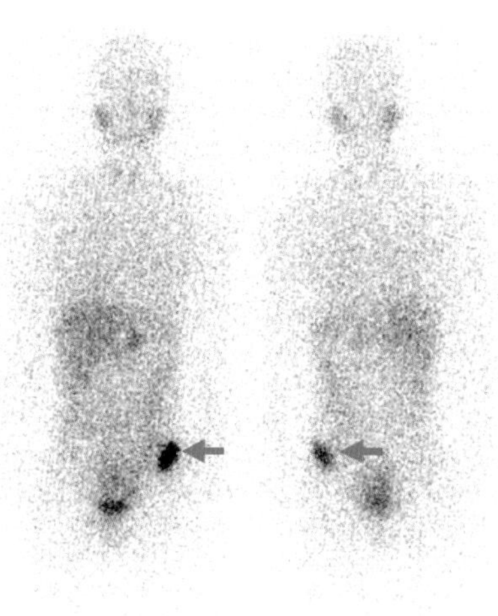

A

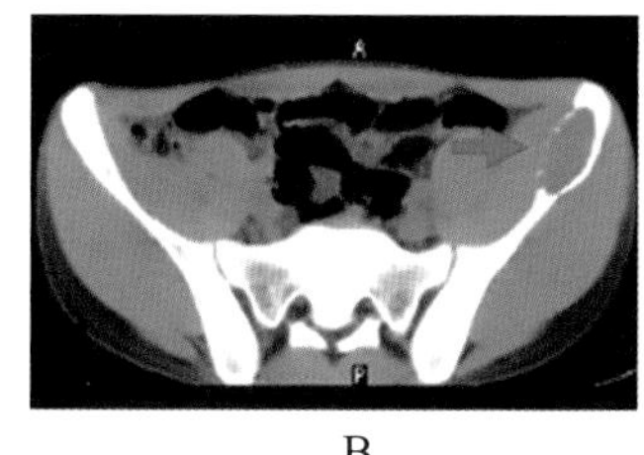

B

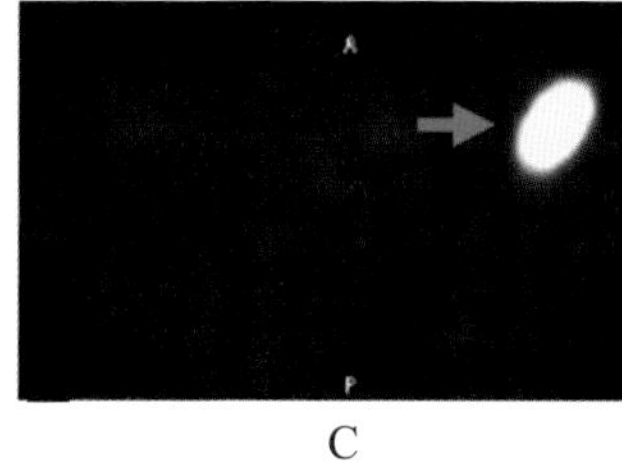

C

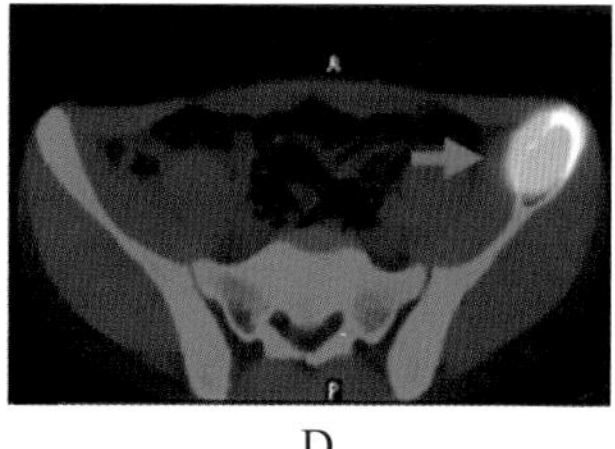

D

图2　^{131}I/^{123}I–MIBG显像（右侧肾上腺嗜铬细胞瘤术后左侧髂骨转移）

A.^{131}I–MIBG SPECT平面显像；B.平扫CT；C.SPECT断层；D.SPECT/CT融合图像（示骨转移病灶部位呈MIBG高摄取，并伴溶骨性骨质破坏）

MIBG显像在儿童神经母细胞瘤的初始分期及随访中有临床价值。Meta分析显示，MIBG在发现此类患者复发/转移病灶方面的敏感性和特异性以患者为参照分别为80%和89%，以病灶为参照分别为66%和73%。由于生理情况下骨和骨髓不摄取MIBG，因此MIBG显像特别适用于神经母细胞瘤骨转移的诊断。此外，诊断剂量MIBG显像还可用于评估嗜铬细胞瘤/副神经节瘤、神经母细胞瘤的肿瘤负荷，治疗前筛选适合^{131}I–MIBG治疗的患者。

（二）^{68}Ga/^{64}Cu –DOTA–SSA

研究显示，80%的神经内分泌肿瘤细胞表面会过度表达SSTR。近年来，正电子核素标记生长抑素类似物（如^{68}Ga/^{64}Cu–DOTA–SSA）越来越多地应用于神经内分泌肿瘤的临床诊断，其敏感性和特异性均较高，已完全取代了既往的^{111}In–喷曲肽（一种生长抑素类似物）SPECT/CT显像。目前应用较多的生长抑素类似物示踪剂包括^{68}Ga–DOTA–NOC（激动剂，主要靶向SSTR2、SSTR3和SSTR5）、

^{68}Ga–DOTA–TOC（激动剂，主要靶向SSTR2，2019年由美国FDA批准上市）和^{68}Ga–DOTATATE（激动剂，主要靶向SSTR2，且与其的亲和力最高，2016年由美国FDA批准上市），目前认为3种示踪剂在神经内分泌肿瘤诊断方面是等效的。研究显示，^{68}Ga–DOTA–SSA显像诊断神经内分泌肿瘤的敏感性和特异性分别为91%和94%，分期/再分期的敏感性和特异性分别为78%~100%和83%~100%，通过^{68}Ga–DOTA–SSA显像，45%患者的治疗决策会发生改变。在原发病灶不明的转移性神经内分泌肿瘤患者中，约61%可通过^{68}Ga–DOTA–SSA显像明确肿瘤来源。此外，美国FDA于2020年9月又批准^{64}Cu–DOTATATE用于神经内分肿泌肿瘤的诊断，该示踪剂为^{64}Cu所标记，半衰期长，显像时间窗较宽。前期小样本的研究显示，在发现病灶数量方面，^{64}Cu–DOTATATE优于^{68}Ga–DOTA–TOC。

^{68}Ga–DOTA–SSA显像有助于发现一些传统影像学检查方法不易发现的神经内分泌肿瘤病灶，诸如转移性小淋巴结（临床常用短径>10mm作为是否转移的判断标准）（图3）、尚未出现骨质破坏的骨转移病灶（图4）、腹膜转移病灶及部分隐匿性原发病灶（图5）。

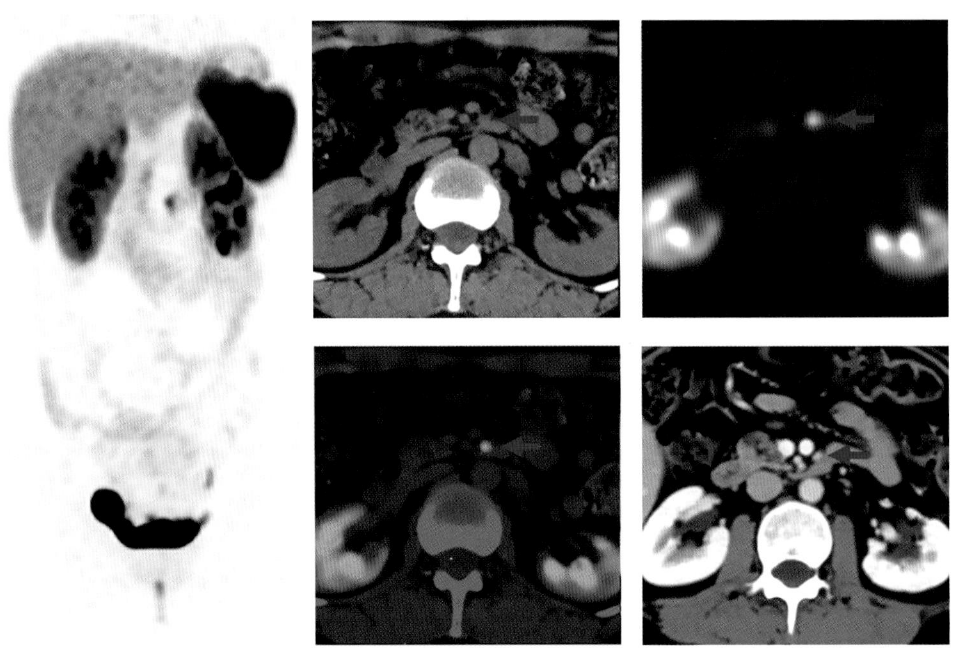

图3　十二指肠神经内分泌瘤（G2）术后小肠系膜淋巴结转移

注：该淋巴结短径仅4mm。

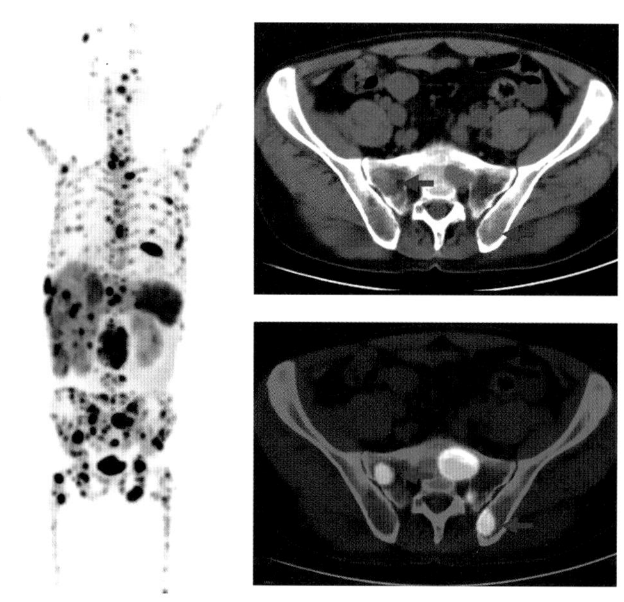

图4　原发病灶不明的神经内分泌瘤（G2）全身广泛转移检查结果

注：^{68}Ga–DOTATATE PET/CT显示全身广泛分布的^{68}Ga–DOTATATE摄取增高病灶，符合肿瘤转移改变。注意部分骨转移病灶在CT上未表现为骨质破坏。

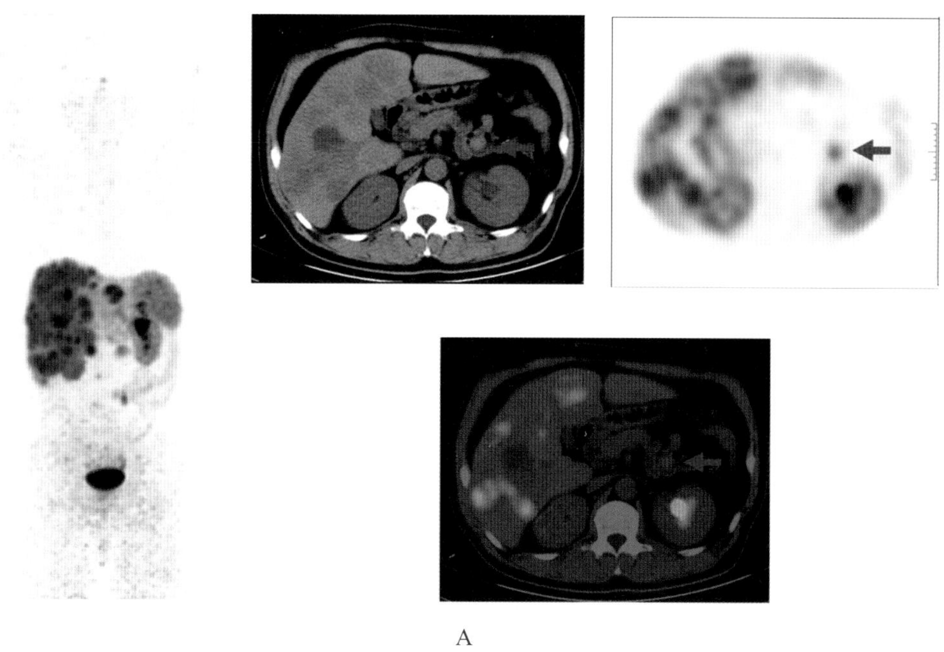

A

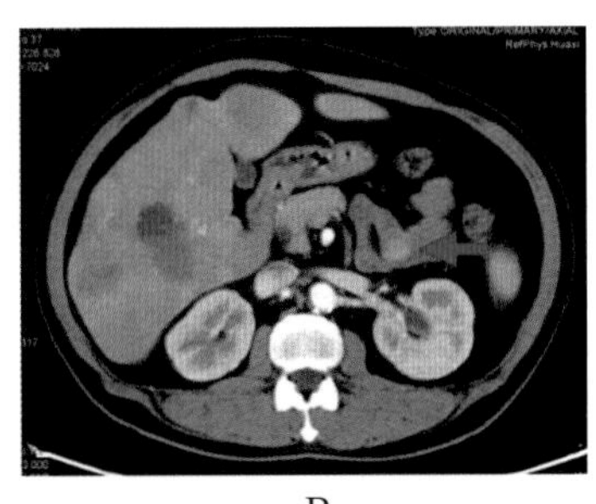

B

图5　肝转移性神经内分泌瘤检查结果

A.^{68}Ga–DOTATATE PET/CT（显示原发病灶位于近段空肠）；B. 增强CT（显示相应部位仅见轻度强化，无法做出明确诊断）

目前多个指南和共识广泛推荐^{68}Ga–DOTA–SSA显像作为除肾上腺嗜铬细胞瘤（生理性本底较高）、甲状腺髓样癌、良性胰岛素瘤和神经母细胞瘤外所有神经内分泌瘤的优选影像学检查方法，肿瘤类型涵盖胃肠胰神经内分泌瘤、胸腺神经内分泌瘤和支气管/肺神经内分泌瘤，以及肾上腺外嗜铬细胞瘤/副神经节瘤和MEN，应用场景包括诊断、分期和术后的再分期。此外，^{68}Ga–DOTA–SSA显像也是患者是否适合接受PRRT的重要参考依据。

PET/MRI是一种新的PET显像方法，其PET部分系统灵敏度高，内置呼吸门控，可发现部分PET/CT不能发现的病灶（图6）。PET/MRI的MRI部分可多参数成像，不但能够提供优秀的软组织对比度，在发现一些实质性脏器（如肝、胰腺等）小的肿瘤病灶方面较PET/CT有着一定的优势。鉴于^{68}Ga–DOTA–SSA激动剂在肝、脾的生理性分布较高，且肝又是神经内分泌瘤的好发转移部位，因此可能会出现这些器官病灶的漏诊。近些年研发的拮抗剂^{68}Ga–DOTA–JR11被发现在肝、脾的生理性分布水平较低，小样本研究发现此种示踪剂对肝病灶的诊断较激动剂有一定的优势。

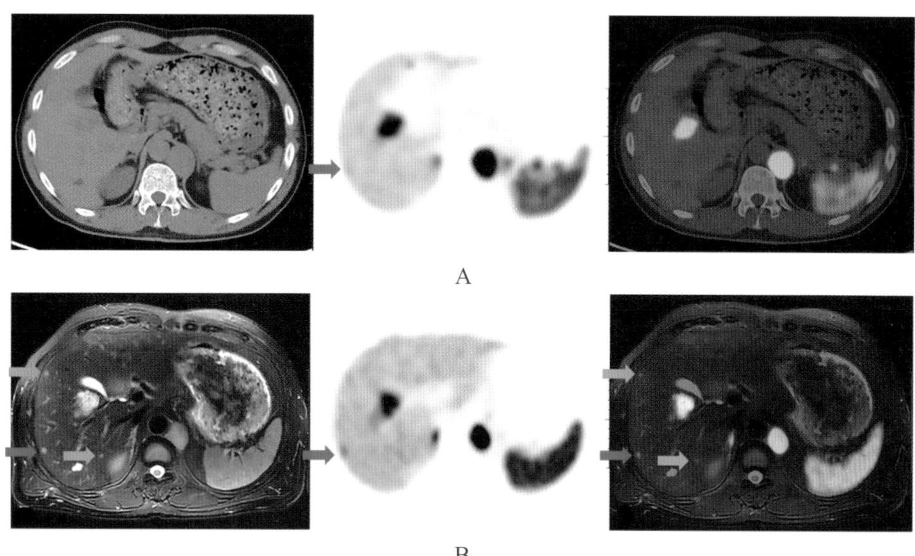

A

B

图6 胰腺神经内分泌瘤肝转移检查结果

A.^{68}Ga–DOTATATE PET/CT；B.^{68}Ga–DOTATATE PET/MRI

注：PET/MRI除可发现PET/CT未能显示的转移病灶（红色箭头）外，还能发现一些因体积较小而被PET/CT的PET部分及PET/MRI的PET部分均遗漏的转移病灶（绿色箭头）。

（三）^{18}F–DOPA

^{18}F–DOPA是L–多巴的类似物，可经细胞膜上氨基酸转运系统进入细胞，在芳香酸脱羧酶作用下脱羧转化为^{18}F–多巴胺，后储存在囊泡中。神经内分泌瘤氨基酸转运系统和芳香酸脱羧酶活性增强，多为^{18}F–DOPA高摄取。因此^{18}F–DOPA的摄取强度可反映神经内分泌瘤组织代谢儿茶酚胺的能力。

研究显示，在进入细胞储存于囊泡的过程中，^{18}F–DOPA的摄取有两种囊泡单胺转运体参与，而MIBG的摄取仅有一种囊泡单胺转运体参与，再加上^{18}F–DOPA为PET扫描等原因，^{18}F–DOPA显像在诊断嗜铬细胞瘤/副神经节瘤方面的效能优于^{131}I/^{123}I–MIBG，其敏感性和特异性以患者为参照分别为91%、95%，以病灶为参照分别为79%、95%。此外，^{18}F–DOPA也是神经母细胞瘤的首选示踪剂。

EANM指南推荐^{18}F–DOPA作为小肠神经内分泌瘤的另一种首选的示踪剂，其诊断效能与^{68}Ga–DOTA–SSA显像相当。研究显示，在尿5–羟色胺和5–羟基吲哚乙酸升高的小肠神经内分泌瘤患者中，^{18}F–DOPA显像发现病灶的敏感性优于^{68}Ga–DOTA–SSA显像，尤其是肝转移病灶（^{68}Ga–DOTA–SSA显像时肝本底较高）。但由于^{18}F–DOPA并不能为未来的PRRT提供参考，其在临床的应用仅限于诊断。

甲状腺髓样癌虽为神经内分泌瘤的一种，但其肿瘤细胞表面的SSTR表达水平不高，因此^{68}Ga–DOTA–SSA显像对其病灶的检出能力不佳。当怀疑甲状腺髓样癌复发时，尤其是血清降钙素升高的患者，指南推荐首选^{18}F–DOPA显像（图7）。最新头对头研究的Meta分析显示，与常用的示踪剂^{18}F–FDG和^{68}Ga–DOTA–SSA比较，^{18}F–DOPA在诊断复发性甲状腺髓样癌方面性能最好。

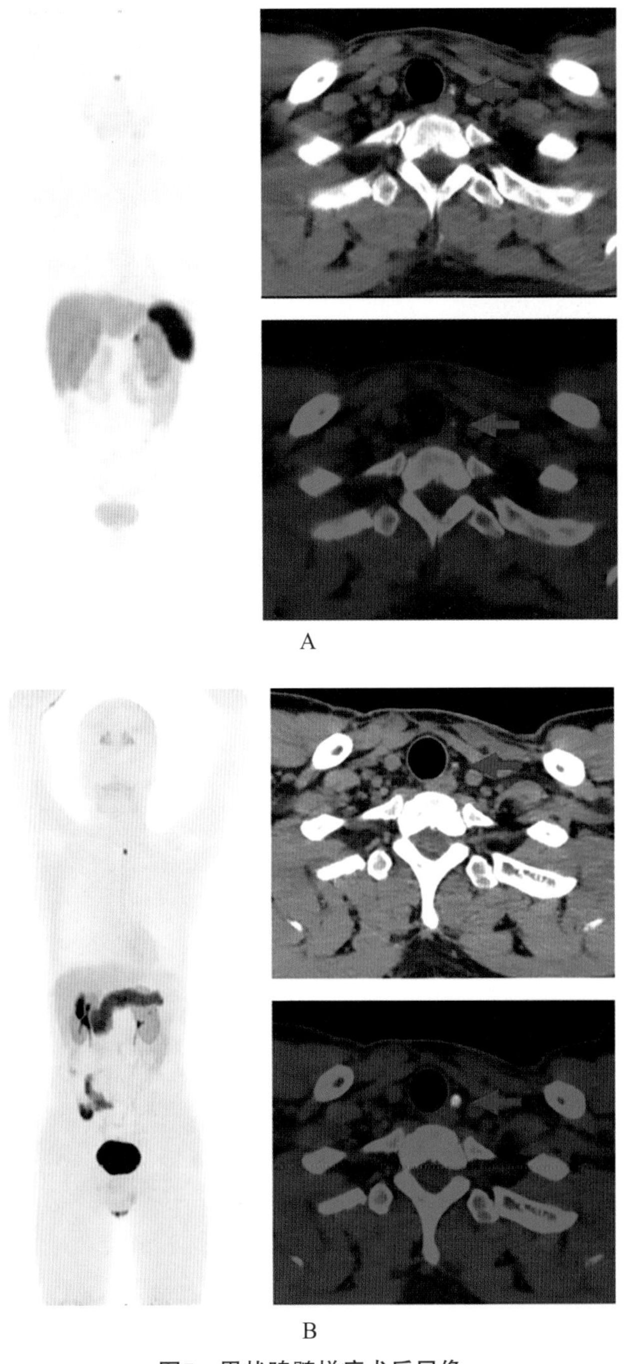

图7 甲状腺髓样癌术后显像

A.^{68}Ga–DOTATATE PET/CT（未见阳性病灶）；B.^{18}F–DOPA PET/CT（原甲状腺左侧叶区复发）

（四）^{99m}Tc–MIBI

^{99m}Tc–MIBI为甲状旁腺显像最常用的示踪剂，且性价比高。其在甲状旁腺瘤/增生的摄取和腺瘤/增生组织嗜酸性粒细胞的线粒体数量有关，常用显像方式包括双时相显像和联合^{99m}Tc–$NaTcO_4$的减影显像两种方法。^{99m}Tc–MIBI显像在发现单个腺体病变方面有着较高的敏感性（图8），但在多腺体病变的诊断方面性能不足。大样本研究显示，其在发现单个腺体病变方面的敏感性达93%~97%，而在发现多腺体病变方面的敏感性仅为27%~61%。

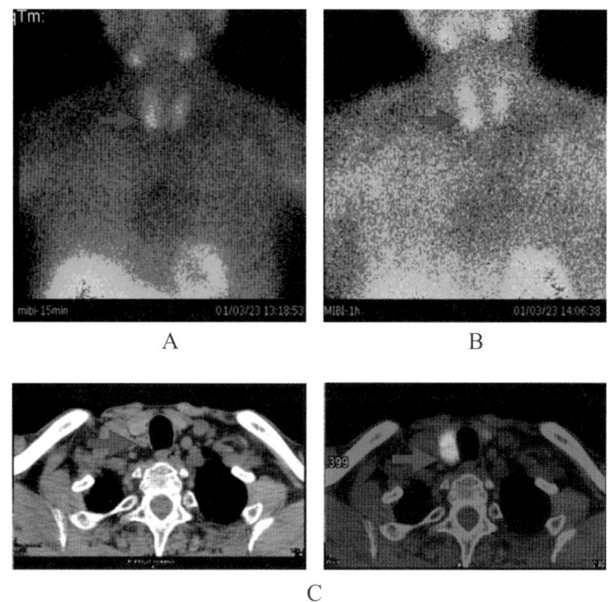

图8　甲状旁腺功能亢进检查结果

A.^{99m}Tc–MIBI早期（15分钟）显像；B.^{99m}Tc–MIBI延迟（1小时）显像（示甲状腺右叶下份区域局限性摄取^{99m}Tc–MIBI增高）；C.SPECT/CT显像（示相应部位见软组织结节，提示甲状旁腺瘤）

（五）^{11}C/^{18}F–Choline

胆碱是反映细胞增殖情况的标志物，其在甲状旁腺瘤/增生的摄取机制可能和细胞膜的构建和稳定以及PTH的分泌有关。PET/CT胆碱显像有较高的敏感性，Meta分析显示，其敏感性、阳性预测值如以患者为参照，分别为95%和97%，以病灶为参照分别为92%和92%。头对头的研究显示，与常规^{99m}Tc–MIBI显像及^{99m}Tc–MIBI/^{99m}Tc–$NaTcO_4$联合显像比较，胆碱显像的敏感性为92%，而常规^{99m}Tc–MIBI显像及^{99m}Tc–MIBI/^{99m}Tc–$NaTcO_4$联合显像的敏感性为39%~65%（图9）。此外，一项研究显示，对于胆碱显像仅发现单个甲状旁腺瘤的患者而言，可仅接受微创性甲状旁腺切除术，而不用行术中的PTH检测。

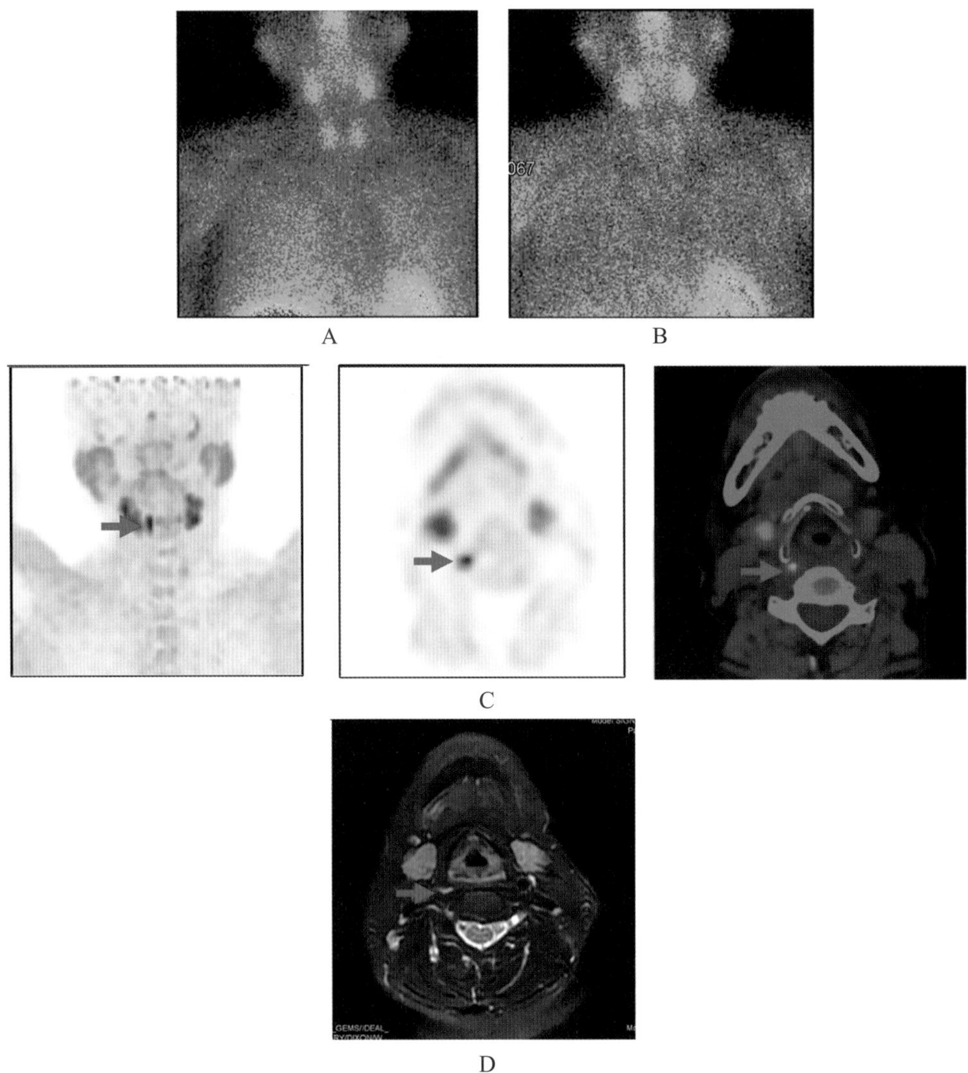

图9 高钙血症伴高PTH血症检查结果

A.甲状旁腺^{99m}Tc–MIBI 15分钟显像（阴性）；B.甲状旁腺^{99m}Tc–MIBI 2小时显像（阴性）；C.^{18}F–Choline PET/CT显像（示异位甲状旁腺瘤，病灶位于右侧咽后间隙）；D.MRI T2WI（进一步明确病灶部位）

（六）^{68}Ga–Excndin–4

与甲状腺髓样癌类似，多数胰岛素瘤也不表达SSTR。研究发现，90%以上的胰岛素瘤都有胰高血糖素样肽–1（GLP–1）受体高表达，其表达程度约为正常胰岛β细胞的6~12倍，为胰岛素瘤表达程度最高的受体。Exendin–4是GLP–1类似物，由放射性核素标记的Exendin–4示踪剂可被胰岛素瘤高摄取，被认为是发现良性胰岛素瘤的首选示踪剂。一项大样本多检查方法的对比研究发现，

^{68}Ga–Exendin–4 PET/CT显像诊断胰岛素瘤患者的敏感性为99%，而胰腺灌注CT、MRI、超声内镜和^{68}Ga–DOTA–SSA显像的敏感性分别为81%、79%、81%和22%。

（七）^{68}Ga–Pentixafor

研究发现C–X–C趋化因子受体4（CXCR–4）在醛固酮瘤细胞膜上表达增高，且与醛固酮合成酶的表达水平呈正相关，而在无功能腺瘤中则呈低表达。作为特异性配体，^{68}Ga–Pentixafor可与细胞膜上的CXCR–4受体特异性结合，为醛固酮瘤的诊断提供重要参考依据（图10）。

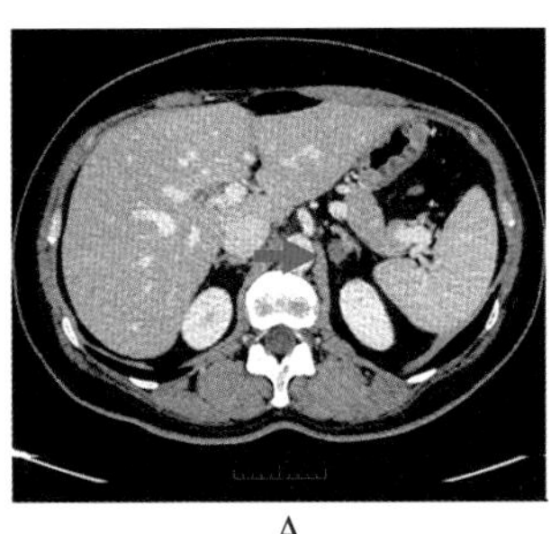

A

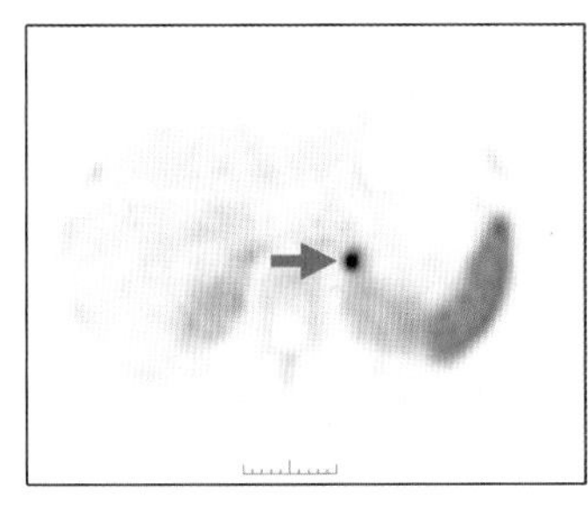
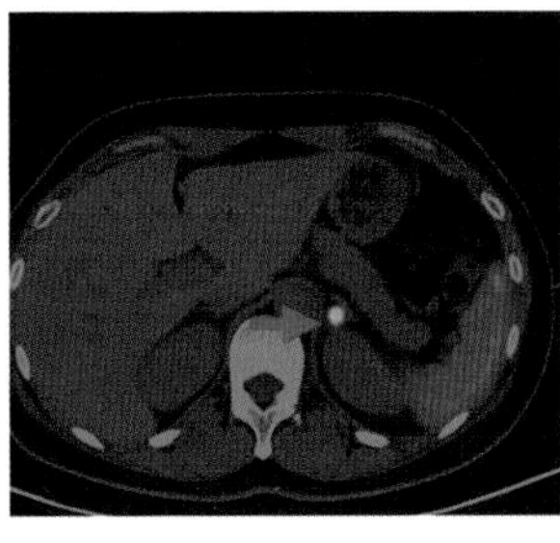
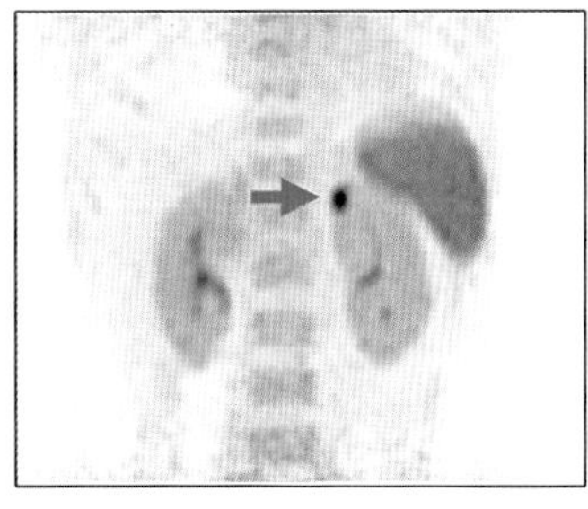

B

图10　高血压患者检查结果（血醛固酮水平增高）

A.增强CT（示左侧肾上腺腺瘤，但持续ACTH刺激下双侧肾上腺静脉采血未见优势侧）；
B.^{68}Ga–Pentixafor PET/CT（示左侧肾上腺腺瘤即为功能性病灶）

（八）^{18}F–FDG

一般情况下，神经内分泌瘤的SSTR表达水平会随着肿瘤Ki67阳性率的增高而减低，因此在高级别神经内分泌瘤中，肿瘤对生长抑素示踪剂的摄取可能较低或完全不摄取。这种现象在甲状腺髓样癌和胰岛素瘤也存在，即随着分化程度的减低，甲状腺髓样癌对^{18}F–DOPA的摄取下降，胰岛素瘤对^{68}Ga–Exendin–4的摄取下降。而对于PET显像最常用的代谢示踪剂，^{18}F–FDG在神经内分泌瘤的摄取则随着增殖指数的增加，神经内分泌瘤对^{18}F–FDG的摄取也会增加。不同神经内分泌瘤的PET显像如图11至图13所示：神经内分泌瘤G1高摄取^{68}Ga–DOTA–SSA（图11），神经内分泌瘤G2可表现为高摄取^{68}Ga–DOTA–SSA，而低摄取^{18}F–FDG，也可以表现为两种示踪剂的高摄取（图12），而神经内分泌瘤G3和神经内分泌癌主要高摄取^{18}F–FDG（图13）。从诊断角度考虑，对于高级别神经内分泌瘤，尤其是神经内分泌癌，更适合选择^{18}F–FDG PET扫描。但不同增殖状态的神经内分泌瘤对^{18}F–FDG和^{68}Ga–DOTA–SSA的摄取水平之间存在较大变异，低级别神经内分泌瘤G2可能会表现为^{18}F–FDG高摄取，而高级别神经内分泌瘤G2或G3也可能高表达SSTR，从而高摄取^{68}Ga–DOTA–SSA和适合PRRT治疗。从诊断和分期的角度，对于那些级别较高的神经内分泌瘤（Ki67阳性率为10%~20%的神经内分泌瘤G2和G3）和神经内分泌癌，以及分期时CT/MRI显示异常（这些异常可能会改变治疗方案），但^{68}Ga–DOTA–SSA显像阴性的患者，有必要加做^{18}F–FDG显像。此外，对于那些基线检查时即显示为^{18}F–FDG高摄取，或者尽管肿瘤级别低但进展较快的患者，也有必要加做^{18}F–FDG显像。

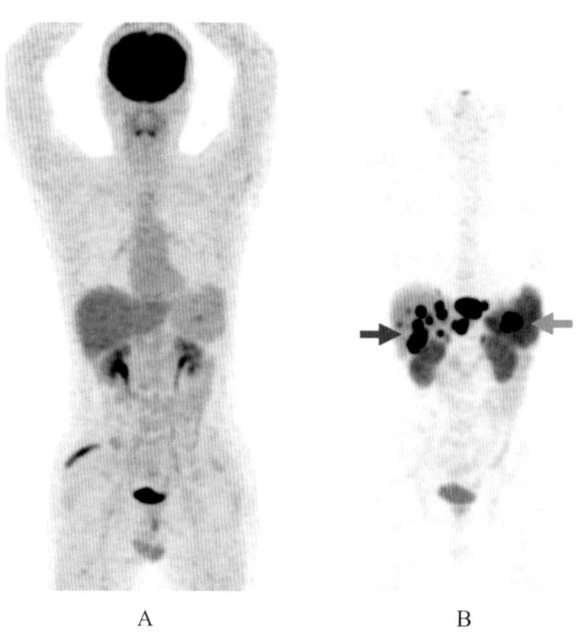

图11　胰腺神经内分泌瘤G1伴肝转移检查结果

A.^{18}F–FDG PET显像（未见肿瘤）；B.^{68}Ga–DOTATATE PET显像［示胰腺原发病灶（绿色箭头）及肝转移病灶（红色箭头）均高摄取^{68}Ga–DOTATATE］

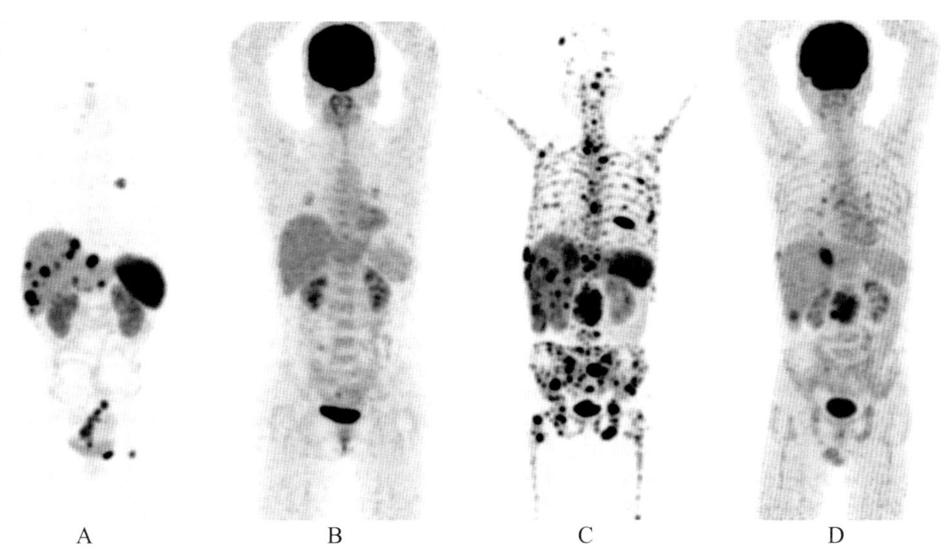

图12　直肠神经内分泌瘤G2伴淋巴结和肝转移检查结果

A.^{68}Ga–DOTATATE（高摄取）；B.^{18}F–FDG（低摄取）；C.^{68}Ga–DOTATATE（高摄取，原发病灶不明的转移性神经内分泌瘤G2患者，多数肿瘤病灶表现）；D.^{18}F–FDG（高摄取，原发病灶不明的转移性神经内分泌瘤G2患者，部分肿瘤病灶表现）

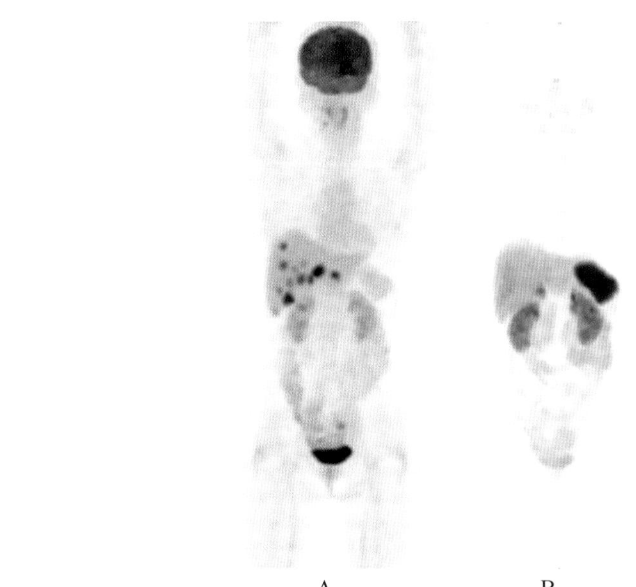

图13　直肠神经内分泌癌肝转移检查结果

A.^{18}F–FDG PET（肝多发^{18}F–FDG高摄取转移病灶）；B.^{68}Ga–DOTATATE PET（肝未见^{68}Ga–DOTATATE高摄取病灶）

从治疗和预后角度，对于那些拟接受PRRT的神经内分泌瘤G2、G3患者，也有必要加做^{18}F–FDG显像，用以发现那些^{18}F–FDG显像阳性但^{68}Ga–DOTA–SSA显像阴性的病灶。一方面，^{68}Ga–DOTA–SSA显像阳性是PRRT的必需条件；另一方面，^{18}F–FDG显像阳性还可以提供不良的预后信息。此外，此类^{18}F–FDG显像阳性患者可能不能从单一的PRRT中获益。

理想状态下，神经内分泌瘤患者最好能同时接受^{68}Ga–DOTA–SSA和^{18}F–FDG两种PET显像，因为这两种显像的示踪剂有互补作用，可增加发现病灶的敏感性。但在常规随访时，MRI或CT依然是神经内分泌瘤首选的检查方法。

二、放射性核素治疗

（一）^{131}I–MIBG

^{131}I–MIBG所用放射性核素^{131}I可释放γ射线和β射线，前者可用于肾上腺素能肿瘤的诊断，而大剂量的^{131}I–MIBG进入肿瘤细胞后所释放的β射线还可起到杀伤肿瘤细胞的作用，达到治疗目的。目前^{131}I–MIBG主要应用于^{131}I–MIBG显像阳性的恶性嗜铬细胞瘤/副神经节瘤和神经母细胞瘤的治疗，适用于不适合手术、化疗或放疗的病变，以及术后残留和转移病灶的治疗。2018年，美国FDA批准^{131}I–MIBG作为嗜铬细胞瘤/副神经节瘤的主要治疗手段，该手段也为NCCN指南所推荐。Meta分析显示，^{131}I–MIBG治疗不可手术或转移性的嗜铬细胞瘤/副神经节瘤的疾病控制率可达84%，其中25%的患者可达到客观缓解，61%的患者可观察临床症状的缓解。在治疗神经母细胞瘤方面，其1年生存率和5年生存率分别可达64%和32%，而单药治疗神经母细胞瘤的疾病控制率为78%，客观缓解率为39%，联合用药的疾病控制率为86%，客观缓解率为28%。近期部分小样本研究显示，在转移或不可切除性嗜铬细胞瘤/副神经节瘤的治疗方面，PRRT的疾病控制率和无进展生存期似乎优于^{131}I–MIBG，但总生存期缺乏差异性。

（二）PRRT

作为神经内分泌瘤的主要治疗方法，生长抑素类似物治疗在临床中的使用已超过20年。生长抑素类似物除了可有效缓解激素分泌过度的临床症状外，还可抑制神经内分泌瘤的生长。但在实际临床工作中，生长抑素类似物治疗在肿瘤生物学及影像学缓解方面效果有限。PRRT使用放射性核素标记的生长抑素类似物，其可通过放射性核素所释放的治疗性射线造成肿瘤细胞的DNA链断裂，进而达到抗肿瘤的效果。

目前，PRRT药物已经发展至第三代，其中第三代的^{177}Lu–DOTATATE是目前最常用的PRRT药物。与第二代的^{90}Y–DOTA–TOC比较，^{177}Lu–DOTATATE的肾毒性远低于前者，此外^{177}Lu衰变时产生的低能γ射线还可用来显像和测定放射剂量。NETTER-1是第一项报告PRRT在神经内分泌瘤中应用的多中心Ⅲ期临床研究，试验结果显示，在局部晚期或转移性、分化良好（Ki67≤20%）的中肠神经内分泌瘤患者中，^{177}Lu-DOTATATE+标准剂量奥曲肽方案的预后要优于高剂量奥曲肽，其20月的无进展生存期分别为65.2%和10.8%，^{177}Lu-DOTATATE+标准剂量奥曲肽方案中位生存期也较高剂量奥曲肽延长11.7月。此结果也促使欧洲EMA和美国FDA于2017年批准^{177}Lu-DOTATATE用于治疗胃肠胰神经内分泌肿瘤。此后，神经内分泌瘤的PRRT治疗成为一个极具意义的研究主题。尽管^{177}Lu-DOTATATE被批准用于胃肠胰神经内分泌肿瘤治疗，但与NETTER-1研究结果不同的是，目前尚缺乏足够的证据证实PRRT在胰腺神经内分泌肿瘤治疗方面优于其他治疗方案。

前期的小样本研究显示，在Ki67≤55%的神经内分泌瘤患者中，与化疗比较，PRRT有着更好的预后，其中位总生存期分别为22月和14月。目前正在进行的NETTER-2临床试验旨在评价在进展期G2、G3神经内分泌瘤使用PRRT一线治疗的价值。

目前指南和共识支持PRRT用于所有G1、G2和部分G3神经内分泌瘤初次进展后的二线治疗，治疗前患者接受SSTR显像，推荐PET显像，且要求所有神经内分泌瘤病灶均表现为SSTR显像阳性（高于肝本底水平）。对于前期PRRT治疗有效的患者，如缓解或稳定时间超过1年，疾病进展后仍可再次选择PRRT。此外，目前部分专家共识倾向用PRRT作为部分肿瘤负荷较高并且有相关症状的患者的一线治疗方案。

在PRRT方案上，NETTER-1研究显示，4次固定剂量（200mCi）的^{177}Lu-DOTATATE对绝大多数患者而言是安全的。但研究也发现，患者的肿瘤和肾对^{177}Lu-DOTATATE吸收剂量个体差异较大，对肾功能不全的患者，需根据肾功能情况降低PRRT的累积剂量。此外研究发现，高的肿瘤吸收剂量预示着好的治疗反应，而患者好的治疗反应状态（CR/PR vs. SD/PD）预示着更好的总生存期，且那些能够达到预计的吸收剂量而未产生肾毒性的患者有着更好的预后。因此，为了优化PRRT的效果，同时减少毒性，目前建议PRRT的使用剂量根据放射剂量测定或患者的临床特点（如肿瘤负荷、暴露器官的容积、合并症以及实验室检查结果）进行调整和优化。

鉴于^{18}F-FDG显像阳性的患者预后较差，G2、G3神经内分泌瘤患者采取PRRT前评价是否存在SSTR显像阴性，而^{18}F-FDG显像阳性的病灶有着重要的临床意义，因此此类患者有必要接受治疗前的^{18}F-FDG/SSTR联合显像。

尽管神经内分泌肿瘤的治疗手段日益成熟，但在治疗后的疗效评价方面尚存在一些还未解决的临床问题。首先如何界定进展是个长期以来困扰神经内分泌肿瘤疗效评价的问题。虽然PET所提示的功能信息可能早于CT/MRI所提供的解剖信息，在发现骨转移和淋巴结转移方面有一定的优势，但PET分辨率较低（5mm左右），且SSTR显像时肝放射性本底较高，造成肝内小的转移病灶可能会被漏诊，而此类病灶可能会被增强CT或MRI发现。此外，在判断缓解方面，当前广泛使用的实体肿瘤疗效评价标准RECIST在评价神经内分泌肿瘤方面并不理想。神经内分泌肿瘤生长缓慢，而RECIST主要靠测量病灶大小来判断疗效，可能很难在短期反映出病灶的变化，因此也无法捕捉到分子靶向治疗所带来的收益。目前的专家共识是，在临床或生化怀疑疾病进展时，即使在CT上表现为疾病稳定，PET SSTR显像发现新发病灶也可考虑疾病进展。但在临床、生化检查和CT均显示为疾病稳定，而PET SSTR显像发现新发病灶是否可以定义为疾病进展方面，尚未达成共识。另外，关于疗效评价手段，目前的指南（EANM、ESMO、NCCN）和专家共识并未达成一致意见，PET SSTR显像和CT均有推荐。

在PRRT的药物选择方面，尽管目前主流选择是^{177}Lu–DOTATATE，但无论是^{177}Lu还是^{90}Y，均是通过所产生的β射线达到治疗目的。β射线虽然作用距离长，但能量低。α射线射程短，常在细胞核内聚集，但具有更高的粒子能量，因此在肿瘤内沉积的放射性剂量明显高于β射线。研究显示，与基于^{177}Lu–DOTATATE的PRRT比较，释放α射线的^{225}Ac–DOTATAT在胃肠胰神经内分泌肿瘤中具有更高的客观缓解率。此外，基于SSTR拮抗剂的^{177}Lu–DOTAJR11和基于CXCR4受体的拮抗剂^{177}Lu–Pentixifor目前也处于临床前的实验阶段。而PRRT的联合疗法也被尝试应用于临床，联合药物包括^{90}Y–DOTATOC、^{166}Ho标记微球、雌激素和化疗药物等。PRRT药物和联合治疗方案方面的发展有助于提高PRRT的治疗效果和扩大适用范围。

参考文献

[1] Pandit–Taskar N, Modak S. Norepinephrine transporter as a target for imaging and therapy[J]. Journal of Nuclear Medicine, 2017, 58(Suppl 2): 39S–53S.

[2] Xia J, Zhang H, Hu Q, et al. Comparison of diagnosing and staging accuracy of PET (CT) and MIBG on patients with neuroblastoma: systemic review and meta–analysis[J]. Journal of Huazhong University of Science and Technology (Medical Sciences), 2017, 37(5): 649–660.

[3] Zamora V, Cabanne A, Salanova R, et al. Immunohistochemical expression of somatostatin receptors in digestive endocrine tumours[J]. Digestive and Liver

Disease, 2010, 42(3): 220−225.

[4] Ambrosini V, Kunikowska J, Baudin E, et al. Consensus on molecular imaging and theranostics in neuroendocrine neoplasms[J]. European Journal of Cancer, 2021, 146: 56−73.

[5] Lee D Y, Kim Y I. Prognostic value of maximum standardized uptake value in ^{68}Ga−somatostatin receptor positron emission tomography for neuroendocrine tumors: a systematic review and meta−analysis[J]. Clinical Nuclear Medicine, 2019, 44(10): 777−783.

[6] Ma H, Kan Y, Yang J G. Clinical value of (68)Ga−DOTA−SSTR PET/CT in the diagnosis and detection of neuroendocrine tumors of unknown primary origin: a systematic review and meta−analysis[J]. Acta Radiologica, 2021, 62(9): 1217−1228.

[7] Johnbeck C B, Knigge U, Loft A, et al. Head−to−head comparison of (64)Cu−DOTATATE and (68)Ga−DOTATOC PET/CT: a prospective study of 59 patients with neuroendocrine tumors[J]. Journal of Nuclear Medicine, 2017, 58(3): 451−457.

[8] Bozkurt M F, Virgolini I, Balogova S, et al. Guideline for PET/CT imaging of neuroendocrine neoplasms with ^{68}Ga−DOTA−conjugated somatostatin receptor targeting peptides and ^{18}F−DOPA[J]. European Journal of Nuclear Medicine and Molecular Imaging, 2017, 44(9): 1588−1601.

[9] Zhu W, Cheng Y, Wang X, et al. Head−to−head comparison of (68)Ga−DOTA−JR11 and (68)Ga−DOTATATE PET/CT in patients with metastatic, well−differentiated neuroendocrine tumors: a prospective study[J]. Journal of Nuclear Medicine, 2020, 61(6): 897−903.

[10] López Quiñones A J, Wagner D J, Wang J. Characterization of meta−iodobenzylguanidine (MIBG) transport by polyspecific organic cation transporters: implication for MIBG therapy[J]. Molecular Pharmacology, 2020, 98(2): 109−119.

[11] Treglia G, Sadeghi R, Giovinazzo F, et al. PET with different radiopharmaceuticals in neuroendocrine neoplasms: an umbrella review of published meta−analyses[J]. Cancers, 2021, 13(20): 5172.

[12] Veenstra E B, De Groot D J A, Brouwers A H, et al. Comparison of ^{18}F−DOPA versus ^{68}Ga−DOTATOC as preferred PET imaging tracer in well−differentiated neuroendocrine neoplasms[J]. Clinical Nuclear Medicine, 2021, 46(3): 195−200.

[13] Ansquer C, Touchefeu Y, Faivre−Chauvet A, et al. Head−to−head comparison of ^{18}F−DOPA PET/CT and ^{68}Ga−DOTANOC PET/CT in patients with midgut

neuroendocrine tumors[J]. Clinical Nuclear Medicine, 2021, 46(3): 181−186.

[14] Lee S−W, Shim S R, Jeong S Y, et al. Comparison of 5 different PET radiopharmaceuticals for the detection of recurrent medullary thyroid carcinoma[J]. Clinical Nuclear Medicine, 2020, 45(5): 341−348.

[15] Petranović Ovčariček P, Giovanella L, Carrió Gasset I, et al. The EANM practice guidelines for parathyroid imaging[J]. European Journal of Nuclear Medicine and Molecular Imaging, 2021, 48(9): 2801−2822.

[16] Medas F, Erdas E, Longheu A, et al. Retrospective evaluation of the pre− and postoperative factors influencing the sensitivity of localization studies in primary hyperparathyroidism[J]. International Journal of Surgery, 2016, 25: 82−87.

[17] Nichols K J, Tomas M B, Tronco G G, et al. Sestamibi parathyroid scintigraphy in multigland disease[J]. Nuclear Medicine Communications, 2012, 33(1): 43−50.

[18] Treglia G, Piccardo A, Imperiale A, et al. Diagnostic performance of choline PET for detection of hyperfunctioning parathyroid glands in hyperparathyroidism: a systematic review and meta−analysis[J]. European Journal of Nuclear Medicine and Molecular Imaging, 2019, 46(3): 751−765.

[19] Cuderman A, Senica K, Rep S, et al. (18)F−fluorocholine PET/CT in primary hyperparathyroidism: superior diagnostic performance to conventional scintigraphic imaging for localization of hyperfunctioning parathyroid glands[J]. Journal of Nuclear Medicine, 2020, 61(4): 577−583.

[20] Hocevar M, Lezaic L, Rep S, et al. Focused parathyroidectomy without intraoperative parathormone testing is safe after pre−operative localization with (18) F−fluorocholine PET/CT[J]. European Journal of Surgical Oncology, 2017, 43(1): 133−137.

[21] Reubi J C, Waser B. Concomitant expression of several peptide receptors in neuroendocrine tumours: molecular basis for in vivo multireceptor tumour targeting[J]. European Journal of Nuclear Medicine and Molecular Imaging, 2003, 30(5): 781−793.

[22] Yang Y, Shi J, Zhu J. Diagnostic performance of noninvasive imaging modalities for localization of insulinoma: a meta−analysis[J]. European Journal of Radiology, 2021, 145: 110016.

[23] 罗亚平, 潘青青, 要少波, 等. ^{68}Ga−exendin−4 PET/CT显像定位诊断胰岛素瘤[J]. 中华核医学与分子影像杂志, 2017, 37(3): 137−141.

[24] 中国医师协会泌尿外科医师分会肾上腺性高血压外科协作组, 中华医学会内分泌学分会肾上腺学组, 中华医学会核医学分会PET学组. 原发性醛固酮增多症诊断中CXCR4受体显像的临床应用专家共识(2022)[J]. 协和医学杂志, 2022, 13(6): 986−991.

[25] Satapathy S, Mittal B R, Bhansali A. Peptide receptor radionuclide therapy in the management of advanced pheochromocytoma and paraganglioma: a systematic review and meta−analysis[J]. Clinical Endocrinology, 2019, 91(6): 718−727.

[26] He H, Xu Q, Yu C. The efficacy and safety of Iodine−131−metaiodobenzylguanidine therapy in patients with neuroblastoma: a meta−analysis[J]. BMC Cancer, 2022, 22(1): 216.

[27] Nastos K, Cheung V T F, Toumpanakis C, et al. Peptide receptor radionuclide treatment and (131)I−MIBG in the management of patients with metastatic/progressive phaeochromocytomas and paragangliomas[J]. Journal of Surgical Oncology, 2017, 115(4): 425−434.

[28] Prado−Wohlwend S, Del Olmo−García M I, Bello−Arques P, et al. [(177)Lu]Lu−DOTA−TATE and [(131)I]MIBG phenotypic imaging−based therapy in metastatic/inoperable pheochromocytomas and paragangliomas: comparative results in a single center[J]. Front Endocrinol (Lausanne), 2022, 13: 778322.

[29] Strosberg J, El−Haddad G, Wolin E, et al. Phase 3 trial of ^{177}Lu−dotatate for midgut neuroendocrine tumors[J]. The New England Journal of Medicine, 2017, 376(2): 125−135.

[30] Strosberg J R, Caplin M E, Kunz P L, et al. (177)Lu−Dotatate plus long−acting octreotide versus highdose long−acting octreotide in patients with midgut neuroendocrine tumours (NETTER−1): final overall survival and long−term safety results from an open−label, randomised, controlled, phase 3 trial[J]. The Lancet Oncology, 2021, 22(12): 1752−1763.

[31] Zhang J, Kulkarni H R, Singh A, et al. Peptide receptor radionuclide therapy in grade 3 neuroendocrine neoplasms: safety and survival analysis in 69 patients[J]. Journal of Nuclear Medicine, 2019, 60(3): 377−385.

[32] Ballal S, Yadav M P, Bal C, et al. Broadening horizons with (225)Ac−DOTATATE targeted alpha therapy for gastroenteropancreatic neuroendocrine tumour patients stable or refractory to (177)Lu−DOTATATE PRRT: first clinical experience on the efficacy and safety[J]. European Journal of Nuclear Medicine and

Molecular Imaging, 2020, 47(4): 934–946.

[33] Krebs S, O'donoghue J A, Biegel E, et al. Comparison of ^{68}Ga–DOTA–JR11 PET/CT with dosimetric ^{177}Lu–satoreotide tetraxetan (^{177}Lu–DOTA–JR11) SPECT/CT in patients with metastatic neuroendocrine tumors undergoing peptide receptor radionuclide therapy[J]. European Journal of Nuclear Medicine and Molecular Imaging, 2020, 47(13): 3047–3057.

[34] Adant S, Shah G M, Beauregard J M. Combination treatments to enhance peptide receptor radionuclide therapy of neuroendocrine tumours[J]. European Journal of Nuclear Medicine and Molecular Imaging, 2020, 47(4): 907–921.

[35] Braat A J A T, Bruijnen R C G, van Rooij R, et al. Additional holmium–166 radioembolisation after lutetium–177–dotatate in patients with neuroendocrine tumour liver metastases (HEPAR PLuS): a single–centre, single–arm, open–label, phase 2 study[J]. The Lancet Oncology, 2020, 21(4): 561–570.

（苏鸣岗）